Golden

Mit Amanda Astill

Das Leben eines Gigolos

Die Geheimnisse eines Mannes, der Frauen glücklich macht

W0375598

Schwarzkopf & Schwarzkopf

Für Mum, Dad und Marcus

Das Leben eines Gigolos

Inhalt

Kapitel 1

Nicht jugendfreie Immobiliengeschäfte

Ich liebe mein Leben als Gigolo, aber ich bin immer noch erstaunt, dass ich in dieser Branche gelandet bin. Bei der Berufsberatung in der Schule wurde die mir auf jeden Fall nicht vorgestellt. Die Arbeitszeiten sind angenehm, die Zusammenarbeit mit den Chefs ist das reinste Vergnügen, und ich profitiere von fantastischen Vergünstigungen, nur der Nettoverdienst ist kein Grund zum Jubeln. Und für den Job, der darin besteht, den weiblichen Körper in- und auswendig zu kennen, bekommt man später auch keine Rente. Es rechnet sich also wirklich nicht. Doch wenn mich manchmal leise Zweifel überkommen, ob es richtig war, heißen Sex einer gesicherten Existenz vorgezogen zu haben, mache ich mir bewusst, dass ich wahrscheinlich der glücklichste Mann auf Erden bin.

Letzte Woche zum Beispiel: Ich hatte einen freien Nachmittag und sah mir sehnsüchtig die Angebote im Schaufenster eines exklusiven Immobilienmaklers in Hampstead an. Dabei stellte ich mir vor, eines der Stadthäuser im Wert von einer Million Pfund zu besitzen, statt sie nur als Gast zu betreten. Plötzlich entdeckte ich zwischen den Angaben zu einem Penthouse in Dartmouth Park und zu einem luxuriösen georgianischen Stadthaus eine umwerfende Frau, die hinter ihrem riesigen Schreibtisch saß und mich unverwandt anstarrte. Dann zwinkerte sie mir zu. Eine freche, anzügliche Geste, die darauf hindeutete, dass sie zu den Menschen gehört, mit denen ich gern zusammenarbeite. Ich betrat das Büro, und noch bevor ich mich gesetzt hatte, spürte ich, dass sich zwischen uns eine Hochgeschwindigkeits-Breitbandverbindung aufbaute. Es war mehr als bloße Anziehungskraft, hier galt das unausgesprochene Gesetz von Angebot und Nachfrage. Jegliche Gedanken an meine unsichere Zukunft lösten sich plötzlich in Luft auf.

Und nun – eine Woche voller wildem Sex später – liege ich hier neben ihr. Ich ziehe mit einer Fingerspitze ihre Wirbelsäule nach. Sie seufzt sanft bei meiner Berührung. Als ich mich lächelnd über sie beuge, um ihr den Nacken zu küssen, vermischt sich der Duft ihrer frisch gewaschenen Haare mit dem moschusartigen Aroma des »Chai Tongue-Teasing Oil«, das meine sanften Hände fachmännisch einmassiert haben. Ich mag essbare Massageöle – es macht Spaß, sie abzulecken. Ich drehe sie um, ihre Haare fallen wie ein goldener Heiligenschein auf das Kissen. Sie seufzt wieder, als ich ihre Beine spreize, ein sanfter Hauch an meiner Haut, als ich anfange, ihre Brüste zu küssen, mich langsam nach unten bewege, bis ich den Rand ihres gründlich gewachsten Intimbereichs erreiche. Ich sehe zu ihr hoch, und sie begegnet meinem Blick mit einem breiten Grinsen. Dann legt sie ihre Hände um meinen Kopf, schlingt die Beine um meinen Hals und drückt mich nach unten. Sie schmeckt so süß, wie sie aussieht. Aber der Schein kann trügen. Vor zehn Minuten hat sie mir detailliert und anschaulich ihre Fantasien beschrieben. Darum lecke ich jetzt essbares Öl von ihrer Klitoris, während sie mir Anweisungen zuruft: härter, schneller, sanfter, mehr links. Wir haben keine Kommunikationsschwierigkeiten. Ich bringe sie innerhalb von fünf Minuten zum Höhepunkt. Normalerweise ziehe ich das Spiel gern in die Länge, mindestens auf zwanzig Minuten, aber bei solch klaren Anweisungen ist es schwer, den Jackpot nicht in Höchstgeschwindigkeit zu knacken. Allerdings befinden wir uns bereits seit drei Stunden im Bett. Den ersten Orgasmus wollte sie voll auskosten – in der Löffelchenstellung, bei der sie sich gemeinsam mit mir berührt hat. Kein Wunder, dass sich der letzte Höhepunkt wie ein kurzer, befriedigender Kaffee nach dem Essen anfühlt.

»Du solltest dich von L'Oréal sponsern lassen«, sagt sie, als ich ihr eine Weile später ein Glas Wein einschenke.

»Warum?«, frage ich lächelnd.

Sie nippt an ihrem Wein. »Weil du es mir wert bist.« Sie prustet los, sodass sie den Wein beinahe wieder ausspuckt.

Ich werfe meine braunen Haare provokant nach hinten, und sie wünscht sich, dass ich es noch einmal tue. Da ich immer zu einer Showeinlage bereit bin, stelle ich mich aufs Bett und nehme diverse Modelposen ein. Ich schaue sie mit meinen stahlblauen Augen an, schüttle mein Haar, und meine Lippen formen die Worte: »Weil Sie es sich wert sind.« Schließlich müssen wir beide so lachen, dass ich mich erschöpft neben sie fallen lasse.

»Du bist toll, Golden«, sagt sie nachdenklich, nachdem wir uns wieder eingekriegt haben.

»Immer zu Ihren Diensten, Madam«, antworte ich und lüfte meinen imaginären Hut.

Ernst fügt sie hinzu: »Ich habe den ganzen Nachmittag nicht an die Arbeit gedacht.«

»Na ja, jetzt bist du ja auch in meiner Welt – die einzige Vorgabe, um die du dir Gedanken machen musst, ist dein Orgasmusindex.« Ich sehe sie geschäftsmäßig an.

»Mein was? Was zur Hölle ist ein Orgasmusindex?«

»Das ist meine ganz eigene Zielsetzung. Heute zum Beispiel habe ich mir vorgenommen, dass du mindestens sieben Orgasmen haben musst. Vier haben wir geschafft. In meiner Welt liegt also noch eine Menge Arbeit vor uns.«

»Wow. Du kniest dich aber richtig rein in deinen Job. Das bewundere ich an einem Mann.« Sie legt sich hin und fängt an, sich selbst zu streicheln. »Vielleicht kann ich dir ja ein bisschen helfen«, sagt sie mit verführerischem Lächeln.

»Sofort aufhören«, ermahne ich sie. »Schummeln gilt nicht. Wozu hat man einen Mann wie mich, wenn man dann doch selbst Hand anlegen muss? Ich bin sehr zuversichtlich, dass ich mein Ziel erreichen werde. Keine Sorge. Die Nacht ist ja noch jung.«

»Du hast recht. Was habe ich mir nur dabei gedacht?«, antwortet sie mit gespieltem Entsetzen. »Aber ich brauche eine Pause – du hast mich ganz schön geschafft. Ich werde unter die Dusche springen und mich ein wenig frisch machen. Du hast also Zeit, darüber nachzudenken, wie du mich heute Abend unterhalten willst.« Und damit schwingt sie ihren wohlgeformten Hintern ins Bad.

Miss Antoinette – das ist natürlich nicht ihr richtiger Name, aber aus Diskretion sind Pseudonyme angebracht – ist weder meine Freundin noch eine Kundin. Wir haben eher eine unausgesprochene Vereinbarung getroffen. Die Welt des modernen Gigolos existiert in der Grauzone der sexuellen Revolution der Frau: Frauen wollen die verbotenen Früchte kosten, dabei aber mit einer Raffinesse umworben werden, die ihnen Durchschnittstypen nicht bieten können. Aber von nüchterner, kühler Geldübergabe halten sie auch nichts. Ich betrachte es gern als Erfahrungsaustausch. Ich sorge für Spaß und Ausgelassenheit; sie übernimmt die Rechnung. Ich bin sozusagen die männliche Entsprechung einer Tasche von Balenciaga – das perfekte Accessoire für die schöne, selbstbewusste Frau von heute.

Mein Beruf war immer von den libidinösen Sehnsüchten des schönen Geschlechts abhängig. Lange bevor es mich gab, ließen sich die Pariser oder Londoner Dandys von reichen Frauen aushalten. Wenn sich Damen ihren Gelüsten hingeben, dann wollen sie dies diskret tun, und sie verlangen etwas Anspruchsvolleres als einen gemieteten Schwanz. Einen Ständer zu bekommen ist kein

Problem – aber eine überzeugende Persönlichkeit zu entwickeln ist harte Arbeit.

Erstens muss man sich mit Mode beschäftigen. Frauen wollen eine *Affäre* genießen, auch wenn es sich nur um eine Liaison für eine Nacht handelt, und – glaubt mir – dazu kommt es nicht, wenn man ein Basecap und ein grauweißes Muskelshirt trägt. Jeder moderne Dandy muss sich einen eigenen Stil zulegen und mit seinem Look den Sex, den er verkauft, repräsentieren. Meiner ist eine Mischung aus smarter Raffinesse und zügellosem Rockstar. Momentan trage ich bevorzugt eine engsitzende Lederjacke im Vintage-Look und ein Hemd von PPQ – eines der coolsten neuen Label für Modefreaks. Die Wahl der Schuhe ist für einen Gigolo natürlich außerordentlich wichtig. Aus Erfahrung weiß ich, dass das falsche Paar Schuhe den gleichen Effekt auf die Libido einer Frau hat wie eine unerfahrene Zunge. In der Vergangenheit konnten sich nur reiche Ehefrauen und Kurtisanen Männer leisten, die so gepflegt aussahen wie sie selbst. Heute zeigen alle, von der Sekretärin bis zum Star, den schlecht gekleideten Männern mit ihren Bierbäuchen den manikürten Stinkefinger und entscheiden sich stattdessen für einen Gigolo, der gut an ihre Seite passt *und* ihnen eine tolle Zeit schenken kann – wenn sie das nötige Kleingeld haben.

Wir reden hier nicht über ein paar zerknüllte Fünfziger auf dem Nachttisch in einem seelenlosen Hotel – die Sexspielzeuge der Frauen sind dafür viel zu hoch entwickelt. Frauen kaufen sich ihren Lifestyle. Sie wollen Designerklamotten, Hochglanzmagazine, Reservierungen in teuren Restaurants, und sie wollen einen Mann, der zu diesem Leben passt. Sie wissen, dass die Louboutins nicht einfach aus Liebe zu schönen Füßen aus dem Geschäft spazieren und dass schöne Dinge eben ihren Preis haben. Man bekommt im Leben nichts geschenkt – besonders kein Dinner in der Bistrotheque, am Nebentisch von Giles Deacon. Die Frauen bezahlen mich nie direkt, sie finanzieren meinen *Lifestyle*, aber sie füllen nicht mein Konto. Deshalb kommt es vor, dass ich erster Klasse zu einem Rendezvous fliege und dann im Café bei mir um die Ecke Klavier spielen muss, um mir eine vernünftige Mahlzeit leisten zu können, wenn ich wieder zu Hause bin. Es klingt seltsam, aber ich habe herausgefunden, dass Frauen von diesem unkonventionellen Leben fasziniert sind. Es ist für sie vermutlich eine willkommene Abwechslung zu den angepassten Typen, die sie nicht mal spontan für heißen Sex und ein romantisches Abenteuer entführen können, ohne dass diese vorher einen Urlaubsantrag eingereicht haben.

Es ist lustig, dass gerade ich heute verkörpere, was Frauen wollen, wo ich doch jahrelang der Kerl war, den sie gerade *nicht* wollten. Ich sah gut aus, war süß und intelligent, aber naiv. Ich hatte keine Ahnung, wie Frauen ticken. Wie ein unbeholfenes Hündchen bin ich um ihre Füße herumgesprungen. Ich erinnere mich an ein wundervolles Mädchen mit dicken dunklen Haaren, einem wunderschönen Lächeln und einem spöttischen Blick. Seit einer Ewigkeit habe ich nicht mehr an Simone D. gedacht – sie war das erste Mädchen, das mir das Herz gebrochen hat. Ich glaube, Miss Antoinette erinnert mich an sie. Beide Frauen haben die Männer vollkommen unter Kontrolle – sie haben Spaß und flirten gern, aber sie halten auch immer etwas zurück. Miss Antoinette ist Immobilienmaklerin, und sie hat mit Simone D. etwas gemein – Männer sind nur eine Fußnote in ihrem Leben.

Simone D. lernte ich an dem Musikkonservatorium kennen, an dem ich vor fast einem Jahrzehnt studiert habe. Ich war mit 19 ein unglaublich unschuldiger Junge, sie dagegen war eine weltgewandte 19-Jährige, die mit älteren Porschefahrern ausging. Wahrscheinlich fand sie es »süß«, dass ich total in sie verknallt war. Heute fahre ich einen großen alten Jaguar – natürlich ein »Geschenk« – und bin genau der Typ Mann, auf den sie damals abfuhr. Es ist ein gutes Gefühl zu wissen, was diese Frauen anmacht – sexuell und emotional. Sie sind sehr anspruchsvoll, daher lohnt es sich besonders, ihnen Vergnügen zu bereiten.

»Golden, mir ist langweilig – lass uns feiern gehen. Was machen wir heute Abend?« Miss Antoinette unterbricht meinen Tagtraum und lächelt verschmitzt.

Sie ist aus dem Bad gekommen, und im Dämmerlicht sieht sie umwerfend aus: die auberginefarbene Decke um die Hüften geschlungen, ihre wohlgeformten Brüste entblößt. Genau das meine ich mit anspruchsvoll – ein paar Minuten nicht auf den Job konzentriert, und schon ist sie ganz wild auf ein neues Abenteuer. Zum Glück weiß ich genau, wie ich mit dieser Situation umgehen muss. Es kommt darauf an, sofort die Kontrolle zu übernehmen, anstatt sie mit aufgerissenem Mund anzustarren, als ob sie einem gerade ins Gesicht geschlagen hätte. Dank meines zugegebenermaßen großen Erfahrungsschatzes weiß ich, dass sie nicht von mir gelangweilt sein kann. Sie braucht wohl nur einen neuen Anreiz. Und hier kommt eine weitere Eigenschaft eines erfahrenen Gigolos zum Einsatz: Ich sehe nicht nur ganz gut aus, ich habe auch Beziehungen. Ich weiß, wo die guten Partys steigen, und bringe sie in meiner goldenen Kutsche nur zu gern mitten ins Gewühl. Sie will einen Mann, der sich mit ihr auf eine Abenteuerreise begibt, und keinen, der sich an ihren Prada-Rockzipfel hängt.

Ich nehme mein Handy und rufe meinen besten Freund und Dandy-Kollegen Rochester an. »Ich bin's – Golden. Wo steckst du?«

Rochester ist halb Russe, halb Belizer. Das ist eine verwegene, exotische Mischung und eine verführerische Alternative zu mir, dem perfekten britischen Gentleman. »Du wirst nicht glauben, wo ich bin«, flüstert er in seinem breiten Akzent, von dem die Frauen nie genug bekommen. »Ich bin mit Promi Z zusammen.« Rochester hat ihren Namen genannt, aber ich bin zu diskret, um das Gleiche zu tun. »Wir hatten gerade im Jacuzzi eine Stunde lang wilden Sex. Sie ist *so* schön. Morgen fliegen wir nach Miami. In *ihrem* Flugzeug.«

»Klingt fantastisch«, antworte ich lächelnd.

Es ist ein gutes Gefühl, wenn der beste Freund ein Tête-à-Tête mit einer Hollywoodschauspielerin hat, die bereit ist, für das Vergnügen zu bezahlen, das sie doch auch umsonst haben könnte. Irgendwie bin ich trotzdem leicht gereizt. Nicht, dass ich mit Miss Antoinette unzufrieden wäre – es ist nur immer gut, eine Prominente im Lebenslauf zu haben. Frauen glauben gern, dass sie in der gleichen Liga spielen wie die Stars, es gilt für sie als großes Kompliment. Natürlich stehen auch in meinem Lebenslauf ein paar bekannte Namen, aber ich habe das Gefühl, dass ich hier mal ein bisschen nachlegen sollte. Leider hatte meine letzte Celebrity einen öffentlichen Nervenzusammenbruch. Frauen teilen sich zwar ihren Sexpartner gern mit einem Star, der das Cover der *Elle* ziert, aber eine Dauerpräsenz im Klatschmagazin *National Enquirer* hat nicht den gleichen luststeigernden Effekt.

»Okay, amüsier dich gut«, sage ich zu ihm. »Ruf mich an, wenn du zurück bist. Bei unserem nächsten Dandy-Stammtisch will ich alle Einzelheiten hören.«

Ich überlege, wer den nächsten monatlichen Männerabend organisieren muss. Vermutlich ich. Ich muss mir etwas Außergewöhnliches einfallen lassen – es ist eine Frage der Ehre unter uns Dandys, dass derjenige, der unseren Stammtisch organisiert, sich etwas ganz Besonderes einfallen lässt. Wir tauschen Tipps, Anekdoten und Kontakte bei ein paar kühlen Bier aus – da keine Ladys anwesend sind, gibt es ausnahmsweise keinen Champagner –, und dann versuchen wir, uns gegenseitig beim Flirten mit jeder Frau zu überbieten, die uns über den Weg läuft. Es ist wirklich ein unvergesslicher Anblick, wenn eine Handvoll gut aussehender, eleganter Männer alle Register der Flirtkunst zieht und eine

Charmeoffensive startet. Das ist besser als Botox, um das Selbstbewusstsein einer Frau zu steigern.

Als Nächstes rufe ich Johan an, ein schwedisches Supermodel, von dem man sich erzählt, dass er sich bis zu 10.000 Pfund für Samenspenden an ältere Damen bezahlen lässt, die Nachwuchs mit einer perfekten DNA wollen. Ein Gesicht wie ein Engel, bestückt wie … Unnötig zu erwähnen, dass er bei den Frauen *sehr* beliebt ist.

»J, wie geht's?« Ich gehe in den Flur und setze mich auf einen eleganten Polsterstuhl im Stil Ludwigs VII. Ich möchte nie, dass meine Begleiterinnen mitbekommen, was hinter den Kulissen passiert. Wenn sie hören wollten, wie jemand einen Abend organisiert, könnten sie ja gleich mit einem Oberkellner ausgehen. »Bist du heute unterwegs? Nein? Warum nicht?«

Johan macht ein großes Geheimnis um seine Pläne. Ich vermute, er ist mit einer neuen Lady beschäftigt. Trotzdem ist es ungewöhnlich, dass er mir nicht mal einen kleinen Hinweis gibt. Die saftigen Details behält er sowieso immer für sich – anders als Rochester. Schade, dass er heute Abend nicht ausgeht. Es ist immer gut, ein paar männliche Supermodels dabeizuhaben. Solange sich deine Lady nicht anderweitig orientiert, erhöht das die Qualität des Unternehmens. Sie bekommt sozusagen mehr für ihr Geld.

Als ich einen dritten Freund anrufe, muss ich nicht einmal fragen, ob er Party macht. Ich werde vom stampfenden Beat elektronischer Musik und von Freudenschreien begrüßt. »Zen, wo bist du?«

Im Nachhinein betrachtet hätte ich gleich Zen anrufen sollen. Er ist das perfekte Accessoire für einen Abend auf der Piste: eine glamouröse, hinreißende Tunte, die nicht *in* der Szene ist, sondern vielmehr *selbst* die Szene ist. »Ich lege im Sketch auf. Ist eine Launchparty für irgendein Parfüm. Kommst du vorbei?«

Genau das wollte ich hören. »Setz mich plus drei auf die Gästeliste.«

»Gehen wir auf eine Party?«, ruft Miss Antoinette aus dem Bad, wo sie sich gerade schminkt, wie ich durch die halb offene Tür sehen kann. Sie ist immer noch fast nackt – mit Ausnahme eines rosa Seidentangas. Eigentlich schade, dass sie sich jetzt anzieht.

»Ja, und ob. Eine Launchparty für ein Parfüm. Es wird da nur so von Modefreaks wimmeln.«

Sie bringt mir eine Flasche Champagner, die ich öffnen soll, damit wir den Abend ordentlich einläuten können. Dann verschwindet sie wieder im Bad. Es ist unglaublich, was Immobilienmakler heutzutage in London verdienen. Miss Antoinette muss fette Bonusse bekommen. Sie lebt auf größerem Fuß als viele Mädchen, mit denen ich mich treffe, die über einen Treuhandfonds verfügen.

»Keilabsätze oder Plateausohlen?« Sie kommt an die Badezimmertür und lehnt sich hinreißend dagegen, die Hüfte sexy zur Seite geschwungen.

»Keilabsätze. Auf jeden Fall. Aber zu einem Minirock.«

Ein hochqualifizierter Profi wie ich sagt niemals »Keine Ahnung« oder »Was dir besser gefällt«, wenn er in Sachen Mode um einen Rat gebeten wird. Ich habe es mir nämlich zur Aufgabe gemacht, *Vogue* und *Grazia* zu lesen, um über die Modetipps Bescheid zu wissen, die Frauen hören wollen.

»Ich habe noch zwei Plätze auf der Gästeliste, falls du noch jemanden mitnehmen möchtest«, rufe ich ihr zu.

»Cool. Ich sage Melinda und Haley Bescheid.« Sie lächelt mich an und macht einen aufgeregten kleinen Knicks. Ich weiß, dass es wichtig für sie ist, richtig einen drauf zu machen, nachdem sie die ganze Woche geschuftet hat. Da gehört es zur vollen Packung, dass sie die Freundinnen auf die Party mitnehmen kann, und auf der Gästeliste zu stehen, empfindet sie als Ehre. Schwieriger ist die Frage zu klären, was *ich* anziehen soll.

Ich möchte mich nicht unnötig zieren: So sehr ich auch die vielen Vorteile betone, die man mit einem Mann wie mir als Gefährten hat – der Antrieb der ganzen Sache ist natürlich Sex. Zwischen Aktivitäten wie Bummeln und Ausgehen darf ich nie vergessen, dass das alles eigentlich nur Teil des Vorspiels ist. Der Unterschied zu einem richtigen Freund besteht darin, dass dieser sich vielleicht auf Nettigkeiten wie »Blas mir einen« beschränken darf, während von einem professionellen Gigolo erwartet wird, dass er mit Charme und Champagner vorgeht und erlesene Köstlichkeiten zu bieten hat, die nicht auf der Speisekarte stehen – es ist eher vergleichbar mit einem Tisch für zwei in einem Edelrestaurant als mit einem Hamburger im Fastfoodtempel. Aber so erfahren ich auch bin, war ich doch schockiert über den Ort, an dem ich Miss Antoinette später am Abend zu Diensten sein würde. Ich muss allerdings zugeben, dass es ziemlich gut war.

Was ich an Karrierefrauen besonders mag, ist, dass sie wissen, was sie wollen. Damit machen sie es einem leicht, die erste Regel der Dandy-Etikette einzuhalten: Lass die Frau den ersten Schritt tun. Das mag vielleicht seltsam klingen, aber wenn man gründlich darüber nachdenkt, ergibt es einen Sinn. Ein Leben lang werden Frauen von Idioten ohne Charme und Ausstrahlung belästigt, weil diese Sex wollen. So werden sie vom lüsternen, unerwünschten Blick eines Mannes zum Objekt gemacht. Daher ist es für sie Teil des Vergnügens, dem Objekt ihrer Begierde nachzujagen. Es ist wie Shoppen in einer teuren Boutique im Vergleich zum Schnäppchenkauf. Es geht darum, etwas zu bekommen, weil man es *wirklich* haben will, und nicht, weil es billig zu haben ist. Mich zu zieren würde keinen Spaß machen – ich flirte gern und bin zu haben, und wenn die Sache erst einmal ins Rollen gebracht wurde, bin ich ein Experte in der Kunst der Verführung. Die Jagd verwandelt sich in einen verführerischen Tanz. Wer bezahlt, darf bestimmen.

»Ich trage kein Höschen«, flüstert mir Miss Antoinette kokett ins Ohr, als wir an der Schlange vorbei in den dunklen, rot beleuchteten Club gehen. Ich lächle vielsagend und werfe einen Blick auf ihr gefährlich kurzes Etuikleid. Es ist, als hätte ich meine eigene Peepshow. Ich finde es toll, und sie weiß es. An der Bar lege ich meine Hände sanft an ihre Hüften, während sie eine Runde Champagnercocktails für uns vier bestellt und mit ihrer Karte bezahlt. Ich presse mich von hinten an sie und überprüfe, ob sie die Wahrheit gesagt hat. Meine Hände sind kalt, und sie schnappt plötzlich nach Luft. Der Barkeeper zieht eine Augenbraue hoch. Sie kichert, dreht sich um, zwinkert mir zu und reicht mir einen Drink. Ach ja, es ist schon eine Last, in meiner Branche tätig zu sein.

Ich stoße mit ihren Freundinnen an und frage mich, was Miss Antoinette ihnen wohl über mich erzählt hat. Es ist offensichtlich, dass wir keine normale Beziehung führen. Obwohl ich ein perfekter Gentleman bin, flitze ich nicht an die Bar, um Drinks zu bestellen, und die Rechnung nach dem Essen bezahle ich auch nicht. Ich bin hier die Trophäe, was eher ungewöhnlich ist.

Haley lächelt mich flirtend an, und ich lächle freundlich zurück, ohne zu flirten. Miss Antoinettes Freundinnen anzumachen wäre ganz schlechter Stil. Außer sie hätte sie dazu eingeladen mitzumachen – man glaubt gar nicht, wie oft so was vorkommt. Aber nicht dieses Mal. Ich weiß, dass ihre beiden Freundinnen nur den großen Zeh ins Wasser tauchen dürfen, während Miss Antoinette ein langes Champagnerbad nimmt.

»Golden, du siehst toll aus, wie immer. Wer sind die Damen?« Zen beugt sich uns über sein DJ-Pult entgegen. Er trägt die engste schwarze Jeans, die ich je gesehen habe, und die passt perfekt zu seinen schwarz gefärbten, schräg geschnittenen Haaren. Sein Lächeln ist absolut ansteckend und macht jegliche einschüchternde Wirkung seines supercoolen Looks zunichte.

»Hallo, du.« Er macht einen Schmollmund in Miss Antoinettes Richtung und legt einen Arm um sie. Er kennt sie nicht, aber ich habe ihm von ihr erzählt. »Ich hoffe, Golden kümmert sich gut um dich«, sagt er gespielt besorgt.

»Oh ja, er passt gut auf mich auf«, antwortet sie mit leuchtenden Augen, was ich mit einem zärtlichen Kuss belohne.

Miss Antoinette legt einen Arm um meine Hüfte, und ich spüre eine unglaubliche Herzlichkeit zwischen uns. Wenn beide Parteien offen und ehrlich sagen, was sie wollen, entwickelt sich leicht echte Freundschaft. Das unterscheidet unser Verhältnis von Gelegenheitssex. Es bedeutet uns beiden etwas, auch wenn die Moralapostel dem keine Bedeutung beimessen.

Die Mädels hinter mir schreien plötzlich auf. Gossip wird gespielt, und alle stürmen auf die Tanzfläche. Zen nutzt die Gelegenheit, mich allein zu sprechen, er flüstert mir ins Ohr: »Hast du das von Rochester gehört?«

»Ja, unglaublich, oder? So, wie er erzählt, wird ihm Promi Z bald einen Heiratsantrag machen.«

»Ja, klar. Irgendwie glaube ich nicht, dass sie auf der Suche nach einem Ehemann ist.«

»Aber ohne Zweifel schenkt er ihr in der Zwischenzeit etwas wilden Sex britischer Art.« Ich lache, stelle mir vor, wie er mit seinen schulterlangen Haaren, seinen Tattoos und seinen schwarz lackierten Nägeln in einer weiß und minimalistisch eingerichteten, makellosen Hollywoodvilla faulenzt.

Miss Antoinette reißt mich aus meinen Gedanken, indem sie sich neben mich schleicht und mir über den Rücken streicht. »Begleite mich auf die Toilette«, flüstert sie, und ich habe das Gefühl, dass sie keine Hilfe beim Nasepudern braucht.

Als wir die Treppe zu den Toiletten hinaufgehen, die aussehen, als wären sie für Außerirdische entworfen worden, spüre ich die aufgeheizte Atmosphäre. Als ob alle Pheromone geraucht hätten.

»Ich hatte noch nie Sex auf einer Toilette, die die Form einer Schote hat«, sagt sie kichernd. Wir nehmen die vielsagenden Blicke gelassen hin, die uns begleiten, als wir uns zusammen in die Kabine quetschen, und verschließen die Tür. »Es wäre doch unhöflich, solch eine neuartige Toilette nicht auszuprobieren, oder?«

Ich küsse sie und schiebe ihr Kleid nach oben. Alles geht ganz schnell, und innerhalb von Sekunden bin ich in sie eingedrungen. Zum Glück ist es eine Luxustoilette, sodass ich mich nicht aus dem Konzept bringen lasse, aber ich habe das Gefühl, der vulgäre Aspekt der Situation macht sie an.

Danach sehe ich zu, wie sie ihren Lippenstift nachzieht und sich die Haare kämmt.

»Ich werde das zur Nacht der Nächte machen. Ich möchte *alles* ausprobieren, was ich noch nie gemacht habe«, sagt sie lachend.

»Nur zu«, antworte ich, bevor ich frage: »Was wünschen Eure Ladyschaft denn?«

»Wenn ich zum Altar schreite, möche ich wissen, dass ich alle meine Fantasien ausgelebt habe, und dass ich nichts bereuen werde«, sagt sie nachdenklich. »Manchmal kann ich nicht aufhören, das Leben als eine Sammlung von Zielen zu betrachten. Es ärgert mich, dass es Dinge gibt, die ich noch nicht getan habe. Ich möchte nicht das Gefühl haben, etwas verpasst zu haben. Ist das schlimm?«

»Keineswegs. Klingt ziemlich vernünftig in meinen Ohren. Sich austoben und so. Männer machen das seit Jahren – warum sollten Frauen das nicht auch tun?«

»Genau«, sagt sie energisch. »Wenn mir auf der Arbeit jemand sagen würde, dass ich etwas nicht tun dürfe, weil ich eine Frau bin, würde ich ihn verklagen – warum sollte es beim Sex anders sein?« Ihre Empörung hat eine leidenschaftliche Röte auf ihre Wangen getrieben, was unglaublich sexy aussieht und mich zu einer zweiten Runde inspiriert.

Mein großes Finale wird von einem hämmernden Klopfen an der Kabinentür begleitet. Irgendwie scheint unsere kleine Luxustoilettenkabine eine Zeitmaschine zu sein. Der Club schließt, und die Rausschmeißer fordern uns auf zu gehen. Komisch, wie schnell die Zeit bei solchen Spielen verfliegt. Vielleicht liegt das am Adrenalinrausch der Lust. Vermutlich ist das seltsame Gefühl schuld, mit einer Frau zusammen zu sein, die ihre Fantasien mit einem Mann auslebt, in den sie sich niemals verlieben wird. Ohne dieses Ziel steht die Zeit still. Die Tatsache, dass es keine Zukunft gibt, lässt die Gegenwart aufregender und lebendiger erscheinen.

Plötzlich wird mir klar, dass Miss Antoinette irgendwann einen Mann kennenlernen und mit ihm eine Zukunft haben wird, während ich immer noch mit Lichtgeschwindigkeit Karussell fahre, zu schnell reise und zu viel Spaß habe, um mich der Realität zu stellen. Aber der Gedanke verfliegt schnell wieder.

»Ich habe einen Plan. Einen *sehr* unanständigen Plan«, unterbricht Miss Antoinette meine Tagträume und kichert kokett in mein Ohr.

»Was? Du bist ein schlimmes Mädchen. Eigentlich sollte ich dir zur Strafe den Hintern versohlen.« Ich beuge sie über die Toilette, ziehe das Kleid über ihren nackten Hintern nach oben und schlage sie ein paarmal leicht. Die Rausschmeißer klopfen wieder an die Tür.

Dann gehen wir, grinsen uns provokativ an und halten uns an den Händen, als wir schulterzuckend an den verärgerten Angestellten vorbeischlendern.

Draußen hält Miss Antoinette ein Taxi an, und wir fahren nach Hampstead. Als ich sie nach dem Grund frage, legt sie mir einen Finger auf die Lippen. »Das wirst du schon sehen.«

Ich beuge mich zu ihr und küsse sie leidenschaftlich, bewahre aber so viel Anstand, vor dem Taxifahrer keine Szene zu machen. So billig bin ich nicht – außer, sie will es.

Als wir vor dem exklusiven Immobilienmaklerbüro anhalten, in dem sie arbeitet, dämmert mir langsam, was sie vorhat, und ich breche in schallendes Gelächter aus. Mit einem vorgetäuscht ernsten »Sch« bringt sie mich zum Schweigen, während sie den Taxifahrer bezahlt. »Wir wollen doch nicht den Wert der Gegend mindern und dafür sorgen, dass die Immobilienpreise sinken, oder?«, sagt sie. Dann holt sie ein dickes Schlüsselbund aus ihrer Chloé-Paddington-Tasche.

Drinnen schaltet sie das Licht im hinteren Teil des Büros an, wodurch vorn eine schummrige Atmosphäre entsteht. Sie setzt sich an den großen Schreibtisch, an dem ich sie das erste Mal gesehen habe, und bittet mich, ihr gegenüber Platz zu nehmen. »Ich muss zuerst deine Personalien aufnehmen – besonders deine Maße.«

Ich fange an zu lachen, und sie wirft sich kichernd auf den Schreibtisch. An diesem Punkt übernehme ich. »Ich denke, das ist ein sehr schönes Objekt, von höchster Qualität«, sage ich, während ich ihr Kleid aufknöpfe, »aber ich muss mir alles ganz genau ansehen.«

»Jetzt?«, haucht sie mir ins Ohr.

Ein Pärchen spaziert am Fenster vorbei. Sie könnten uns ganz leicht entdecken, aber sie sind zu sehr mit sich beschäftigt. Miss Antoinette sitzt inzwischen auf dem Tisch, das Kleid um ihre Taille geschlungen. »Wow – das erste Pärchen aus der Mittelschicht, das sich mehr füreinander als für das Schaufenster eines Immobilienmaklers interessiert«, stellt sie nüchtern fest.

»Gut für uns«, sage ich und ziehe sie an mich.

»Nein, warte«, sagt sie und hält mich auf, als ich in sie eindringen will. »Ich muss mir vielleicht Notizen machen.« Sie drückt mich von sich, dreht sich um und beugt sich mit dem Gesicht zum Fenster über den Schreibtisch. Dann schaut sie aufreizend über die Schulter und sagt: »Wenn ich von jetzt an aus dem Fenster schaue, werde ich an diesen Moment zurückdenken. Ich bevorzuge die Aussicht aus diesem Blickwinkel.«

Sie kommt – oder sollte ich sagen »bringt einen Deal zum Abschluss« –, während sie auf die Angaben zu einem Haus in Belsize Park im Wert von 1,5 Millionen Pfund starrt. Um in der Geschäftswelt erfolgreich zu sein, zahlt es sich wahrscheinlich aus, nie den Preis aus den Augen zu verlieren – auch nicht mitten im Orgasmus. Das nenne ich Engagement.

Als wir fertig sind, setzt sie sich und holt ihren Taschenrechner raus.

»Du arbeitest doch jetzt nicht etwa?«, frage ich ungläubig.

»Ich rechne meinen Orgasmusindex zusammen. Du hast mir sieben versprochen, und meinen Berechnungen zufolge sind wir erst bei sechs.« Sie guckt böse in meine Richtung.

Ich lache und führe sie an der Hand zum Fenster. Sie blickt auf die Straße, ich halte sie von hinten und lasse meine Pianistenfinger ihre Arbeit tun. Sie kommt, sehr laut, innerhalb weniger Minuten.

»Dafür hast du einen Bonus verdient«, sagt sie, dreht sich um und öffnet den Gürtel an meiner Hose. »Sag nie, dass ich keine gute Chefin wäre.«

Während sie mir einen bläst, frage ich mich, wohin man eine Dankeskarte an Gott schicken sollte.

Kapitel 2

Auch Gigolos haben eine Seele

Einer der schwierigsten Aspekte meines Jobs ist es, dass ich Zeit damit verbringe, Frauen kennenzulernen, die mich aber nie richtig kennen werden. Für sie bin ich kein Mensch aus Fleisch und Blut, sondern ich diene lediglich ihrem sorgfältig konstruierten Image. Es interessiert sie nicht, dass ich völlig fertig bin, nachdem ich einen Monat lang in Monaco die Sau rausgelassen habe, und dass ich deswegen plane, ein Wochenende bei meiner Mum zu verbringen, die mich wieder aufpäppeln wird. Seien wir ehrlich: Solche Informationen wirken doch nur abstoßend, wenn man gerade dabei ist, Geld in den heißesten Sex seines Lebens zu investieren. Wie sieht also mein Privatleben aus? Heute zum Beispiel: Miss Antoinette ist bei einer Verkaufstagung, irgendwo in der wirklichen Welt. Und ich befinde mich zwischen zwei Engagements, habe nur noch zwanzig Pfund auf dem Konto und einen Anzug aus der Savile Row, der in die Reinigung muss. Normalerweise gehe ich von meiner *schmucken* – okay, kleinen – Wohnung (in der ich eines Tages dazu gezwungen sein werde, mit meiner Vermieterin zu schlafen, weil meine Mietschulden so enorm sind) über die Straße zum Literary Café.

Das Café ist ein wundervoller kleiner Laden, durch und durch englisch, eine Mischung aus verblichener Pracht und gemütlichem Charme. Es gibt eine Stuckdecke, und vor einem viktorianischen Kamin, in dem an dunklen, kalten Wintertagen ein Feuer brennt, sitzt man auf abgewetzten Sofas. Im hinteren Teil befinden sich viele kleine runde Tische mit Kerzen und Blumensträußchen. Und in der hintersten Ecke steht ein altes, abgenutztes Klavier, das dank meiner Einsätze perfekt gestimmt ist.

Tagsüber wird das Café von Intellektuellen bevölkert – meistens Studenten, die über Dostojewski nachdenken und stundenlang an einem Latte nippen. Abends ist es der Himmel auf Erden für verliebte Pärchen und Menschen, die eine heimliche Verabredung haben. Verblasste alte Gemälde und moderne Fotografien von Künstlern aus der Gegend schmücken die Wände. Es herrscht eine traditionell britische, künstlerische Atmosphäre.

Ganz nach altehrwürdiger Tradition habe ich mit dem Besitzer, einem netten alten Gentleman mit wahnsinnigen Koteletten, eine Abmachung getroffen. Dafür, dass ich die Gäste am Klavier unterhalte, bekomme ich eine kostenlose Mahlzeit und eine Flasche (mittel)guten Bordeaux. Bei einem Glas Rotwein spiele ich all die alten Klassiker, wie *Fly Me To The Moon* und *What Is This Thing Called Love?*, manchmal zur Freude vieler betrunkener Stammkunden und manchmal auch nur zur Unterhaltung eines alten Professors in der Ecke und der Kellnerin Charlotte B., die dafür sorgt, dass ich bei meiner kostenlosen Mahlzeit immer Nachschlag bekomme. Charlotte kann auch Klavier spielen, und manchmal, wenn niemand da ist, spielen wir zusammen alberne Lieder und kichern dabei wie ungezogene Schulkinder. Sie ist die einzige Frau unter meinen Bekannten, die Musik genauso liebt wie ich. An manchen Abenden warte ich auf sie und helfe ihr, das Café abzuschließen, und dann reden wir über unsere Lieblingskünstler. Dabei stellte sich heraus, dass ihr Dad Jazzmusiker ist und sie deshalb in ihrer Kindheit regelmäßig unglaubliche Liveauftritte miterlebt hat, so wie andere Kinder Fernsehen gucken.

Heute sind kaum Gäste da. Ich lehne mich gegen die Bar, um mich mit Charlotte zu unterhalten. In diesen Gesprächen kann ich fast ganz ich selbst sein, was einem heutzutage ja nicht so oft passiert. Neben ihrem Milchkaffee liegt das Buch, das sie gelesen hat, bevor ich kam. Ich lese den Titel: *Auf verschlungenen Pfaden* von Thomas Hardy.

Ich gebe zu, dass ich von diesem Autor nichts kenne. »Wovon handelt es?«

»Von vielen Dingen«, sagt sie lachend, »aber im Großen und Ganzen geht es um eine tragische Liebesbeziehung.«

»Warum ist sie tragisch?«, frage ich neugierig. Ich möchte wissen, warum die Affären in Romanen immer zum Scheitern verurteilt sind, anstatt den Figuren einfach nur Freude zu bereiten, wie es doch eigentlich sein sollte.

»Also, Clym Yeobright ist ein Mann von Welt. Er trennt sich von seinem dekadenten Leben in Paris und kehrt auf der Suche nach dem einfachen Leben seiner Kindheit in seine ländliche Heimat zurück. Dort verliebt er sich in Eustacia Vye, die all das symbolisiert, was er sucht – sie ist ein einfaches Mädchen vom Lande, anders als die verdorbenen Stadtfrauen, mit denen er sich bisher abgegeben hat.«

»Und was läuft schief?«, frage ich, während ich bemerke, dass ihre Augenbrauen über ihren dunkelbraunen Augen perfekte Bögen bilden.

»Eustacia ist nur deshalb das einfache Mädchen vom Land, weil sie keine andere Wahl hatte. Sie träumt von genau diesem dekadenten Stadtleben, das er hinter sich gelassen hat, und hofft, Clym sei ihr Fahrschein dorthin. Da hat sie sich nun leider geirrt. Sie heiraten, und es endet in einer Katastrophe, weil beide feststellen müssen, dass der andere nicht der ist, für den sie ihn gehalten haben.«

Ich denke eine Weile über ihre Worte nach und sage dann: »Das ist das Problem mit der Liebe. Kann man jemanden wirklich kennen? Niemand ist so, wie er zu sein scheint.«

Charlotte seufzt und stützt sich auf den Tresen, ihr Blick schweift in die Ferne. »Das stimmt. Aber man muss das Risiko einfach eingehen. Darum ist es ja auch so wichtig, dass man ehrlich zueinander ist. Stell dir vor, du lässt dich mit jemandem ein, und dann findest du heraus, dass derjenige noch ein anderes Leben und heimliche Sehnsüchte hat, von denen du nichts wusstest.«

Ich nicke zustimmend und fühle mich unwohl, als ich an mein Alter Ego denke. Schließlich betrüge auch ich Charlotte, obwohl wir nur Freunde sind.

»Genau das war so seltsam an meiner Kindheit«, fährt sie fort. »Wir wohnten im Herzen von Soho.« Sie lächelt beim Gedanken daran, wie sie als Kind dort groß geworden ist. »Kannst du dir das vorstellen? Ich las *Die Zauberwald-Chronik* und *Der Wunderweltenbaum*, und dann ging ich vor die Tür und traf Nutten, Stripper, Zuhälter und Dealer. Aus dem Fenster meines Kinderzimmers habe ich auf ein Bordell geschaut. Nacht für Nacht sah ich, wie ehrenwerte Männer – wahrscheinlich verheiratete – dort hineingingen. Ich träumte davon, zu heiraten und bis an mein Lebensende glücklich zu sein. Und dann sah ich einen Mann da rauskommen, der sicher nicht gesehen werden wollte. So endete das Märchen eines anderen Menschen, dachte ich mir. Das hat mir die Augen geöffnet. Das Versprechen, sich zu lieben, zu ehren und zu achten, kann also in den Armen einer Zwanzig-Pfund-Nutte in einer schäbigen Seitenstraße enden.«

»Das ist ein furchtbarer Gedanke«, muss ich zugeben. Ich fühle mich elend bei dem, was sie geschildert hat. Aber man kann die Sache schließlich auch anders betrachten. Das Leben ist zu kompliziert, um solche Situationen nur schwarz und weiß zu sehen. Das Klischee, dass der Ehemann nach außerehelichen Vergnügungen suchte und aus Bequemlichkeit dafür bezahlte, stimmte vielleicht in der Vergangenheit, aber heutzutage hat sich die Lage geändert. Oft sind es gerade die Frauen, die eine diskrete

Möglichkeit suchen, dieser Art der sexuellen Nebentätigkeit zu frönen, während der Göttergatte zu Hause sitzt. Meiner Erfahrung nach sind Sex und Liebe nicht immer die natürlichen Bettpartner, für die man sie hält. Oft haben mir verheiratete Frauen gestanden, dass die Affäre mit mir ihre Beziehung sogar gerettet hat. Es scheint, als wäre der volle Körpereinsatz manchmal die einzige Alternative zur Eheberatung – und nicht immer muss der Körper des betreffenden Ehemanns involviert sein.

Andererseits möchte ich auch gern an Charlottes unschuldige Weltanschauung glauben. Ich frage mich, wie es wohl wäre, sie zu küssen, verwerfe den Gedanken aber sofort wieder. Wenn sie die Wahrheit über mich wüsste, würde sie mich ganz sicher verabscheuen. Es kommt mir in den Sinn, dass ich die sexuellen Launen von Frauen befriedige, die letztendlich andere Männer heiraten oder das Feuer in ihrer Ehe auf diese Art wieder entfachen, während ich allein zurückbleibe. Nach diesen deprimierenden Gedanken versuche ich die Unterhaltung auf ein angenehmeres Thema zu lenken und will über Musik sprechen.

»Es muss aber auch schön gewesen sein, in Soho aufzuwachsen. War es nicht toll, von so vielen großartigen Musikern umgeben zu sein?«, frage ich und nippe an meinem Wein.

»Klar. Ich kann mir kein anderes Leben vorstellen. Mein Dad hat mich immer musikalisch gefördert und mich stundenlang Klavier üben lassen. Manchmal bekam ich auch Unterricht von einem Pianisten, der bei uns zu Besuch war, und Jahre später fand ich dann heraus, dass ich eine Stunde von einem der Meister des Jahrhunderts erhalten hatte.«

»Klingt großartig«, erwidere ich. Ich beuge mich dichter zu ihr. Was sie beschreibt, wäre meine Traumkindheit gewesen. »Erzähl mir mehr darüber.«

»Bei uns gab es immer Musik. Ich wachte morgens auf, und Strawinsky klang aus der Stereoanlage. Man hatte das Gefühl, in einer wunderschönen, alten Konzerthalle zu wohnen. Nachts drangen irgendwelche Melodien durch die Wände, die mich in den Schlaf wiegten. Das ist das Tolle an Musik – man fühlt sich nie allein …« Sie verstummt. Mein Handy klingelt. Johan ist dran.

Johan war mir und den anderen Gigolos gegenüber in letzter Zeit recht distanziert. Jetzt teilt er mir mit, dass er sich mit uns treffen und mit uns reden muss. Ich entschuldige mich bei Charlotte und gehe. Eigentlich will ich das gemütliche Literary Café und Charlotte gar nicht verlassen.

Die ganze Zeit über, als sie mir von ihrer Kindheit erzählt hat, verspürte ich das Bedürfnis, auch über meine zu reden. Aber ironischerweise ist der einzige Mensch, dem ich mich nahe genug fühle, um diese Geschichten zu erzählen, jemand, der mich nicht verstehen würde. Sie weiß nicht, dass ich von Beruf Gigolo bin, sondern hält mich für einen mittellosen Musiker. Da sie eine Abscheu vor Ausschweifungen aller Art hat, erkenne ich, dass es ein folgenschwerer Fehler wäre, ihr mein Geheimnis zu offenbaren. Also kann ich meine Vergangenheit und meine Gegenwart mit niemandem teilen. Das ist schade, denn der Schlüssel zu meiner jetzigen Beschäftigung liegt in meinem früheren Lebensweg.

Meine Entwicklung zum Gigolo ist widersprüchlich. Einerseits könnte man meine Tätigkeit als genetisch vorbestimmt betrachten, andererseits war meine Kindheit in der Arbeiterklasse ein ungewöhnlicher Beginn für meine Reise hin zum sexuellen Hedonismus. Ich bin nicht einfach eines Tages aus einem Oldtimer-Sportwagen gestiegen und sah aus und benahm mich wie ein Playboy. Um zu erblühen, brauchte ich wie eine Topfpflanze viel Hege und Pflege.

Trotz der mich prägenden Umgebungen – das unglamouröse Woking und die Isle of Wight – war ich mir immer sicher, dass durch meine Adern Boheme-Blut floss und ich eine ziemlich große Libido besaß. Meine Mutter ist eine talentierte Malerin, meine kreative Ader habe ich von ihr. Außerdem habe ich ein rebellisches Temperament und eine anarchische Einstellung von ihr, die zur Folge hat, dass ich mich eher in einem Pariser Salon wohlfühle, ohne zu wissen, wo ich meine nächste Mahlzeit herbekommen soll, als mir die langweiligen Anweisungen eines Berufsberaters oder kleinkarierten Bosses anzuhören.

Man sagt, dass Mütter ihre ungeborenen Babys nicht nur ernähren, sondern auch Gefühle an sie weitergeben. Wenn dem so ist, dann wurde wohl jede Zelle meines Körpers von den Erinnerungen meiner Mutter durchdrungen: an ihre verzweifelte Kindheit in Havant, daran, dass sie sicher war, dass das Leben mehr zu bieten hatte, aber dass sie nicht wusste, wie sie die Flucht ergreifen sollte. Obwohl sie davon träumte, eine Kunsthochschule zu besuchen, bestanden meine Großeltern darauf, dass sie mit 16 die Schule verließ und sich einen Job suchte. Sie waren nicht grausam, sondern einfach nur vernünftig. Meine Mum war jung, schön und langweilte sich hinter einer Ladentheke zu Tode, die für sie die Wirkung einer Gefängnistür hatte.

Mit 18, also sobald sie offiziell volljährig war, packte sie ihre Sachen und verschwand. Sie wollte Abenteuer erleben und landete als Au-pair-Mädchen in Deutschland.

Seltsam, wie die Geschichte sich wiederholt. Auch ich habe mit 16 die Schule verlassen und einen Job als Arbeiter angenommen. Wenn ich mich zurückerinnere, wie ich mit meinen schmalen Fingern und mit Jazzmusik im Kopf auf der Baustelle gearbeitet und nach einem Ausweg gesucht habe, sind die Ähnlichkeiten zwischen mir und meiner Mutter verblüffend.

Genau wie sie fand ich meine eigene Lösung – allerdings eine andere, als ich mir vorgestellt hatte. Ich sah mich in Konzerthallen auftreten, die treu ergebenen Zuhörer mit akustischen Leckerbissen versorgen, aber am Ende stellte sich heraus, dass meine größten Talente bei einem Ein-Personen-Publikum am besten zur Geltung kamen – mit meiner Zungenakrobatik als Hauptattraktion.

Das ist der Knackpunkt: Ich habe zwei Seiten – und beide machen mich zum perfekten Gigolo. Neben der romantischen Veranlagung und der künstlerischen Ader, die ich von meiner Mutter geerbt habe, gibt es auch Talente, die von meinem Vater stammen. Er wird von seinen Freunden voller Bewunderung »der Wolf« genannt. Man munkelt, dass er einen Nobelpreis für seine Verführungskünste erhalten hat, bevor er meine Mutter kennenlernte.

Beide Seiten sind in mir vereint. Ein Poet der Boheme ohne Geschlechtstrieb ist ein alberner Geck, und ein Playboy ohne sensible Seite ist ein bedauernswerter Sexsüchtiger, der möglicherweise einer Dame das Gefühl geben könnte, sie beschmutzt zu haben. Aber ich habe herausgefunden: Wenn man den G-Punkt mit demselben Finger findet wie den Ton G und sich sowohl poetisch als auch lustvoll ausdrücken kann, ist man ein gefragter Mann.

Mein Dad war in seiner Jugend ein anständiger Kerl – ein liebenswerter Schlingel, der sich mit den hübschesten Mädchen auf dem Rücksitz seines Oldtimer-Sportwagens vergnügte (in den Sechzigern konnten sich den auch Bauarbeiter leisten, nicht nur feine Pinkel mit Treuhandfonds). Er gab ihnen das Gefühl, etwas Besonderes zu sein, auch dann noch, wenn er sich bereits um seine nächste Eroberung kümmerte. Er hatte acht Geschwister, war ein lockerer, charmanter Grinsekater, der genau wie seine sechs Brüder sein Geld im Bau- und Klempnergewerbe verdiente. Seine Freunde unterstellten ihm, dass die Hausfrauen ihn wegen der Überstunden zu sich bestellten, die er bei ihnen machte. Wenn ich ihn danach frage, zwinkert er und lacht. Er leugnet es nicht.

Ich erinnere mich, dass ich Dad als Kind manchmal zur Arbeit begleitet habe und dass er immer mit den Frauen flirtete. Ich verstand nicht, was er da tat. Es verwirrte mich. Aber schon früh begriff ich, dass das Leben noch eine andere, magische Seite zu bieten hatte, die ich erst noch kennenlernen würde. In den Beziehungen zwischen Männern und Frauen gab es anscheinend etwas, das im tristen Alltag ein Licht am Horizont war. Damals hatte ich allerdings noch keinen blassen Schimmer, wo sich der Lichtschalter befand. Er war auch gar nicht so einfach zu finden – lange Zeit tappte ich buchstäblich im Dunkeln.

Dad war mehr als ein Playboy – er war ein wahrer Gentleman, der die Frauen respektierte, ein gutes Herz hatte und an die große Liebe glaubte. Als er sich in meine Mum verliebte, gab er es für immer auf, anderen Frauen nachzustellen, obwohl er ein geborener Charmeur war. Vielleicht lag auch das in seiner Natur. Seine Mutter, meine Großmutter, war angeblich die Tochter eins Lords, der sein ganzes Erbe verloren hatte, weil er eine Schauspielerin geheiratet hatte. Entgegen der unter Adligen üblichen Sitte hat er aus Liebe geheiratet und es nie bereut – auch wenn das bedeutete, dass sein Enkel Maurer werden musste.

Meine Eltern lernten sich auf einer Silvesterparty kennen, und damit war die Sache besiegelt. Mum war über Weihnachten aus Deutschland zu Besuch gekomen. Als sie dorthin zurückgekehrt war, überschüttete Dad sie mit Liebesbriefen, und drei Monate später fuhren sie gemeinsam über Deutschlands Straßen nach Hause. Okay, vielleicht hatte sie nicht erwartet, dass ihr Märchenprinz sie in einem weißen Lieferwagen abholen würde, aber sie waren wahnsinnig ineinander verliebt. Ihr Lieblingsliebeslied *Samba Pa Ti* von Santana wurde sogar in Simon Bates Radiosendung *Our Tune* gespielt – der Inbegriff von Romantik in den Siebzigern. Drei Jahre später kam ich auf die Welt.

In dem Sommer, als ich zehn war, nahm Dad den Job an, das Haus von einem Freund von Bonnie Tyler in Mumbles zu renovieren, also zogen wir alle für eine Weile nach Wales. Ich gewöhnte mir sogar einen walisischen Akzent an, was für einen Gigolo ganz sicher nicht erstrebenswert ist. Wenn man versaut redet und dabei so klingt, als würde man aus Swansea stammen, gewinnt man vielleicht einen Comedy-Award, aber keinen Orgasmus-Oscar.

Wir haben Bonnie Tyler oft besucht, die manchmal auch auf mich aufpasste. Dad – im Herzen noch ganz der alte Playboy – fuhr mit mir in seinem silbernen Porsche bei ihr vor. Ich erinnere mich, dass ich mir dabei ziemlich lässig vorkam – in einem Sportwagen vor dem Haus eines Popstars – und dass ich dachte: »So lässt sich's leben.« Die Monotonie des grauen Himmels über Woking und die provinzielle Isle of Wight schienen zu einer anderen Welt zu gehören. Das war die erste Kostprobe, die ich vom Showbiz erhielt, und, ganz ehrlich, ich fand es toll. Es war der Anfang vom Ende meines Ziels, ein weltbekannter klassischer Jazzpianist zu werden.

Bonnies Haus war groß und modern – genau das, was man von einem Popstar der Achtziger erwarten konnte, der einen Teil der Ozonschicht mit seinem Haarspray persönlich zerstört hat. An den Wänden des stattlichen Treppenaufgangs in der Mitte des Hauses hing die Goldene Schallplatte für *Total Eclipse Of The Heart*. Da ich noch ein Kind war, fand ich das einfach nur cool. Aber das Showbiz hatte noch mehr für mich zu bieten: Bonnie verwöhnte mich mit Schokoladeneclairs und Limonade. Ich hielt das alles für sehr schick und aufregend und fand sie ganz wunderbar. Ich war hellauf begeistert. Später, als Balzacs Lucien Chardon mein Held wurde – ein wunderschöner Poet aus der Provinz, der in die Großstadt zieht und sich von Kurtisanen aushalten lässt, um seiner Kunst nachgehen zu können – und ich anfing, die Boudoirs berühmter Schauspielerinnen aufzusuchen, belustigte mich der Gedanke, dass früher eine Limonade und ein bisschen Haarspray-Rock ausgereicht haben, um mich zu beeindrucken.

Ich erinnere mich bis heute daran, dass ein kanariengelber Jaguar E-Type in Bonnies Einfahrt geparkt hat – wie ich dieses

Auto geliebt habe. Tue ich immer noch. Diese frühe Erfahrung ließ in meinem Kopf das Bild von exotischen Frauen entstehen, die schnelle Autos fuhren und in großen Häusern wohnten, Frauen, die einen Narren an mir gefressen hatten und mich mit schönen Dingen beschenkten – auch wenn ich damals nur an süßen Getränken interessiert war. Mir wurde klar, dass es eine Welt gab, die ganz anders war als die meiner Kindheit, eine Welt, in der die Frauen das Sagen hatten und sich das nahmen, was sie wollten. Ich hoffte nur, dass ich es eines Tages sein würde, was sie wollten.

Wegen des Jobs meines Dads besuchten wir die Reichen und Schönen häufig. Zum Beispiel waren wir bei Kevin Godley von 10cc zu Gast und verliebten uns in seinen Swimmingpool, in dem ich gern herumplanschte. Jahre später fand ich heraus, dass Kevin das Haus von Keith Moon gekauft hatte und dass dies der Swimmingpool gewesen war, in den er seinen Rolls-Royce gefahren hatte. Meine hedonistischen Antennen müssen wohl so was wahrgenommen haben.

Einmal war ich sogar bei Tom Jones zu Hause – Dad baute einen Swimmingpool für ihn. Nachdem wir in einem Pub Scampi und Pommes gegessen hatten, fuhren wir im Jaguar E-Type zu Tom, im gleichen Modell wie Bonnies Wagen, den ich so sehr bewunderte. Als wir in seine Einfahrt fuhren, lief ein Lied von den Dire Straits im Radio. Der Text »That's the way to do it, get your money for nothing and your chicks for free« machte das zu einem besonderen Moment für mich. Möglicherweise hat mich das Lied dermaßen fasziniert, weil es mir vermittelte, dass man sein Leben auch anders leben konnte. Dass man viel mehr Spaß haben konnte, als hinter einem Schreibtisch zu sitzen oder auf einer Baustelle zu arbeiten.

Es schien, als würde mir das Schicksal all diese Hinweise geben, um mich zu meiner Bestimmung zu führen und mir zu sagen, dass die Isle of Wight und der Traum von 2,4 Kindern nicht meine Welt waren. Nichts ist falsch an so einem Leben; ich wusste einfach nur, dass ich Abenteuer erleben wollte, bevor ich mich irgendwo niederließ. Wenn ich mich damals schon als angehender Gigolo gefühlt hätte, wäre das gut und schön gewesen, aber so war es nicht – ich empfand mich stattdessen als Außenseiter.

Mein Problem bestand darin, dass ich anders war. Während es für einen Erwachsenen großartig ist, »anders« zu sein, ist es in der Schule kein Vergnügen. Ich habe mich aber nie bemüht, mich anzupassen. Vielmehr romantisierte ich das Gefühl der Entfremdung und benutzte es als Waffe auf meiner Suche nach einem Ausweg.

Zunächst einmal hatten all die anderen Jungs kurz geschnittene Haare – der bohemienhafte Look war an meiner Schule auf der Isle of Wight nicht angesagt –, ich dagegen trug meine Haare lang und strubbelig wie meine musikalischen Vorbilder. Überdies war Mum politisch aktiv, und ich verbrachte meine Wochenenden auf Greenpeace-Demos und trug Anstecker mit der Aufschrift »Weg mit der Bombe«, anstatt mit den anderen Jungs Fußball zu spielen. Heutzutage ist eine grüne Einstellung hip, aber damals war es definitiv nicht cool, Ökolatschen zu tragen und vor der japanischen Botschaft zu demonstrieren. Trotzdem empfand ich es als aufregend, Dinge zu tun, die anders waren. Rückblickend war das ein gutes Training für meine spätere Tätigkeit. Mit meiner Mum und ihren Aktivisten-Freundinnen durch London zu laufen und zuzusehen, wie sie Transparente schwangen, und zuzuhören, wie sie sich angeregt über komplizierte politische Themen unterhielten, war ein großartiges Gegengewicht zur Entwicklung des Busen-Radars, den ich von meinem Vater geerbt hatte. Ich begriff, dass Frauen mehr waren als wunderschöne Geschöpfe, die nur dafür existieren, dass die Männer sie begaffen können. Damals verstand ich es noch nicht – ich war wahrscheinlich zu sehr damit beschäftigt, Science-Fiction-Bücher aus den Sechzigern zu lesen –, aber später half es mir zu akzeptieren, dass Frauen nur dann Sexobjekte sind, wenn sie es wollen. Schließlich hatte ich schon früh starke Frauen kennengelernt, die ihren Kopf benutzten und in der Öffentlichkeit für das eintraten, woran sie glaubten. Sex war für sie ein Spiel, das ihrem Vergnügen diente. Sie verfügten über unheimlich facettenreiche Persönlichkeiten. Das Bild, das man von ihnen erhielt, war vom Blickwinkel abhängig und davon, welche Seite sie von sich preisgeben wollten – damals habe ich ihre sexuelle Seite natürlich noch nicht wahrgenommen. Zehn Jahre später, als ich super erfolgreiche Frauen beglückte, die im Schlafzimmer vielleicht gern eine Nutte spielen wollten, einem aber in den Hintern traten, falls man sie danach nicht respektvoll behandelte, hatte sich mir das Bild in seiner Gesamtheit erschlossen – was ein großer Vorteil war.

In der Schule entwickelte ich, anders als anderen Kinder, seltsame Vorlieben und einen Dandy-mäßigen Geschmack. Meine Sonntagnachmittage verbrachte ich am liebsten in Antiquitätengeschäften – besonders mochte ich antike Füllfederhalter. Während die anderen Kinder ihre Plastikkulis rausholten, wenn sie sich etwas aufschreiben wollten, nahm ich meinen alten, verschnörkelten Füller zur Hand und schrieb in meiner wunderschönen, geschwungenen Handschrift. Es war, als wäre ich in einem früheren Leben ein Pariser Dandy gewesen, der in seiner kunstvollen Schönschrift stundenlang verführerische Liebesbriefe geschrieben und die Rundungen seiner Buchstaben dazu benutzt hat, die Rundungen seiner Geliebten detailliert nachzuzeichnen. Mein Wesen strebte nach Genuss, Überfluss und Luxus. Ich hasste die Vorstellung der schnellen Befriedigung – eine Vorliebe, die sich Jahre später auf mein Sexleben übertrug –, egal, ob es sich um einen Plastikstift oder eine geschmacklose Fernsehsendung handelte. Stattdessen zog ich es vor, mir Zeit zu nehmen, um ein Buch zu lesen, alte Platten zu hören und mich mit schönen Dingen zu umgeben.

Was Sex angeht, war ich ein Spätzünder. Eigentlich zündete zuerst einmal gar nichts. Mein angeborenes dekadentes Wesen zeigte sich in meiner Liebe zur Musik und in meinen Tagträumen, nicht in der Beschäftigung mit den Vorzügen des weiblichen Geschlechts. Wenn ich allein war, erträumte ich mir eine Fantasiewelt, aber in der Realität entlarvten mich die Mädchen als den unbeholfenen, verwirrten Teenager, der ich eigentlich war. Erst mit 17 hatte ich meinen ersten Zungenkuss. Wir verbrachten Stunden in der letzten Reihe im Kino, eigentlich wollten wir uns einen Film ansehen, doch dann küssten wir uns fast die ganze Zeit so ausgiebig, wie das nur Jungfrauen können.

An dem Abend, an dem ich meine Unschuld verlor, war noch keine Spur von dem Meisterverführer zu erkennen, der ich einmal werden sollte. Es passierte in meinem bescheiden eingerichteten Zimmer, und eigentlich wollte ich viel lieber Platten kaufen gehen. Ich beschloss, sie oral zu befriedigen – oder zumindest das zu tun, was ich dafür hielt (lange bevor ich meine Technik verfeinert hatte). Sie schien mit den linkischen Erforschungen, die meine Zunge anstellte, zufrieden zu sein, aber ich hatte eh keine Ahnung, wie sich ein weiblicher Orgasmus äußerte, also hätte sie auch im Geiste eine Einkaufsliste durchgehen können. Als sie mir anbot, mir einen zu blasen, fühlte ich mich irgendwie abgestoßen, was sie natürlich total verwirrte. Ich glaube, wahrscheinlich stand ich unter Schock.

Danach gingen wir am Strand spazieren, ich lief schweigend neben ihr her und überlegte, wie ich mich der Situation entziehen konnte. Mein Dad fuhr uns nach Hause, und ich ignorierte sie die ganze Fahrt lang. Das Mädchen habe ich nie wiedergesehen. Und als ich meinem Dad ein paar Wochen später erzählte, was passiert war und warum ich mich so seltsam benommen hatte, war er verärgert. Er war empört darüber, wie ich sie behandelt hatte. Meine erste richtige Lektion: Es war wichtig, Frauen respektvoll zu behandeln, und nach dem Sex war es doppelt so wichtig. Egal, was im Schlafzimmer passiert, wie schmutzig es auch zugeht, eine makellose Nachsorge ist ein Muss. Um schmutzigen Sex haben zu können, muss man einwandfreie Manieren besitzen. Wenn eine Frau Schuldgefühle hat, nachdem sie mit dir geschlafen hat, dann hast du versagt – guter Sex sollte niemandem ein schlechtes Gefühl geben.

Durch das Klingeln meines Handys werde ich aus meinen Gedanken gerissen.

»Ich bin's, Miss Antoinette.«

»Hallo«, antworte ich, erfreut, von einer Frau zu hören, die nie auf den Gedanken kommen würde, ein schlechtes Gewissen zu haben, weil sie Sex hatte.

»Ich bin in einem Hotel, wir sind für heute fertig, und ich bin nackt. Na ja, nicht ganz nackt – ich trage ein paar äußerst reizende Handschellen. Ich möchte, dass du herkommst und die Sache untersuchst.«

»Bin schon unterwegs«, schnurre ich fast ins Telefon.

Ich verdränge Charlotte und mein ungutes Gefühl, das ich habe, weil ich sie belüge. Das beste Mittel, um wieder einen klaren Kopf zu bekommen, ist, sich den Gelüsten einer anderen Person zu widmen.

Kapitel 3

Daddy, ich will den da

Natürlich fangen Frauen wie Miss Antoinette oft etwas mit mir an und lassen mich dann einfach wieder fallen, als wäre ich nur ein Spielzeug für sie. Aber einige Klientinnen sehen es doch als etwas Langfristigeres an, sich einen Gigolo zu halten. Eine meiner längsten und intimsten Beziehungen unterhalte ich zu einer jungen Dame, die ich Daddys Liebling nennen werde – ein Spitzname, der ziemlich selbsterklärend ist – und ja, die einzige Aufgabe dieser Frau besteht darin, shoppen zu gehen. Aber das ist noch nicht alles. Jeder kann Geld ausgeben – aber nur jemand, der reich geboren wurde, weiß, wie man es mit Klasse ausgibt, und das kann sie ganz ausgezeichnet. Sie ist eine reiche Erbin, aber das genaue Gegenteil von Paris Hilton.

Erster Klasse zu reisen ist eine Sache, aber Klassenschranken zu überwinden ist eine ganz andere. Gigolo zu werden ist wie ein Crashkurs über das Leben der oberen Zehntausend – man lernt, wie man sich in ihre Leben schleicht, ohne den Anschein zu erwecken, man wäre durch die Hintertür hereingekommen. Es ist schon eine Meisterleistung, nicht mehr auf Baustellen, sondern in den Boudoirs von Frauen zu arbeiten, die die Arbeiterklasse für eine Erfindung von Charles Dickens halten. Darum sind meine Flirts mit Damen tadelloser Herkunft etwas Besonderes für mich und äußerst lohnend. Meine Herkunft gibt dem Ganzen dann den letzten Kick. Ich sage nicht, dass dies meine letzte Bestimmung ist, sondern ich empfinde es lediglich als einzigartigen Urlaub.

Der Abend, an dem ich Daddys Liebling kennengelernt habe, offenbarte mir, was »sozial aufsteigend« wirklich bedeutet. Ihr Vater besitzt eine Bank. In Monaco. Sie kauft eine Designer-Handtasche für 3000 Pfund, so wie die meisten von uns einem Straßenmusikanten ein paar Münzen in den Hut werfen: eine unbesonnene Wohltätigkeit für den Empfänger. Eine Frau wie Daddys Liebling glaubt doch tatsächlich, dass sie dem Designer einen Gefallen tut, wenn sie die Tasche an ihrem gepflegten, eleganten Arm trägt. Aber trotz dieses überwältigenden Reichtums und ihrer Privilegien ist sie nicht ein bisschen arrogant.

Als wir uns kennenlernten, war ich sofort vom unaufdringlichen Charme von Daddys Liebling begeistert. Da habe ich begriffen, dass man nicht über Reichtum reden muss, wenn er einem in die Wiege gelegt wurde. Da diese privilegierten Menschen keinerlei finanzielle Unsicherheiten kennen, können sie sehr süß und großzügig sein. Nicht dass Daddys Liebling in anderen Bereichen nicht auch manchmal unsicher wäre – auch der Besuch einer Privatschule garantiert einem keine perfekte Psyche. Wie jeder hat auch sie ihre Probleme. Was ich herausfand, als wir unsere Bekanntschaft ins Schlafzimmer verlegten.

Aber bevor wir so weit waren, erwies sich unser Kennenlernen erst einmal als schwierig. Während meiner Treffen mit ihr, neben denen ich natürlich noch andere Engagements hatte – ein Gigolo schwört keine Treue –, begriff ich, dass die sexuellen Geheimnisse der Gesellschaft sich seit der Zeit der Dandys des achtzehnten Jahrhunderts kaum verändert haben. Um die unsittlichen Gepflogenheiten der Männer wurde viel Wind gemacht, aber Frauen haben sich jahrhundertelang einfach jemanden mit einem hübschen Gesicht und Erfahrung angelacht, ohne dabei viel Aufmerksamkeit zu erregen. Die moderne Frau steht vor dem gleichen Problem wie die vornehmen Damen von Paris und London in der dekadenten Blütezeit der Städte. Womit kann man sich noch verwöhnen, wenn all die teuren Essen, die Diamanten und schönen Kleider gekauft sind? Nun ja, mit einem flotten jungen Mann natürlich. Wie schon vor langer Zeit teilt sich auch die weibliche Bevölkerung von heute in zwei Lager: Es gibt die arbeitende Frau, die Karriere gemacht hat und ihr schwer verdientes Geld ausgeben möchte, und die Society-Lady, die reich geboren wurde und das schwer verdiente Geld ihres Mannes oder Vaters durchbringen will.

Aber im einundzwanzigsten Jahrhundert gibt es doch einen entscheidenden Unterschied zu früher: Während die Society-Lady, die eine gute Partie heiratet und ihre sexuellen Gelüste außerhalb ihrer Ehe befriedigt, sich über die Jahrhunderte nicht verändert hat, haben sich die arbeitenden Frauen von den Kurtisanen von einst, die in die Stadt kamen, um ihr Glück mit Hilfe reicher Männer zu machen, in die Karrierefrauen von heute verwandelt, die selbst beruflich erfolgreich sind.

Ich lerne beide Gesellschaftsschichten kennen – in mehr als einer Hinsicht. Das ist der faszinierendste Aspekt an meiner Arbeit: die ganze Vielfalt der Frauen zu erleben, Frauen aus allen Gesellschaftsschichten und Klassen kennenzulernen. Wie meine Dandy-Vorgänger kann ich unmöglich entscheiden, welche mir lieber sind. Selbst wenn man mir eine Pistole an den Kopf halten würde, könnte ich mich nicht zwischen der Energie einer Miss Antoinette und der intellektuellen Klasse von Daddys Liebling entscheiden. Zum Glück muss ich das auch nicht. Mein Job ist es, die Vielfältigkeit des weiblichen Geschlechts zu genießen und mein Auftreten auf die jeweilige Frau und ihre Vorlieben abzustimmen. Aus Versehen habe ich das auch bei Daddys Liebling so gemacht.

Ein Gigolo-Kollege hatte mich zum Abendessen ins Cipriani eingeladen. Ich akzeptierte die Einladung, und es galt die unausgesprochene Vereinbarung, dass eine reiche Lady die Rechnung bezahlen würde. Als die bereits erwähnte Dame durch die Tür kam, ging in dem Restaurant die Sonne auf, sie hatte viel mehr Klasse als alle anderen Gäste. Ihre honigblonden Haare schwangen wie die Mähne eines Vollblutpferdes hin und her. (Ich vermute, sie hat schon als Kind reiten gelernt.) Sie trug ein teures Outfit – einen maßgeschneiderten, cremefarbenen Trenchcoat und passende hellbraune Handschuhe, Schuhe von Chloé und eine lächerlich teure Chanel-Handtasche.

Ich war augenblicklich erleichtert, dass auch ich mich angemessen gekleidet hatte – ich trug einen Crombie Coat, ein einreihiges Tweed-Sakko, Lederhandschuhe und -slipper und hatte eine Sonnenbrille von Emilio Pucci in meiner Tasche. Wir fühlten uns sofort zueinander hingezogen. Sobald man uns vorgestellt hatte, funkelten ihre Augen neckisch. Beim Essen bemerkte sie, dass ich sie an den berühmten französischen Schauspieler Jean-Paul Belmondo erinnere. Das war ein großes Kompliment, und ich wusste, dass ich ganz oben auf ihrer persönlichen Speisekarte stand – als Nachtisch. Ich versuchte, die Unterhaltung so witzig und fröhlich wie möglich zu gestalten. Je ausgelassener ich wurde, desto lauter lachte sie, und desto begeisterter schien sie zu sein. Ich bemühte mich, ihr das Dinner so angenehm wie möglich zu gestalten. Dann passierte die Katastrophe.

Die Rechung kam. Sie war wahnsinnig hoch – ein Monster, das die delikatesten Speisen und den besten Champagner auf dem Gewissen hatte. In meiner Branche lernt man, diese Momente durchzustehen, ohne sich aus der Ruhe bringen zu lassen. Aber genau in diesem Augenblick klingelte das Telefon von Daddys Liebling, und fort war sie, um in Ruhe telefonieren zu können – vergessen war eine so unbedeutende Kleinigkeit wie die Rechnung. Wenn man dermaßen reich ist, ist Geld völlig belanglos, und es fällt einem schwer, sich vorzustellen, welche Bedeutung es für andere hat, die weniger Glück im Leben hatten – so wie ein armer Gigolo.

Falls der Manager des Restaurants keine Frau war, würde ich wohl Teller abwaschen müssen und könnte meine Karriere damit an den Nagel hängen. Zum Glück hatte mein Gigolo-Kollege gerade eine profitable Begegnung hinter sich und bezahlte für mich, natürlich unter der Bedingung, dass ich mich irgendwann dafür revanchieren würde. Der Vorfall hinterließ einen bitteren Nachgeschmack. Obwohl ich mich von Daddys Liebling angezogen fühlte, beschloss ich, die Sache nicht weiter zu verfolgen. Wenn sie die Gigolo-Etikette nicht verstand, war sie offensichtlich nicht daran interessiert, sich einen zuzulegen.

Als sie mich vor dem Restaurant sah, hellte sich ihr Gesicht auf. Sie lächelte so süß und verführerisch, dass ich sie spontan hochhob und umherwirbelte, bis sie atemlos kicherte. Ich war von der Nähe unserer Körper elektrifiziert. Als ich sie absetzte, fragte sie, ob ich ihr ein Taxi rufen und sie nach Hause bringen könnte. Ich dachte an den Vorfall mit der Rechnung, und weil ich mich nicht mit jemandem einlassen wollte, der die Regeln so einer Verbindung nicht kannte, gab ich vor, dass ich etwas Geschäftliches zu erledigen hätte, und schlug vor, dass mein Gigolo-Kollege sie stattdessen nach Hause bringen würde.

Damals war mir das nicht klar, aber ich hätte ihr ebenso gut einen Liebestrank verabreichen können. Versehentlich hatte ich mir ihre größte Schwäche zunutze gemacht. Man sagt, dass Frauen sich unbewusst von Männern angezogen fühlen, die sie an ihre Väter erinnern. Und da stand ich nun, der witzige, charmante, aber unerreichbare Mann – genau wie ihr geliebter, aber unheimlich beschäftigter Vater. Nachdem sie ihr Leben lang versucht hatte, dessen Aufmerksamkeit zu erregen, konzentrierte sie ihre Bemühungen jetzt auf mich.

Kaum war das Taxi losgefahren, aus dem sie durchs Rückfester geschaut hatte, als wäre sie ein kleines, einsames Mädchen, das ins Internat geschickt wird, klingelte mein Handy. Mein Gigolo-Kollege teilte mir mit, dass Daddys Liebling uns am nächsten Abend gern zum Essen einladen würde. Die Betonung lag auf *einladen*.

Der nächste Abend war wie eine Wiederholung des Vortags – mit einem bedeutenden Unterschied. Während des Kaffees verkündete Daddys Liebling, sie müsse gehen, da sie *etwas Geschäftliches zu erledigen* hätte, wie sie es geschickt ausdrückte, um mir zu zeigen, dass die gestrige Kränkung durch mich nicht spurlos an ihr vorbeigegangen war. Bevor ich wegen der Rechnung innerlich in Panik ausbrechen konnte, kam sie zu mir und legte mir einen unterschriebenen Blankoscheck und ihre Telefonnummer auf den Schoß. Sie bat mich, die Rechnung zu bezahlen und sie später anzurufen. Damit verließ sie ganz lässig das Restaurant, ihre teuren High Heels klapperten auf dem Parkett. Sie sah sich nicht einmal nach mir um. Ich lächelte. Ihr Stil gefiel mir. Ich würde sie *auf jeden Fall* anrufen.

Heute, fast neun Monate später, was in Gigolo-Zeitrechnung einem Jahrzehnt entspricht, bereite ich mich darauf vor, ihr das beste Geburtstagsgeschenk aller Zeiten zu machen – nein, *davon* spreche ich nicht. Normalerweise besucht Daddys Liebling ihren Vater an jedem zweiten Wochenende in Monaco, wohin sie mit ihrem Privatjet fliegt. Aber dieses Wochenende, an dem sie ihren fünfundzwanzigsten Geburtstag feiert, ist er auf einer Geschäftsreise.

»Kann ich dich den ganzen Tag haben – und die Nacht dazu?«, fragt sie mit der flehenden Stimme eines einsamen kleinen Mädchens.

»Sicher. Ich werde dafür sorgen, dass es ein unvergesslicher Tag für dich wird«, antworte ich galant.

Ich stehe vor der Tate Gallery of Modern Art, um das Programm mit Kultur zu beginnen. Ich hatte mir gemerkt, dass Dalí zu ihren Lieblingsmalern gehört, und als ich sah, dass im Tate eine Ausstellung mit seinen Werken stattfand, wusste ich, dass dies der perfekte Anfang für unseren gemeinsamen Tag sein würde.

»Hallo, Golden«, höre ich sie. Sie winkt und lächelt, als sie aus ihrem Wagen mit Chauffeur aussteigt. Ich gehe auf sie zu und gebe ihr ein Küsschen auf die Wange. Ein Zungenkuss in der Öffentlichkeit wäre geschmacklos. »Soll der Fahrer auf uns warten?«, fragt sie, neugierig auf meine Pläne.

»Nein, wir werden ihn nicht brauchen«, versichere ich ihr. Mit der Hand an ihrem Rücken führe ich sie in Richtung Themseufer. Ehlich gesagt, fahre ich lieber Taxi. Erster Klasse zu leben ist eine Sache, aber Leute zu beschäftigen, die in meinen Augen Diener sind, ist eine andere. Über die Jahre hinweg habe ich eine gesunde Abneigung gegen Busse und U-Bahnen entwickelt – aber *Chauffeure*? Man kann den Jungen aus Woking herausholen, aber ein Teil seiner Arbeiterklasse-Wurzeln wird immer in ihm weiterleben.

Sobald wir den Eingang zum Museum erreicht haben, quiekt sie: »Dalí – mein Lieblingsmaler«, dreht sich um und umarmt mich aufgeregt und dankbar. Wir gehen rein, und ich trage sie als meinen Gast ein – ich habe eine Dauerkarte, die freundliche Spende einer anderen Gefährtin.

Als sie die gläsernen Korridore der Galerie entlanggeht, sehe ich sie bewundernd an. Sie hat eine sehr europäische Ausstrahlung, wahrscheinlich dank ihrer internationalen Ausbildung in der Schweiz und in Monaco. Mit ihrer makellosen Haut und ihrer perfekten Haltung wird sie von den klaren Linien und gedämpften Farben der Galerie wunderschön eingerahmt. Ihre angeborene Anspruchshaltung wird durch die ehrfürchtige Atmosphäre noch verstärkt.

Wir kommen zu einem eindrucksvollen Bild, das entweder einen goldgelben, angefressenen Mutterleib, einen durchsiebten Engelsflügel oder ein monströses Stück Käse zeigt. Ich schätze, Letzteres ist es nicht.

»Oh, das ist mein Lieblingsbild«, sagt sie und schaut es sich ganz genau an.

»*Das Rätsel der Begierde: Meine Mutter*«, lese ich auf dem Schild neben dem Gemälde.

»Seine Mutter hat ihn dazu inspiriert«, sagt sie zu mir.

»Sie mochte also Edamer?«, reagiere ich mit einem Scherz, worauf sie mit einem Lachen antwortet, was ihr missbilligende Blicke von den anderen Besuchern einträgt.

»Schhh.« Ich verkneife mir ein Lachen und gebe ihr Zeichen, dass sie aufhören soll zu kichern, aber das macht es nur schlimmer. Sofort ist sie ein ungezogenes Schulmädchen auf einem Klassenausflug, und ich bin der autoritäre Lehrer. »Warum sollten wir eigentlich nicht lachen? Wusstest du, dass Dalí ein großer Stummfilmfan war? Er hat sich von Buster Keaton und Charlie Chaplin inspirieren lassen«, teile ich ihr mit.

Ungläubig sieht sie mich an. »*Ich* wusste das, aber es überrascht mich, dass du es auch weißt.«

Ich gebe mich ein wenig beleidigt: »Meine Kompetenz ist nicht nur auf den Bereich unter der Gürtellinie beschränkt.«

»Oh, ich wollte damit nicht sagen ...« Sie bricht ihre Entschuldigung ab und grinst mich stattdessen frech an. »Was für ein Schnäppchen, ein Mann, der sich mit Dalí auskennt *und* weiß, wie man ...« Wieder beendet sie ihren Satz nicht und grinst mir unanständig ins Gesicht.

Ich streiche ihr übers Haar. Lachend gehen wir weiter.

Eigentlich weiß ich nicht viel über Dalí, ich habe mich erst letzte Nacht ein wenig mit ihm beschäftigt. Diesen Service erwartet man von einem Gigolo, aber ich decke das nie auf – das würde den Zauber zerstören.

»Das ist schon jetzt der beste Geburtstag aller Zeiten, und er hat gerade erst begonnen«, sagt sie, wobei in ihren Worten eine gewisse Traurigkeit mitschwingt.

So schwer es auch zu glauben sein mag: Zu den reichen Müßiggängern zu gehören hält nicht immer alles, was es verspricht. Ihre

Altersgenossinnen sind überwiegend mit reichen, langweiligen Männern verheiratet, und ihre Künstlerfreunde müssen die Tage damit verbringen, sich ihren Lebensunterhalt zu verdienen. Soweit ich weiß, haben Prada und Marc Jacobs bisher noch keine Handtasche designt, die die Einsamkeit vertreibt. Einkaufen als einzige Beschäftigung ist nicht so erfüllend, wie man meinen möchte. Und hier kann sich ein Gigolo als äußerst nützlich erweisen – 24 Stunden am Tag auf Abruf bereit, um zu unterhalten, zu amüsieren und Spaß zu garantieren. Das ist doch sicher seinen Preis wert, oder?

Draußen laufen wir Arm in Arm am Fluss entlang. Das Wasser ist in Sonnenlicht getaucht. Wir umarmen uns fester, denn es ist eine kleine Brise aufgekommen.

»Wie weit laufen wir?«, fragt sie.

»Bis nach Westminster – um Big Ben zu besuchen.«

Sie sieht mich neugierig an.

»Du wirst schon sehen, warum«, antworte ich geheimnisvoll.

Die romantische Vertrautheit beunruhigt mich irgendwie. Es ist ein Tag, um sich zu verlieben. Aber ich weiß, dass unsere Beziehung auf Pragmatischerem beruht.

Der Uhrenturm ist genau über uns, und wir recken unsere Hälse, um hinaufzusehen. Es schlägt drei Uhr. »Und jetzt zähle bis sechzig«, bitte ich sie.

»Warum?«

»Tu es einfach«, sage ich in dem leicht herrischen, väterlichen Ton, den sie so liebt.

Gemeinsam zählen wir leise bis sechzig und sehen dabei zu dem schwarzen Minutenzeiger der Uhr, der in den blauen Himmel zeigt.

»Happy Birthday«, flüstere ich ihr ins Ohr.

Langsam dämmert es ihr. Sie ist ehrlich verblüfft. »Woher wusstest du das?«

»Das hast du mir bei unserer ersten Begegnung erzählt, und ich habe es mir gemerkt.«

Sie wurde eine Minute nach drei geboren. Für Augenblicke wie diesen habe ich ein Notizbuch, in das ich Infos über meine langfristigen Liebschaften schreibe. Ein echter Liebhaber erinnert sich aus Zuneigung an solche Details, ein Gigolo behält sie aus reiner Geschäftstüchtigkeit. Zum Glück hat alles auf die Minute genau hingehauen. Wenn sie unterwegs auf die Toilette gemusst hätte, wäre es vielleicht nicht ganz so romantisch geworden.

»Kommen wir nun zur nächsten Etappe deines Abenteuers«, sage ich, während ich ein Taxi anhalte.

»Wo fahren wir jetzt hin?«

»Zu dir«, antworte ich. Auf der Rückbank des Taxis gebe ich ihr endlich einen langen Kuss und schiebe meine Hand unter ihren teuren Rock.

»Du bist ein Geburtstagsgeschenk, von dem man lange etwas hat«, flüstert sie glücklich.

Unterwegs bitte ich den Fahrer, an einem exklusiven Delikatessenladen anzuhalten und zu warten. Drinnen wandern wir durch die Gänge wie ein Society-Pärchen. Die teuersten, schmackhaftesten Leckereien wandern in unseren Korb.

»Ich werde dir ein Schlemmerpicknick bereiten«, sage ich, als sie mit ihrer American Express bezahlt, auch bekannt als die Hotline zum Treuhandfonds.

»Du bist ein Schatz«, ruft sie und schaut sich nach jemandem um, der unsere Einkaufstüten zum Taxi trägt.

»In Feinkostgeschäften gibt es keinen Concierge«, schelte ich sie, während ich die Tüten nehme.

»Und als Nächstes wirst du mir sicher erzählen, dass die Leute sich in Bahnen fortbewegen, die durch unterirdische Tunnel fahren«, sagt sie lachend. Sie macht sich selbst darüber lustig, wie realitätsfremd sie ist.

»Nein, Schatz«, sage ich gespielt ernst. »Sogar Putzfrauen werden von einem Chauffeur zur Arbeit gefahren. U-Bahnen sind nur Erfindungen von Science-Fiction-Autoren mit einer blühenden Fantasie.«

Wir steigen wieder ins Taxi, und Daddys Liebling ist plötzlich ganz schwermütig. »Ich bin nicht stolz darauf, dass ich so verwöhnt bin«, platzt es plötzlich aus ihr heraus. »Ich möchte mehr sein als eine Lady, die lunchen geht.«

»Ich weiß«, besänftige ich sie. Ich fühle mich schrecklich, weil mein Witz einen wunden Punkt getroffen hat.

»Ich sage ja nicht ›ich Ärmste‹ – ich weiß, wie viel Glück ich habe. Aber ein Treuhandfonds ist wie ein Paar goldene Handschellen. Mich frustriert, dass mein Leben so oberflächlich ist – einkaufen, Geld ausgeben, die Tage gehen unstrukturiert ineinander über –, aber ich kann mich nicht dazu aufraffen, etwas zu tun, denn ich *muss* es nicht. Und das ist doch die Motivation der Leute, oder? Überleben, die Miete bezahlen können. Ich muss mir um so etwas keine Gedanken machen, also langweilt mich das Leben letzten Endes. Ich bin sogar von *mir* gelangweilt ...« Sie verstummt und beißt sich auf die Unterlippe. »*Mich* langweilst du nicht«, sage ich zu ihr. »Ich finde dich endlos faszinierend. Glaub mir, weiter unten in der Gesellschaft ist das Leben auch nicht unbedingt erfüllter und interessanter, nur weil man jeden Morgen gezwungen ist, für seinen unterbezahlten Job aufzustehen.« Ich fasse mich kurz. Für einen Gigolo habe ich mich gefährlich weit aus dem Fenster gelehnt und aus meinem tiefsten Inneren gesprochen. Wie nachlässig von mir. Der Tag nimmt eine höchst ungewöhnliche Wendung, sie hat mich einfach überrumpelt.

Jetzt sieht sie mich neugierig an, so als hätte ein niedliches Zootier plötzlich seine Zähne gefletscht und offenbart, dass seine Herkunft weit entfernt von dem goldenen Käfig ist, in dem es gerade umherstolziert.

Ich küsse sie, sage dann: »Du bist perfekt, so wie du bist. ›Oberflächlich tiefsinnig‹, wie *Grazia* sagen würde.«

Sie lacht, und der Moment geht vorüber. Aber ich wurde daran erinnert, wie schwierig es ist, eine Beziehung ohne Gefühle zu führen, als würde man einen Geschäftsvorgang abwickeln. Eine sexuelle Verbindung braucht Hitze, aber solch eine Flamme kann auch gefährlich außer Kontrolle geraten. Mein Job ist es, die Balance zu halten.

Das Apartment von Daddys Liebling ist so, wie man sich eine Immobilie vorstellt, die ein reicher Vater erworben hat, der eine Investition tätigen *und* seine Tochter glücklich machen wollte. Alles ist gepflegt, vom Feinsten, und strahlt Reichtum und Geschmack aus. Farblich dominieren ein gedämpftes Beige und ein Schokoladenbraun. Man könnte es sofort für einen Apfel und ein Ei verkaufen, aber fürs Erste ist es das Zuhause von Daddys Liebling. »Geh und schlüpf in etwas viel Unbequemeres«, sage ich zu ihr. Sie hat sich selbst zum Geburtstag sexy Unterwäsche gekauft, und ich bin der Nutznießer.

Normalerweise haben die Frauen, mit denen ich mich einlasse, gern das Heft in der Hand und betrachten mich als ihr Spielzeug, aber Daddys Liebling ist anders. Sie mag es, dass ich das Sagen habe und sie autoritär behandle, ja eigentlich sogar – kann ich wagen, es zu sagen – *väterlich*.

Als letzte kleine, liebevolle Vorbereitung auf das, was kommen mag, lege ich eine CD ein, die ich extra für Daddys Liebling zusammengestellt habe. Es handelt sich um eine personalisierte Compilation; in jedem Song kommt ihr Name vor.

Mit der gleichen majestätischen Haltung, wie sie ein Kaschmir-Twinset trägt, betritt sie in schwarzen Strümpfen und Strapsen aus rosa Seide das Zimmer. Ich habe eine wunderschöne rote Decke auf dem vornehmen Wohnzimmerteppich ausgebreitet und ein Festessen aus erotischen Lebensmitteln vorbereitet, inklusive Erdbeeren und Schlagsahne. Der erste Song läuft, und sie hört ihren Namen. »Du bist echt clever!« Sie klatscht in die Hände und setzt sich wie ein anmutiges Fohlen nieder. Ihre Beine sind wunderbar lang, mit schmalen Fesseln und durchtrainierten Schenkeln.

Wir füttern uns gegenseitig mit Erdbeeren und küssen uns, den süßen Geschmack der zerdrückten, roten Frucht auf den Lippen. Ich öffne ihren BH, streiche Sahne über ihre kleinen, wohlgeformten Brüste und lecke sie dann verführerisch ab. Sie schließt die Augen, während ich ihr den Rest der Unterwäsche ausziehe. Gerade will ich die gleiche Zungen-Trickserei an einem empfindlicheren Ort anwenden, als sie sich mir entzieht und mich ins Schlafzimmer führt.

Sie hat etwas anderes im Sinn – soviel Spaß Oralverkehr mit einem essbaren Aperitif auch macht, Daddys Liebling mag Sexspiele nicht besonders. Sie mag es lieber brav, Blümchensex. Na ja, nicht ganz. Sie hat eine bestimmte Vorliebe, aber die hat mehr mit dem Kopf als mit dem Körper zu tun.

Im Schlafzimmer sind die Jalousien geschlossen. In der Mitte des Raums steht ein übergroßes Bett, das mit kaffeefarbener Bettwäsche und pastellfarbenen Kissen dekoriert ist. Auf dem Bett liegt ein Herrenanzug. Ohne ihn anzufassen, kann ich sagen, dass er aus äußerst teurem Material ist. Der Anzug ist zwar von feinster Verarbeitung, aber ich würde ihn nicht tragen – er ist zu altmodisch und zu prüde für meinen Geschmack. Der Schnitt würde zu einem vornehmen älteren Geschäftsmann passen, aber nicht zu einem Dandy.

»Zieh ihn an«, fordert sie mich lächelnd auf.

Während ich mich aus- und den Anzug anziehe, bemerke ich, dass ihre Hände vor Aufregung zittern. Der Anzug passt wie angegossen. Ich schätze, er wurde maßgeschneidert. Sie legt sich auf das Bett, vollkommen nackt, offenbart ihre perfekt gewachste Intimzone. Sie muss mir nicht sagen, was sie will. Ich weiß es. Ich sage ihr, sie solle die Beine spreizen. Sie gehorcht sofort. Ich öffne meinen Gürtel, ziehe die Hose aber nicht aus.

Das Gefühl, ihren nackten Körper unter meinem angezogenen zu spüren, ist extrem verführerisch, und sie stöhnt, als sie ihr Gesicht in meinem Revers vergräbt. Der Sex ist brav, Missionarsstellung. Keiner von uns sagt ein Wort. Im entscheidenden Moment unterbricht ein kleiner Aufschrei aus ihrem Munde die Stille. »Daddy!«

»Gutes Mädchen«, sage ich danach und küsse sie sanft auf die Stirn.

Sie steht auf und geht ins Badezimmer. Ich ziehe wieder meine eigenen Klamotten an. Als sie zurückkommt und einen rosafarbenen Bademantel trägt, küssen wir uns und lächeln, erwähnen aber nicht, was gerade passiert ist. Mein Gefühl sagt mir, dass ihr »Geburtstagsgeschenk« besser unerwähnt bleibt.

Ich hole eine Flasche Champagner aus dem Kühlschrank, und wir stoßen an.

»Happy Birthday«, sage ich.

»Ja, ist es – dank dir«, antwortet sie, ein vielsagendes Lächeln auf den Lippen. Das Telefon klingelt – es ist ihr Vater, der ihr gratulieren möchte. Ich bekomme mit, dass sie einen Scheck über 10.000 Pfund als Geschenk bekommt.

Nach dem Telefonat kommt sie wieder zum Sofa, kuschelt sich an mich und sagt: »Ich werde jemanden heiraten, der genauso ist wie mein Vater.«

»Wirklich?«, antworte ich vorsichtig.

»Ich werde jemanden heiraten, der reich ist, im Finanzwesen arbeitet und mir das luxuriöse Leben bieten kann, an das ich gewöhnt bin«, sagt sie fast kühl – fast, als ob sie mich in meine Schranken weisen wollte.

»Du könntest vor alldem davonlaufen und mit mir durchbrennen«, scherze ich.

»Wäre es nicht wunderbar, wenn wir das tun könnten?«, ruft sie, ihre Kälte ist verschwunden. Dann fügt sie mit einem Hauch des Bedauerns hinzu: »Aber wir leben in verschiedenen Welten.«

»Ich weiß, wie unsere Welten kollidieren könnten«, sage ich und streiche ihr übers Haar.

»Das würde ich wirklich gern, aber Daddy ist im Flugzeug auf dem Weg hierher. Sein Meeting wurde abgesagt, also möchte er mich zum Essen ausführen. Soll mein Fahrer dich nach Hause bringen?«

»Nein, ein Taxi reicht«, sage ich. Ich nippe an meinem Champagner und lehne mich auf dem Sofa zurück, einen Arm locker um sie geschlungen.

»Oh, ich bestehe aber darauf, dass mein Fahrer dich nach Hause bringt.«

Natürlich willige ich ein: Ein Gigolo darf sich nie darauf einlassen, über praktische Dinge zu streiten wie ein verheiratetes Ehepaar. Ihr Wunsch ist mir Befehl.

Aber als ich in der Abenddämmerung nach Hause gefahren werde, wird mir klar, dass sie nicht unbedingt *mich*, die Boheme-Antithese zu ihrem normalen Leben, anziehend findet, sondern die Tatsache, dass sie mich finanzieren kann, so wie ihr Vater sie finanziert. Sie hat die Macht.

Als der Wagen vor meiner Wohnung hält, bekomme ich eine SMS von ihr. »Dinner im Nobu nächsten Donnerstag? Deine liebe Freundin x.«

Ich lächle und antworte: »Es wäre mir ein Vergnügen. x.«

Eigentlich denke ich, dass wir uns *beide* vergnügen. Das Vergnügen wird wahrscheinlich nicht von Dauer sein, aber es ist ein guter Anfang.

Kapitel 4

Mädchen aus Essex wissen, wie es geht

So sehr ich es liebe, Zeit mit Frauen zu verbringen, treffe ich mich doch auch sehr gern mit meinen Gigolo-Kollegen. Einmal im Monat kommen wir auf einem Männerabend zusammen – es ist so was wie ein inoffizielles Geschwerkschaftstreffen, bei dem auf der Tagesordnung steht: »Alkohol trinken« und »Sextipps austauschen«. Heute Abend möchte mein Dandy-Kollege Rochester allerdings nicht unter Männern sein – er möchte feiern.

Das ist das Witzige an meinem Job. Wenn man in einer Bank arbeitet, schaut man vermutlich nicht an seinem freien Tag in der Filiale um die Ecke vorbei und fragt, ob man ein paar Geldtransfers zum Vergnügen abwickeln kann. Aber in meiner Branche liegen die Dinge etwas anders. An einem freien Abend passiert häufig Ähnliches wie an einem, an dem man im Dienst ist. Zum Glück gefällt mir das, was ich tue, sehr.

Zum Beispiel der heutige Abend: Ich wollte ihn eigentlich in Ruhe zu Hause verbringen, aber auf dem Sofa zu sitzen und Jazz zu hören bringt es einfach irgendwie auch nicht. Denn eigentlich möchte ich doch lieber ausgehen. Und da fangen die Probleme an – besonders, wenn ein Komplize wie Rochester auf Abruf bereitsteht.

»Komm schon, Golden, lass uns Party machen – wie in den guten alten Zeiten.« Es ist neun Uhr abends, und ich bin gerade aus der Dusche gestiegen, um ans Telefon zu gehen. Rochester hat bereits eine halbe Flasche Wodka intus und bettelt, dass ich mit ihm durch die elegantesten Clubs im West End ziehe. Er scheint meine Gedanken gelesen zu haben. Man muss aber wissen, dass ein Gigolo außer Dienst wie ein Polizist außer Dienst ist – man kann nicht anders und hält trotzdem die Augen offen. Ich will mich doch aber nicht verheizen.

»Stell dir die Mädchen vor«, sagt Rochester nicht ohne Hintergedanken. »Wunderschön, sexy, *reich*, auf der Suche nach ein paar gut aussehenden Jungs, mit denen man Spaß haben kann.«

»Hör mal, ich muss nicht auf die Pirsch gehen.« Ich versuche verzweifelt, ein Handtuch zu finden, bevor die Nachbarn sehen, dass ich nichts weiter trage als ein Handy am Ohr.

Am Anfang hat es meine Karriere angekurbelt und meine Klientinnenliste verlängert, wenn ich mich mit Rochester ins Vergnügen stürzte, aber jetzt ziehe ich diskrete Freundschaften mit gewissen Zusatzleistungen den sexhungrigen Zechtouren vor. Wenn ich einen Club betrete, habe ich normalerweise eine Verabredung. Obwohl ich zugeben muss, dass ich ein Naturtalent bin, was das Abschleppen angeht. Ich möchte schon ausgehen – aber ich zögere noch etwas, weil ich die dummen Gedanken kenne, auf die ich dank Rochester kommen werde.

»Ich habe den ganzen Abend mit Miss Antoinette verbracht – ich bin fix und alle«, sage ich zu ihm, wobei ich nicht sehr überzeugend klinge.

»Warum, was habt ihr gemacht? Ich brauche Details«, ruft Rochester, der selbst nichts lieber tut, als all seine schmutzigen Taten auszuplaudern.

»Sorry, ich fürchte, das unterliegt der Schweigepflicht. Die Akte Golden ist nicht öffentlich zugänglich – schon gar nicht für dich und dein Plappermaul«, sage ich lachend. Ich spüre, dass mein letzter Widerstand langsam gebrochen wird. Rochester bedeutet vielleicht Ärger, und es mag gefährlich sein, ihn zu kennen, aber man hat Spaß mit ihm, und hinter seinem verrückten Äußeren versteckt sich ein gutes Herz. Wie kann ich da Nein sagen?

»Also, die Akte Rochester ist öffentlich zugänglich, und ich hätte ein paar fantastische Geschichten über meine letzten Heldentaten zu erzählen. Aber du bist ja offensichtlich zu müde, um sie dir anzuhören. Was soll's«, antwortet er. Er fordert mich auf, Farbe zu bekennen. Ich kann geradezu sehen, wie er am Telefon in sich hinein grinst.

»Na ja, *so* müde bin ich nun auch wieder nicht. Wenn ich dabei hier auf dem Sofa liege, kann ich sicher die Energie aufbringen, dir zuzuhören. Wo warst du überhaupt in den letzten Wochen?«, frage ich. Langsam werde ich doch neugierig.

»Ach, na ja, wie du weißt, war ich in L.A. mit einer der heißesten Schauspielerinnen Hollywoods zusammen. Aber ich schätze, du bist nicht an Einzelheiten interessiert.«

»So kriegst du mich nicht rum. Ich gehe immer noch nicht mit dir aus. Ich habe dir doch gesagt, dass ich müde bin«, antworte ich, obwohl neugierig auf seinen Klatsch, bin ich immer noch unentschlossen.

»*Okay*. Ruf mich an, falls du deine Meinung noch änderst.« Und damit legt er auf.

Ich gehe in die Küche und öffne den Kühlschrank. Leer. Dann laufe ich zurück ins Wohnzimmer und mache den Fernseher an. Auf E4 wird *Friends* wiederholt. Schon wieder.

Ich drücke das »R« auf meinen Kurzwahltasten. »Okay, du hast gewonnen. Ich bin dabei«, sage ich zu Rochester, der innerhalb einer Nanosekunde an sein Telefon gegangen ist. »Hast du neben dem Telefon gestanden?«, frage ich ungläubig.

»Klar. Ich wusste, dass du deine Meinung ändern wirst. Das wird toll – wir waren schon ewig nicht mehr zusammen weg. Und dann kann ich dir alles erzählen, was ich erlebt habe – ganz ehrlich, das waren die seltsamsten, wunderbarsten Wochen meines Lebens.«

»Okay. Ich kann es kaum erwarten, davon zu hören. Aber versprich mir, dass es ausnahmsweise heute Abend mal keine Frauen gibt. Ich brauche wirklich mal einen freien Abend. Wo fangen wir an?«

»Boujis. Da möchte ich zuerst hin. Wir sehen uns um zehn.«

Ich fahre in meinem Jaguar-Oldtimer, ein Geschenk einer ehemaligen Klientin, zu Rochester und halte vor seiner Wohnung in Soho. Ich frage mich, wie er es sich leisten kann, im Zentrum Londons zu wohnen. Wie alle Gigolos macht auch er ein Geheimnis aus seiner finanziellen Situation. Ich schätze, eine großzügige Wohltäterin hilft ihm aus. Aber wer? Rochester ist eher ein Mann für kurzlebigen Spaß als für eine langfristige Verpflichtung. Er stürmt aus dem Haus, freut sich dabei wie ein Schneekönig, der einen Sechser im Lotto hatte.

»Okay, erzähl mir alles«, sage ich, während er sich auf den Beifahrersitz hievt.

»Ich wollte es eigentlich für das Dandy-Treffen aufheben, aber es ist zu heiß, um es zurückzuhalten.«

Er beginnt mit seiner Geschichte, aber ich unterbreche ihn. »Bevor du anfängst, erzähl mir erst einmal, wie du Promi Z eigentlich kennengelernt hast«, sage ich, denn ich will alles wissen.

»Vor ungefähr einem Monat habe ich eine amerikanische Frau getroffen, die geschäftlich hier war – und zum Vergnügen, wie sich herausstellte. Als sie wieder nach Hause musste, hat sie mich mit in die USA genommen, als Souvenir aus Großbritannien.«

»Erste Klasse, oder?«, frage ich nach.

»Nein, Premium Economy. Es gab keine anderen Flüge mehr. Es stellte sich jedenfalls heraus, dass sie eine erstklassige Eventmanagerin ist, mit der Hollywoodelite auf Du und Du, die auf alle tollen Partys eingeladen wird.«

Ich versuche, auf die Straße zu schauen, aber ich muss Rochester einfach ungläubig anstarren. Was für ein Glückspilz!

»Sie steht auf wilden Sex, und ich bin ihren Wünschen natürlich gern nachgekommen. Dann sagte sie, dass sie eine Freundin hätte, die mich gern kennenlernen wolle – ein Mädchen, das noch lieber Party macht als sie. Sie wollte uns einander vorstellen. Ich habe mich wie ein Joint gefühlt, der rumgereicht wird, aber du kennst mich ja, ich bin immer für ein Abenteuer zu haben. Am nächsten Abend gingen wir also auf eine intime kleine Party in Ost-Hollywood, und sie war auch da. Ganz ehrlich, ich hätte mich fast an meinem Champagner verschluckt, als wir einander vorgestellt wurden. Das letzte Mal, als ich diese Frau gesehen habe, war sie fünf Meter groß auf der Kinoleinwand.«

»Ich hoffe, du hast dich zusammengerissen«, rüge ich ihn. Die erste Regel des Gigolo-Daseins lautet, sich einer Lady gegenüber nie wie ein verzückter Fan zu benehmen.

»Kaum. Ich habe meinen Drink runtergekippt, und als sie mir ihre Hand hingehalten hat, habe ich sie genommen, sie an mich gezogen und ihr etwas ins Ohr geflüstert.«

Ich stoße einen Schrei des Entsetzens aus. »Was hast du geflüstert?«, frage ich, auf das Schlimmste gefasst. »›Hallo, Pussycat.‹ Sie fand es toll und flüsterte zurück: ›Langsam – heb dir das für später auf.‹ Dann mischte sie sich wieder unter die anderen Gäste. Überall standen berühmte Leute rum, und draußen wurden die Palmen von hinten mit einem neongrünen Licht angestrahlt. Ich hatte wirklich das Gefühl, in einem Film zu sein.«

»Und was ist dann passiert?«, frage ich gespannt.

»Die Dame, mit der ich gekommen war, verschwand und gab mir noch die Adresse für eine andere Party und Geld für ein Taxi. Ich fuhr also zu dieser Adresse, in die Nähe von Whitley Heights, dorthin, wo die Stummfilmstars gelebt haben. Es war eine wunderschöne alte Villa im spanischen Stil und echt Hollywood – riesiger Swimmingpool und ein Treppenhaus aus Marmor.

Promi Z war bereits dort und wartete auf mich mit einem anderen Kerl an ihrem Arm – einem jungen Model. Bald nachdem sie uns Drinks eingeschenkt hatte, lud sie uns *beide* ein, mit ihr in den Whirlpool zu steigen. Sie zog sich vor unseren Augen aus. Und lass dir gesagt sein, sie hat sich die Brüste *nicht* machen lassen, egal, was die Klatschmagazine schreiben. Sie sah umwerfend aus. Dann lachte sie, warf ihr langes Haar zurück und winkte uns zu sich. Der junge Typ kam mir langsam ein wenig nervös vor, also sagte ich, er solle sich eine Flasche Champagner schnappen. Dann setzte sie sich mit gespreizten Beinen auf mich und flüsterte mir ins Ohr, wie sehr sie meinen britischen Akzent mochte.«

»Was hat der andere Typ gemacht?«, frage ich.

»Er sah peinlich berührt aus und kippte nervös den Champagner runter wie ein völliger Amateur. Nach ungefähr zehn Minuten konnte ich mich nicht mehr zurückhalten: Die Situation war einfach zu anturnend. Dann wendete sie sich an den Jüngling und sagte: ›Du bist als Nächster dran.‹«

Ich lache laut los. Promi Z gefällt mir – klingt, als wäre sie eine Frau, die weiß, wie sie bekommt, was sie will.

»Der arme Kerl war entweder zu betrunken oder zu verängstigt, um einen hochzukriegen. Sie warf ihm einen vernichtenden Blick zu und befahl ihm, sich anzuziehen, dann drehte sie sich wieder zu mir und sagte: ›Sieht so aus, als müsstest du eine Zugabe geben.‹«

»Was? Und konntest du?«

»Sie war *so* sexy, dass ich die Kraft für eine Wiederholungsvorstellung hatte. Es wäre total unprofessionell, eine Frau in solch einer Situation im Stich zu lassen. Bevor sie ging, sagte sie mir, dass sie mich am nächsten Tag gegen Mittag abholen und mit nach Florida nehmen würde.«

»Wow – du musst sie echt beeindruckt haben«, platzt es aus mir heraus.

»Na ja, nicht ganz. Es wäre vernünftig gewesen, in Vorbereitung auf den nächsten Tag einen Schönheitsschlaf zu machen, aber dort gab es Champagner und junge Schauspielerinnen, die auf Abruf bereit standen …«

»Oh Gott, was hast du gemacht«, frage ich kopfschüttelnd.

»Promi Z rief mich Viertel vor zwölf an, um mir zu sagen, dass sie in ihrer Limo unterwegs war und dass ich diskret auf der Straße warten sollte. Das Haus gehörte einem berühmten Regisseur, der gerade einen dieser epischen Historienfilme gedreht hatte. Leider hatte ich echt viel getrunken und war vom Schlafmangel dermaßen benebelt, dass ich es für eine gute Idee hielt, ein trojanisches Kostüm anzuziehen, das ich im Haus gefunden hatte, und jetzt wartete ich mitten auf der Straße, mein unechtes Schwert schwingend, auf Promi Z. Die Limo kam um die Ecke und fuhr an mir vorbei – ich wäre fast überfahren worden. Sie rief mich aus dem Auto an und drehte total durch, sagte, ich könne ›ihre Karriere ruinieren‹. Wenn die Paparazzi davon ein Foto gemacht hätten, könne sie das ›zerstören‹. Dann legte sie auf, und ich habe nie wieder was von ihr gehört.«

»Idiot – du hast es vermasselt«, sage ich. »Du bist eine Schande für alle Gigolos.«

Er lächelt verschmitzt. »Aber das war es *absolut* wert.«

Wir erreichen das Boujis und halten nach einem Parkplatz Ausschau. Ich habe langsam das Gefühl, dass es ein Fehler war, mit dem Auto zu kommen und auf einen ruhigen Abend zu hoffen. Endlich finden wir einen Parkplatz und gehen zum Club.

Als wir am Türsteher vorbeischlendern, der uns mit einem vielsagenden Lächeln sofort in den VIP-Bereich einlässt, finde ich mich damit ab, dass es wohl doch kein frauenfreier Abend werden wird. Da das Etablissement zum Lieblingsclub der jungen Partyprinzen, Harry und William, geworden ist, stieg die Anzahl anwesender wunderschöner, stylisher Ladys wie auf königliche

Anordnung ins Unermessliche. Hier laufen so viele heiße Paschmina-Prinzessinnen (PPs) rum, dass Rochester buchstäblich die Kinnlade runterklappt.

Wie immer – ob nun im oder außer Dienst – habe ich mich für einen Gentleman-artigen Look mit einem Hauch Dandy entschieden. Ich trage mein Lieblingshemd von PPQ und einen klassischen Mantel von Ozwald Boateng. Die PPs lieben diesen Style. Er ist cool, passt aber auch zu jemandem, den sie Daddy vorstellen könnten – sehr wichtig, da Daddy normalerweise ihren Lebensstil finanziert. Als wir zur Bar gehen, bemerke ich, dass man uns nachschaut. Den Frauen, die flirtend Augenkontakt halten, lächle ich freundlich zu.

Rochester hat sich für die Knightsbridge-Etappe unseres Abends schick gemacht und ist dabei gescheitert. Der Mann könnte Rock'n'Roller Pete Doherty damit k.o. schlagen, dass er einen Zweiteiler aus Tweed trägt. Sein weißes Hemd, meiner Meinung nach klassisch Dior, hätte ein Bügeleisen bitter nötig, und der Kragen und die Manschetten sind von den Überresten Millionen wilder Nächte stark verschmutzt. Seine hautenge Hose, der schwarze dünne Schlips und die kurze Lederjacke von All Saints schreien: »Was auf Tour passiert, bleibt auf Tour« und nicht: »Ich kenne das *Kamasutra* in- und auswendig und kann mich trotzdem noch auf dem Sloane Square sehen lassen«. Die PPs verstehen Rochester nicht. Sicher quatschen sie mit ihm und hängen mit ihm ab, aber sie wollen sich ihre teuren Laken mit einem so offensichtlichen Bad Boy nicht schmutzig machen. Mein Look fügt sich dagegen problemlos ein.

Ich bestelle uns zwei Wodka, während ein großer, rundlicher Spießer zu meiner Linken eine Magnumflasche Champagner ordert. Er ist um die fünfzig und schwitzt so, dass sein Gesicht aussieht, als würde es jeden Moment explodieren. Als er die Bar verlässt, bemerke ich, dass er an einem der besseren Tische sitzt, umgeben von mindestens drei wunderschönen jungen Frauen. Ich schnappe mir Rochester und steuere ihn zu diesem Tisch.

»Willst du die guten alten Zeiten wieder aufleben lassen?«, frage ich ihn schelmisch.

Seine Augen leuchten auf. »Was schwebt dir vor?«, flüstert er zurück.

»Spielen wir Robin Hood. Ich denke, ich habe unsere Lady Marian gefunden.« Mit dem Kopf weise ich diskret auf die Frauen, die bereits verstohlen in unsere Richtung blicken.

Ich trinke meinen Wodka und fühle mich von Minute zu Minute relaxter. Wie immer lautet die Regel: die Frauen den ersten Schritt machen lassen. Nach wenigen Minuten eilt eine von ihnen auf dem Weg zur Toilette an uns vorbei und lächelt uns an. Dann stürmt die quirlige Tochter eines berühmten alternden Rockstars aus der Menge auf uns zu. Wenn sie überhaupt schon Alkohol trinken darf, dann aber bestimmt noch nicht lange. Sie scheint sturzbetrunken und entschlossen zu sein, so viel Aufmerksamkeit wie möglich auf sich zu ziehen – und auf uns.

»Hallo, ihr umwerfenden Typen«, ruft sie superselbstbewusst, während sie auf und ab hüpft. Betrunkene Teenager sind wirklich nicht das, wonach ich suche, aber Höflichkeit ist ein Muss, also begrüße ich sie mit einem charmanten Hallo. »Oh, hast du schöne Haare«, schwärmt sie lautstark. Sie kommt näher, um sie anzufassen.

Ich lächle nachsichtig und sage nichts. Weil ich die Geschmeidigkeit meiner Haare den Pflegeproduktproben von Kiehl's verdanke, die ich in Luxushotels eingesteckt habe, schmunzel ich still in mich hinein. So peinlich das Ganze auch ist, denn inzwischen blickt der ganze Club zu uns her – plötzlich entwickelt sich die Situation zu unserem Vorteil. Der Teenager stampft zu einem Tisch in unserer Nähe und zieht eine der Frauen, auf die wir ein Auge geworfen haben, in unsere Richtung und verlangt, dass diese mein Haar anfasse. »Sieh doch, fass mal an – fühl, wie geschmeidig es ist«, befiehlt sie.

Im Blick der Frau liegt eine Mischung aus Belustigung und leichter Verachtung. Ich schätze sie auf 27, sie hat honigblonde Haare und trägt eine schlichte Uhr, die aussieht, als stamme sie aus der neuen Garrard-Kollektion: Die ist mindestens 5000 Pfund wert. Sie schaut mir direkt in die Augen und fährt mir überraschend mit ihren Fingern durchs Haar, und zwar auf unglaublich verführerische Weise.

»Ja, du hast recht. Es ist *sehr* geschmeidig«, stimmt sie dem betrunkenen Mädchen zu, dreht sich zu ihr um und wirft ihr einen vernichtenden Blick zu, während ihre Finger immer noch in meine Haare verschlungen sind.

Die Möchtegern-Prominente kapiert, dass die Frau ihr überlegen ist, und schleicht sich davon. Alle anderen wenden sich wieder ihren Angelegenheiten zu.

»Ich gehe mal an die Bar. Darf ich den beiden Gentlemen einen Drink ausgeben?«, fragt die übrig gebliebene Lady.

Rochester sieht immer noch ein wenig angefressen aus, weil sich niemand zur Griffigkeit seiner Haare geäußert hat, aber dieses Angebot heitert ihn wieder auf.

»Das wäre reizend«, antworte ich. Die Umkehr der Rollenverteilung in den 2000ern verblüfft mich. Nachdem über mich gesprochen wurde wie über ein Sexobjekt, denke ich jetzt darüber nach, einen Drink als unterschwellige Einladung anzunehmen, mit einer Frau ins Bett zu gehen.

Ich zögere noch, bevor ich meinen Getränkewunsch äußere. Sie nutzt die Zeit, wendet sich mir zu und flüstert: »Es geht nicht auf meine Rechnung, also gönnt euch ruhig was.« Als sie sich zurückzieht, streift sie meinen Arm.

Innerlich muss ich lachen und antworte: »Ich denke, eine Flasche Belvedere wäre perfekt für einen Abend wie diesen.«

Sie nickt unauffällig und beordert mich zur Bar.

Zehn Minuten später, als Rochester und ich den besten Champagner schlürfen, erhebe ich mein Glas fast unmerklich in ihre Richtung. Es macht mir nichts aus, dass sie wieder bei ihrem – wie sich herausstellt – extrem reichen adligen Ehemann sitzt, denn ihre elegant manikürten Hände haben ihre Telefonnummer in meine Hosentasche gleiten lassen. Es ist wirklich wie bei Robin Hood – vom reichen Ehemann nehmen und es der armen, sexhungrigen Ehefrau geben.

»Ich langweile mich«, sagt Rochester ungeduldig. Da die PPs ihm keine Aufmerksamkeit schenken, schlägt er vor, ins Paper zu gehen, wo seine Reize mehr gewürdigt werden. Ich bin einverstanden. Draußen auf der Straße fühlt sich die Nacht jung und frisch an.

»Wo ist das Auto?«, fragt Rochester.

»Ich dachte, es würde genau hier stehen«, antworte ich, verwirrt um mich schauend. Ich mache mir Sorgen, dass ich den einzigen Gegenstand verlegt haben könnte, den mir meine Karriere auf Dauer eingebracht hat. Nach zehnminütiger Suche sitzen wir beide auf dem Bürgersteig wie zwei heruntergekommene Gigolos.

»Wie kannst du nur vergessen, wo du das Auto geparkt hast?«, fragt mich Rochester vorwurfsvoll.

»Wir können sowieso nicht fahren – wir haben getrunken«, gebe ich zurück. Jetzt ärger ich mich, dass ich kein Taxi genommen habe.

Wir sitzen mürrisch dreinblickend nebeneinander und schauen fast gleichzeitig zur anderen Straßenseite. Da steht es, in all seiner Pracht. Aber uns nutzt es jetzt nichts.

»Ich glaube, wir sind betrunkener, als wir denken«, sagt Rochester lachend. Ich stimme ihm zu.

Ich werde es morgen abholen müssen. Da kein Taxi in Sicht ist, machen wir uns zu Fuß auf den Weg zum Paper. Als wir das Auto zurücklassen und durch die Straßen von Süd-Kensington streifen, erinnert mich das irgendwie an die alten Zeiten mit Rochester. Ich bin etwas nostalgisch und denke daran, wie es war, als wir Gigolo-Neulinge waren. Es ist schön, hin und wieder zu seinen Wurzeln zurückzukehren. Allerdings ist es dann auch ganz schön, als wir nach zehn Minuten in ein Taxi steigen können. Wir freuen uns beide auf den nächsten Teil des Abends.

Im Paper, das glamourös ausstaffiert und rötlich schummerig beleuchtet ist, fällt mir auf, wie anders es hier doch ist, obwohl dieser Club nur zehn Minuten von Chelsea entfernt liegt, wo wir gerade noch waren. Hier wimmelt es nur so von reichen Frauen der Boheme, Medienlieblingen und aufstrebenden Mädchen aus der Arbeiterklasse. Rochester bekommt endlich die Aufmerksamkeit, nach der er sich sehnt. Als wir durch die Menge gehen, scheint er geradezu einen Duft abzusondern, der Frauen betört. Er strahlt Spannung und Gefahr aus, und Frauen, die nicht unter dem Joch eines Vaters stehen, von dem sie finanziert werden, können nicht genug von ihm kriegen. Die PPs mögen Jungs, bei denen sie nicht enterbt werden, wenn sie mit ihnen gesehen werden. Und Rochester würde vermutlich eine Pistole an den Kopf gehalten bekommen, wenn er jemals die Aufmerksamkeit eines solchen Vaters erregen würde. Glücklicherweise komme ich mit meiner Persönlichkeit in beiden Welten klar, mit beiden Arten von Frauen, denn ich bin weder ein Bad Boy noch ein feiner Pinkel.

Wir laufen durch den Club und schaffen es nicht einmal bis an die Bar, bevor man uns packt und in eine dunkle Ecke zieht, in der ein paar betörende Frauen sitzen. Ihr Modegeschmack ist *ganz* anders als der der PPs – viel glamouröser, mit *viel* Sexappeal. Ich entdecke sofort mindestens zwei Paar Manolos und ein Kleid aus der neuen Cavalli-Kollektion. Diese Damen vergöttern eher Carrie Bradshaw als Jemima Khan. Und sie wissen, wie man viel Spaß hat. Auf dem Tisch stehen drei Eiskübel mit Moët-Flaschen, die sie selbst gekauft haben. Innerhalb von Sekunden sitzen wir zwischen ihnen und halten Gläser in den Händen. Rochester hat seine Arme bereits um eine hübsche Blondine geschlungen, deren Ausschnitt Applaus verdient hätte.

Eine Brünette mit Schmollmund und Stupsnase fragt mich nach meinem Namen. »Golden Boy«, antworte ich lächelnd und schaue ihr dabei in die graugrünen Augen.

Sie wirft den Kopf zurück und prustet los. »Toller Name. Ich hoffe, du kannst ihm gerecht werden.«

Das Großartige an einem Künstlernamen ist, dass er einem hilft, Persönlichkeit zu entwickeln. Das ist wie Method Acting, man kann damit leichter in eine Rolle schlüpfen. Der Name »Golden Boy« weist auf sinnliche Spiele hin und nicht auf feste Bindungen.

»Keine Sorge, bei mir gibt es eine Geld-zurück-Garantie«, scherze ich, während sie ihre Hand auf mein Knie legt.

»Du siehst echt gut aus. Warum hast du keine Freundin?«, fragt sie mich zweifelnd mit zusammengekniffenen Augen.

»Du bist wunderschön. Warum hast du keinen Freund?«, kontere ich.

»Wer sagt, dass ich keinen habe?« Sie lacht und sieht mir direkt in die Augen. Dann fügt sie hinzu: »Nein, ich bin Single. Ich habe keine Zeit für einen Freund. Was für ein prähistorisches Konzept – *ein Freund*!«

»Seid ihr alle Singles?«, frage ich. Dabei streichle ich ihre Hand unter dem Tisch.

»Alle außer Sienna – die Blondine bei deinem Freund.«

Ich schaue zu Rochester, der lasziv am Hals der besagten Frau leckt, während sie unkontrolliert kichert.

»Sie möchte morgen ihre zweijährige Beziehung beenden«, wird mir berichtet. »Heute Abend feiern wir, dass wir jung, frei und – in ihrem Fall – fast Single sind.«

»Hoffen wir, sie hat den richtigen Typen zum Feiern gefunden«, antworte ich und schaue besorgt zu ihnen hinüber. Rochester ist bereits zur Nehmen-wir-uns-ein-Zimmer-Phase übergegangen. »Wie lange bist du schon Single?«

»Eineinhalb Jahre«, sagt sie, während sie ihr violettes Etuikleid zurechtrückt, sodass der Saum ungehörig weit nach oben rutscht.

»Und gefällt es dir?«, frage ich sie verführerisch.

»Das sage ich dir morgen früh«, gibt sie grinsend zurück. Ich muss lachen. »Du bist echt schlagfertig«, sage ich und lege einen Arm um sie.

Sie beugt sich über mich und flüstert ihren Freundinnen deutlich hörbar zu: »Ich denke, wir sollten die Party nach Hause verlegen.«

Alle vier sind sich einig. Sie trinken ihren Champagner aus und drehen die Flaschen in den Kühlern um, um zu zeigen, dass sie leer sind.

»Deine Freundin scheint Gefallen an Rochester gefunden zu haben«, sage ich zu meiner Brünetten, als die Blondine Rochester mit großen blauen Augen ansieht, eher verzaubert als bewundernd.

»Das ist das Problem mit Serienmonogamisten – sie sind immer auf der Suche nach ihrem nächsten Opfer«, murmelt sie fast unhörbar.

Als die Mädels zur Garderobe gehen, flüstert mir Rochester ins Ohr: »Ich muss mal auf die Toilette. Warte an der Tür auf mich.«

Ich nicke. Die Mädels kommen mit ihren Jacken zurück, und ich führe sie nach draußen.

»Wo ist Rochester?« Die Blondine schaut sich besorgt um.

»Ich fürchte, er hat einen dringenden Anruf erhalten. Er musste nach Hause fahren«, antworte ich. Als ich sehe, wie enttäuscht sie ist, merke ich, dass ich die richtige Entscheidung getroffen habe. Sie ist verletzlich wegen ihrer bevorstehenden Trennung und hat sofort eine Schwäche für Rochester entwickelt. Er ist nicht der

Richtige für wilden Sex, wenn man am Morgen danach noch kuscheln will. Ihre Freundinnen sind dagegen clevere Singlefrauen auf der Suche nach einem One-Night-Stand und nicht nach der großen Liebe. Dieses Mädchen, das sich mit einem neuen Mann trösten will, möchte ich nicht einer Situation aussetzen, in der sie sich in einen Gigolo verliebt, der nicht zu haben ist. So läuft das nicht. Es funktioniert nur, wenn beide Seiten sozusagen die gleiche Verzichtserklärung unterschreiben und von Anfang an dasselbe wollen.

»Okay, da kommt ein Taxi«, ruft meine Brünette, und wir steigen alle ein.

Zwei von ihnen quetschen sich auf den Beifahrersitz, und ich sitze zwischen den anderen beiden auf der Rückbank. Als das Taxi sich in Bewegung setzt, drehe ich mich um und schaue aus dem Rückfenster. Rochester steht auf dem Bürgersteig und sieht sich verwirrt um. Ich weiß, dass er sich die Sache zusammenreimen und auf eine andere Party gehen wird. Schließlich spielt er nach den gleichen Regeln wie ich. Morgen können wir uns dann austauschen. Jetzt konzentriere ich mich erst einmal auf das, was vor mir liegt. Ich wende mich wieder den Mädchen zu. Von den beiden, die neben mir sitzen, legt jede verführerisch eine Hand auf meine Knie. Ich spüre, dass die Situation außer Kontrolle geraten könnte.

Später, als ich die Treppe zu einer Doppelhaushälfte irgendwo in Essex (ich weiß nicht genau, wo ich bin) hinaufsteige, bin ich erstaunt, wie spießig es hier ist. Nicht, dass daran etwas falsch wäre – das Haus ist wirklich reizend. Es ist nur nicht die Umgebung, an die ich bei meinen sexuellen Abenteuern gewöhnt bin. Wie sich herausstellt, erweisen sich die Geschichten über die Dekadenz der Vorstadt als wahr.

Eine der Frauen schaltet die Stereoanlage ein, und es erklingt sexy R'n'B-Musik. Das schafft die richtige Atmosphäre, und wir fangen alle an, im Wohnzimmer zu tanzen. Wir trinken, kichern und albern herum. Nachdem wir zehn Minuten lang Spaß hatten, führt mich die Brünette nach oben und signalisiert den anderen, uns zu folgen.

Das Schlafzimmer ist das übliche Schlachtfeld, das Frauen hinterlassen, wenn sie sich ausgehfertig machen. Auf dem Boden steht ein Bügeleisen, auf dem Bett liegen unzählige Klamotten rum, und auf dem Schminktisch stapeln sich die Make-up-Utensilien und Parfüms. Mit dem Dimmer lässt sich eine sexy Atmosphäre schaffen. Ich habe das Gefühl, als wäre ich in eine Mischung aus Pyjamaparty und sexuell aufgeladener Ann-Summers-Soiree geraten. Gerade als mir dieser Gedanke durch den Kopf geht, öffnet die Brünette, in deren Haus wir uns befinden, eine Schublade und holt eine umwerfende Auswahl an Sexspielzeugen und sexy Outfits heraus. Interessanterweise gibt es auch ein hautenges Pocahontas-Kostüm aus Latex, in das sie selbst schlüpft. Zwei der anderen Mädels, die eben noch mit mir durchs Zimmer gewirbelt sind und gekichert haben, stürmen ebenfalls zum Schrank und suchen sich irgendwelche Outfits aus.

Nur die Blondine ist an der Tür stehen geblieben. Meine Brünette geht zu ihr und flüstert ihr zu: »Bist du dir sicher, dass du das machen willst? Du kannst auch nach Hause gehen.«

Ein breites, dreckiges Grinsen breitet sich auf ihrem Gesicht aus, und sie flüstert zurück: »Genau das brauche ich jetzt. Ich hatte sechs Monate lang keinen Sex mit meinem Freund – vielleicht zerfleische ich diesen Kerl!«

Ich setze mich aufs Bett, lehne mich auf der Decke mit dem Rosenmuster zurück und beobachte das Geschehen. Vier betrunkene, sexhungrige Frauen scheinen ein Komplott zu schmieden, um sich sexuell an mir zu vergehen. Es könnte nicht besser laufen. Die Brünette ruft meinen Namen und zwinkert mir zu, als sie ein Paddle und etwas hervorholt, das Bondage-Tape zu sein scheint. Ich setze mich aufrecht hin und frage mich, was sie vorhat. Während ich mich umschaue und mein Glück kaum fassen kann, kommen die Frauen in einer Reihe auf mich zu und versichern mir, dass ich bei ihnen in guten Händen sei. Nach einem kurzen – und von meiner Seite nicht mit vollem Herzen ausgeführten – Kampf setzen sie mich auf einen Stuhl und fixieren meine Arme mit Bondage-Tape.

Dann kniet sich die Blondine vor mich hin und beginnt mit einem spöttischen Lächeln auf den Lippen meine Hose zu öffnen. Mit der Gürtelschnalle muss sie etwas kämpfen, bevor sie sie aufbekommt. Zwei der anderen helfen ihr, mir Hose und Unterhose auszuziehen. Meine Brünette sieht lächelnd dabei zu, wie ich hilflos dasitze und meinen riesigen Ständer nicht verbergen kann. Es geht noch weiter. Sie holt eine schwarze seidene Binde hinter ihrem Rücken hervor und verbindet mir die Augen. Ich bin ihnen vollkommen ausgeliefert. Der Verlust meiner Sehkraft wird anscheinend durch eine erhöhte Empfindsamkeit in der Leistengegend ausgeglichen.

»Okay, Golden, wir werden jetzt ein kleines Spiel mit dir spielen«, informiert mich meine Brünette, während ich aufgeregt dasitze und meine Füße in den weichen Teppich grabe. »Das ist unsere eigene Sex-Olympiade. Du bist der Kampfrichter und wir vier sind die Teilnehmerinnen. Jede von uns wird dir auf ihre ganz eigene Art einen blasen, und du musst raten, wer wer ist, und die Gewinnerin bestimmen.«

»Das klingt nach *Blow Job Idol*. Ich hoffe, ich soll nicht Simon Cowell spielen«, scherze ich, bevor mir eines der Mädels den Mund zuhält und erklärt, dass ich während des Wettbewerbs nicht sprechen und keine Anweisungen geben darf.

Ich kann nichts sehen, und das Nächste, was ich spüre, ist eine weiche Zunge, die ihr Bestes gibt, um den Titel zu gewinnen. Ich stöhne und versuche dann, all meine Gigolo-Kräfte zusammenzunehmen, um sicherzustellen, dass der Wettbewerb nicht vorzeitig abgebrochen werden muss, weil unerwartet Lob von meiner Seite kommt. Das wäre wirklich zu rüde.

Schließlich macht sich das letzte Mädchen an die Arbeit. Zu diesem Zeitpunkt bin ich bereits dermaßen überwältigt, dass ich mich nicht daran erinnern kann, wie viele schon dran waren, und ehrlich gesagt auch nicht an meinen Namen und meine Adresse. Dieses letzte Mädchen hat eine Technik drauf, für die die meisten Edelnutten ihre teure Brust-OP hergeben würden – eine Mischung aus zuckenden Zungenbewegungen an der Spitze und einem kompromisslosen Deep Throat. Das ist zu viel. Ich kann nicht mehr an mich halten und verliere meine professionelle Beherrschung. (Schließlich sind das ja *außergewöhnliche Umstände.*) »Die Gewinnerin«, rufe ich heiser, überzeugt, dass es meine kesse Brünette ist.

Die Augenbinde wird abgenommen, und ich sehe die Blondine, die immer noch vor mir kniet und äußerst aufreizend grinst. Sie dreht sich zu den anderen und sagt: »Seht ihr, ich kann es noch!« Ihre Freundinnen lachen sich schlapp. Die Blondine beginnt, das Tape abzumachen – nicht gerade sanft –, und führt mich dann in ein anderes Zimmer, wobei sie verkündet: »Jetzt hole ich mir meinen Preis ab und habe *richtig* Spaß.«

Als ich wie ein Zirkuspferd weggeführt werde, drehe ich mich um und sehe, dass die anderen mit ihren Handys Fotos machen, kichern und klatschen.

Ich glaube, in diesem Augenblick ist die sexuelle Gleichberechtigung gestorben. Die Frauen haben den Krieg der Geschlechter gewonnen, und ich wurde als Geisel genommen.

Viel später ruft die Brünette mir ein Taxi und gibt mir einen zerknüllten Zwanzig-Pfund-Schein für die Fahrkosten. Im Schock der kalten Nachtluft bekomme ich einen klaren Kopf. Ein Lächeln breitet sich langsam auf meinem Gesicht aus. Ich frage mich, ob ich das alles vielleicht nur geträumt habe.

Während das Taxi durch die verlassenen Straßen der Vorstadt fährt, die nur von dem reizlosen gelben Licht der Straßenlampen erleuchtet werden, erscheint mir das, was gerade hinter zugezogenen Vorhängen passiert ist, immer unwirklicher.

Ich schalte mein Handy wieder ein. Einen Anruf von Rochester habe ich verpasst, und er hat mir eine SMS geschickt, in der er mir viel Glück wünscht und von einer anderen Party berichtet. Außerdem gibt es eine Nachricht von Charlotte. Ich lösche Rochesters Mitteilung und höre mir an, was Charlotte auf meine Mailbox gesprochen hat. Als sie vorschlägt, dass wir uns treffen sollten, um gemeinsam an einem Musikstück zu arbeiten, muss ich lächeln. Ich habe gerade die unglaublichste Nacht hinter mir, aber ihre Nachricht macht mich auf eine ganz andere Weise glücklich. Plötzlich kann ich es kaum erwarten, Zeit mit ihr zu verbringen, Klavier zu spielen und Musik zu komponieren.

Das Taxi hält in Kensington, ich steige aus, bezahle und schaue mich suchend nach meinem Auto um. Dann sehe ich die Lücke. Es wurde abgeschleppt. Auf Sonnenschein folgt Regen, denke ich und verziehe beim Gedanken an die 250 Pfund Strafe das Gesicht.

Keine Lady möchte etwas mit einem Strafzettel zu tun haben – so was gehört nur in eine Ehe. Eine Wohltäterin würde mir eher einen neuen Sportwagen kaufen, anstatt mir zu helfen, meinen alten aus der Verwahrstelle zu holen. Ich seufze und gehe zu Fuß nach Hause. Dieser Abend war eine tolle Abwechslung, aber ich schwöre mir, mich in Zukunft an profitablere Unternehmungen zu halten.

Kapitel 5

Sex und der abstinente Gigolo

Während der letzten drei Tage habe ich ununterbrochen an Sex gedacht, aber es ist keine Lady in Sicht. Nein, ich war nicht in meinem Zimmer eingesperrt wie ein wild gewordener, hormongesteuerter Teenager, der lange philosophische Unterhaltungen mit seiner rechten Hand führt. Ich mache so etwas wie eine Weiterbildung für Gigolos.

Seit einiger Zeit habe ich das Gefühl, dass der Abschnitt »Weitere Fähigkeiten« auf meinem Lebenslauf ein Update nötig hat. Aber schließlich war ein langes Mittagessen mit einem meiner Gigolo-Ikonen nötig, um auf eine neue Technik zu stoßen. Jetzt lerne ich also Tantra-Sex.

Alles fing an, als ich mich mit Shiva, meinem Gigolo-Guru, zum Mittagessen im Little Earth Café traf, einem vegetarischen Restaurant in einem exklusiven Yogazentrum in Primrose Hill. Normalerweise ist das kein von mir bevorzugter Ort; ich bin Experte in vielen Stellungen, aber keine heißt »nach unten gerichteter Hund«. In einer Wendung des Schicksals hat der Mann, der mich mit dem Leben eines Gigolos vertraut machte und aus dem unbeholfenen Teenager einen erfahrenen Playboy formte, ein Leben voller Sex gegen ein Leben der Spiritualität getauscht. Ich kann immer noch nicht glauben, dass dieser Mann, der mich einst mit dem Lustprinzip vertraut machte, seit zwei Jahren im Zölibat lebt. Und ich meine, *richtig* im Zölibat, nicht das »Wenn ich nicht darüber rede, zählt es nicht«-Zölibat, das unter meinen anderen Kollegen verbreitet ist, die versuchen, einen kalten Entzug zu machen.

Ich muss gestehen, dass der längste Zeitraum, in dem ich keinen Sex hatte, eine Woche dauerte, und das nur wegen einer furchtbar handlungsunfähig machenden Grippe. Für mich ist das mehr als ein Beruf – es ist meine Berufung. Ich sehe meine Liebe zu den Frauen und zum Sex als ein spirituelles Streben an. Shiva ist da anderer Meinung. Er spricht jetzt ehrfurchtsvoll von der »Heiligkeit« des Sex. Dem Geschlechtsverkehr hat er abgeschworen, bis er seine »sexuelle Seelenverwandte« gefunden hat. Und wenn er sie gefunden hat, möchte er nur noch tantrischen Sex praktizieren – eine Gemeinschaft von zwei Körpern, die sich einem Ziel widmen: Erleuchtung. Immer wenn wir uns treffen, versucht Shiva, mich auf diesen seiner Meinung nach richtigen Weg zu bringen. Ich schätze, Buddha persönlich hätte seine Schwierigkeiten, mich davon zu überzeugen, ein »Wahre Liebe kann warten«-Armband zu tragen.

»Sex ist viel mehr als ein körperlicher Akt – er ist auch eine spirituelle Verbindung«, erklärt mir Shiva, während er seinen frischen Pfefferminztee mit einem Silberlöffel umrührt.

Ich betrachte argwöhnisch den Ziegenkäse- und Quinoasalat, den eine sanftmütige Blondine in einer blauen Jogginghose mit einem »Om« auf dem Hintern vor mir platziert. Der Salat ist überraschend lecker, und ich lächle sie an, um mich zu bedanken.

»Ich verstehe aber nicht, warum Sex deine Seele retten muss«, antworte ich ihm und trinke einen Schluck Rote-Beete-Karotten-Saft. »Reicht es nicht, dass er die Quelle primitiven, ungezügelten Vergnügens ist?«

»Nein, da hast du unrecht«, antwortet er, seinen Löffel schulmeisterhaft in meine Richtung schwingend. Von Sekunde zu Sekunde wirkt er missionarischer auf mich. Ich befürchte allmählich, von einem Löffel schwingenden Yoga-Bekehrten in einem spirituellen Zentrum erstochen zu werden. Die Ironie wäre zu groß. »Du bist ein typisches Opfer der Verschwörung zur Verschleierung der wahren Bedeutung – und der Macht – von Sex«, predigt er weiter. »Lass es mich so formulieren: Tantra-Sex ist eine Breitbandverbindung zu einem spirituellen Hoch, und Gelegenheitssex ohne Liebe ist, als würde man einen defekten Festnetzanschluss benutzen. Okay, bei normalem Sex kommt man vielleicht durch, aber während des spirituellen Sex wird das beglückende Gefühl von Frieden und Liebe häufig durch einen zehnminütigen Orgasmus übermittelt, der dich – und deine Partnerin – buchstäblich umhaut.«

»Sprich weiter«, fordere ich ihn begierig auf. Seine Behauptung hat mein Interesse geweckt. Ein zehnminütiger Orgasmus? Ich kenne viele Damen, die das gern erleben würden.

»Okay, es geht darum«, erklärt er, »dass die Behörden wegen seiner ihm innewohnenden Macht jahrhundertelang versucht haben, bedeutsamen Sex zu unterdrücken. Darum sagt die Religion, Sex sei schlecht. Mit der Schaffung dieser Dualität, in der Hedonisten Sex ohne spirituellen Hintergrund haben und religiöse Puritaner das Vergnügen abschaffen, wurde die Wahrheit vor der Bevölkerung versteckt. Östliche Religionen stehen der Idee, die angenehmen und die spirituellen Seiten des Sex wieder zusammenzufügen, viel offener gegenüber – schau dir nur das *Kamasutra* an. Wenn man diese beiden Stränge verbindet, ist das Ergebnis explosiv, körperlich und geistig.«

»Ich finde die Vorstellung von heißem Sex als Weg in den Himmel toll«, sage ich, »aber erzähl mir mehr über den zehnminütigen Orgasmus.«

Gerade als wir zum interessanten Teil kommen, unterbricht eine schlanke Yoga-Lehrerin unsere Unterhaltung. »Wie schön, dich zu sehen, Shiva«, sagt sie und umarmt ihn, als er aufsteht, um sie zu begrüßen. »Nimmst du nächstes Wochenende an dem

Kundalini-Workshop teil?«, fragt sie ihn in einem sanften, melodischen Tonfall.

»Natürlich. Ich kann gar nicht glauben, dass ein so berühmter Lehrer aus L.A. zu uns kommt – das wird großartig.«

»Ja, ich kann es kaum erwarten! Wir sollten danach einen Kräutertee trinken. Wirst du Zeit haben?«

»Auf jeden Fall – abgemacht. Wir sehen uns nächste Woche«, bestätigt Shiva, und die Yogini geht davon. Sie verfügt über die atemberaubendste Figur, die ich je gesehen habe.

»Sie ist fantastisch«, sage ich. »Könnte sie nicht deine Seelenverwandte sein? Wie kannst du mit all diesen wunderschönen Frauen auf der Suche nach Spiritualität zusammen sein und, na ja, nicht dazu verführt werden, die Suche ein wenig auszudehnen.«

»Genau das ist dein Problem, Golden. Du bist vom Sex besessen.«

»Bin ich nicht. Ich bin einfach *normal*«, versuche ich mich zu verteidigen.

»Du denkst also, es sei normal, sein Leben der Befriedigung von Frauen zu widmen, die dich im Gegenzug mit Sachleistungen bezahlen?«

»Vielleicht nicht normal, aber auf jeden Fall erstrebenswert. Es ist ja wohl kaum so, dass die UN eine Friedenstruppe in meine Unterhose schicken müsste.«

»Ich meine es ernst, Golden. Führst du wirklich ein erfülltes Leben?«, fragt er und sieht mich dabei ganz ernst an.

Ich spüre, wie das Lächeln aus meinem Gesicht weicht. Das ist eine zu schwierige Frage, um sie beim Nachmittagstee zu beantworten, aber sie hat mich in letzter Zeit tatsächlich vermehrt beschäftigt. Meine Abenteuer mit Daddys Liebling werden – wie bei allen anderen Klientinnen auch – damit enden, dass sie mit einem anderen in den Sonnenuntergang reitet. Was mich beschäftigt, ist die Frage, wo ich die Frau finde, mit der *ich* in den Sonnenuntergang reiten werde. Ist das überhaupt möglich? Kann ein Gigolo sich jemals ändern, und würde er das wollen? Andererseits gab es in letzter Zeit wenig Nachfrage nach betagten Gigolos. Ich werde nicht immer so blendend aussehen wie jetzt, und was mache ich dann? Gibt es ein Altersheim für Männer wie mich? Das bezweifel ich. Es scheint lächerlich zu sein, dass das Älterwerden bereits meine Zwanziger überschattet, aber das bringen die Besonderheiten meines Berufs mit sich. Wie viele verzweifelte Frauen vor mir sehe ich ein, dass niemand – egal, was man sagt – sich allein für die Persönlichkeit interessiert. Wenn mein gutes Aussehen verschwindet, verschwindet mit ihm auch mein Gigololeben. Wenn überhaupt, wäre das der Moment, um auf die spirituelle Seite zu wechseln – und kein Augenblick früher.

»Führt denn überhaupt jemand ein erfülltes Leben?«, antworte ich Shiva in einem Versuch, seiner Frage auszuweichen.

»Vielleicht nicht die ganze Zeit, aber ich glaube, dass man es weiß, wenn man auf dem Weg zur Erfüllung ist«, sagt er nachdenklich.

Seine Frage ruft in mir ähnliche Gefühle hervor wie die Unterhaltungen mit Charlotte. »Ich gebe zu, dass ich Zweifel habe«, räume ich ein. Dabei merke ich, dass ich unruhig bin und mit einem Finger den Rand meines Glases umfahre. »Mein Problem besteht nicht darin, dass ich jetzt unglücklich bin, ich mache mir Sorgen darüber, was in der Zukunft aus mir wird. Aber sagt ihr Zen-Meister nicht immer, dass man in der Gegenwart leben sollte, nicht in der Zukunft?«, frage ich.

»Natürlich. Um die Geheimnisse des Universums zu entschlüsseln, muss man im Hier und Jetzt leben, aber man muss auch die *Wahrheit des Augenblicks* entdecken. Bist du dir selbst gegenüber ehrlich? Gibt es Wahrheit in deinem Leben?«

Eine weitere schwierige Frage, denke ich. In gewisser Weise bin ich in meiner Art zu leben ehrlicher als Menschen, die normale

Beziehungen führen. Ja, die Situationen, in die ich mich bringe, sind mit allerlei Tricks verbunden, die die unangenehme Realität dessen, was geschieht, verbergen sollen, aber es steckt auch viel Ehrlichkeit dahinter. Es geht um einen einfachen Austausch, ohne Versprechungen für die Zukunft und ohne Schuldzuweisungen wegen der Vergangenheit. Indem wir aufrichtig voneinander nehmen, ohne uns Illusionen zu machen, leben wir völlig im Augenblick. Für mich ist das ehrenwerter als falsche Versprechungen und gebrochene Treueschwüre. Ein Gigolo wird keinem das Herz brechen, denn er hat nie Liebe geschworen. Aber er wird sein Versprechen halten, einem Freude zu bereiten.

»Du siehst nachdenklich aus«, beobachtet Shiva scharfsinnig. »Habe ich einen wunden Punkt getroffen?«

»Ja, aber vielleicht nicht so, wie du es beabsichtigt hast. Wie Oscar Wilde sagte: ›Die Wahrheit ist selten unverfälscht und nie einfach.‹«

»Sieh mal, ich spreche aus Erfahrung. Du musst dieses Leben hinter dir lassen, ansonsten wird es dich zerstören. Auch ein Gigolo muss irgendwann einmal sesshaft werden.«

»Langsam klingst du wie ein Kuppler«, sage ich lachend. »Ehe ich mich versehe, meldest du mich noch bei einer Partnervermittlung an. Hör zu, ich verstehe deinen Standpunkt. Ich glaube aber nicht, dass ich schon so weit bin. Ich bin aber durchaus daran interessiert, mehr über spirituellen Sex zu erfahren.«

»Dazu kommen wir noch. Ich will nur sichergehen, dass es dir gut geht. Im Gigolo-Buschfunk habe ich ein paar beunruhigende Geschichten über Rochester gehört.«

»Dieser Mann würde spirituellen Sex nicht einmal erkennen, wenn er mit der Nase darauf gestoßen würde«, gebe ich zu. »Wir machen uns alle Sorgen um ihn, aber er will unbedingt seinen Rock'n'Roll-Traum ausleben. Ich weiß nicht, was ihn retten könnte.«

»Die Liebe einer guten Frau«, antwortet Shiva und sieht mich dabei eindringlich an.

»Du hast wahrscheinlich recht«, gebe ich nachdenklich zurück. In der friedlichen Atmosphäre des Yogazentrums fühle ich mich seltsam relaxt. »Aber wo soll er so jemanden finden? Und, offen gesagt, wer würde ihn ernsthaft haben wollen? Er ist zu wild.«

»Vielleicht sollte ich mich mal mit ihm treffen«, sagt Shiva.

»Das wäre vielleicht einen Versuch wert«, stimme ich zu. »Ich erwähne es bei unserem nächsten Gigolo-Treffen. Aber lass uns lieber über die Wunder des tantrischen Sex reden. Du hast mich neugierig gemacht.«

»Ich finde, du solltest es mal versuchen. Wenn du nicht abstinent leben kannst, wirst du zumindest die perfekten Voraussetzungen haben, ein erleuchteter Gigolo zu werden, der Sex benutzt, um die höchstmögliche Verbindung zu knüpfen. Stell dir vor, deine Klientinnen wären – so wie die Drachenladys aus dem alten China – Frauen, die die esoterischen Schlafzimmerkünste perfektioniert haben und dabei einen gut ausgebildeten Hengst wie dich benutzen, um sich ihr strahlendes Aussehen zu bewahren und ein langes Leben zu führen.«

»Erzähl mir mehr.« Ich liebe die Vorstellung von sexuell anspruchsvollen Drachenladys. Dieser spirituellen Lehre könnte ich mich definitiv verschreiben.

Shiva winkt die yogische Kellnerin zu sich und bestellt uns eine Kanne grünen Tee. Ich weiß nicht, wie viel gesunde Getränke ich noch vertrage, aber wenn ich so mehr über die geheimen Liebestechniken des alten Chinas erfahre, ist es das wert.

»Also«, beginnt er, »als Erstes muss man den Unterschied zwischen dem Wesen des männlichen und des weiblichen Orgasmus verstehen. Wenn Männer einen Orgasmus haben, verlieren sie lebensspendende Essenzen und verringern ihre Energie. Wenn Frauen einen Orgasmus haben, erzeugen sie mehr dieser lebensspendenden Essenzen – Geschenke, die sie an den Mann weiterreichen. Die erste Regel beim Sex lautet also, der Frau unbedingt einen Orgasmus zu bescheren, idealerweise mehrere. Auf diese Weise wird der Verlust deiner Essenzen durch die wundersamen Essenzen, die sie produziert, mehr als ausgeglichen.«

»Damit also, dass Frauen sexuell überlegen sind?«, frage ich enthusiastisch.

»Ich schätze, ja. Darum versuchen Machos auch, Frauen zu unterdrücken – denn tief in ihrem Inneren wissen sie, dass sie, zumindest was den Sex angeht, von den Frauen abhängig sind.«

»Leuchtet ein«, sage ich, während ich an die Dummköpfe denke, die ich kennengelernt habe und die Frauen mit Füßen treten, weil sie sich ihnen insgeheim unterlegen fühlen.

»Männer müssen ihre Ejakulation drosseln – oder zumindest so lange wie möglich hinauszögern – und sich stattdessen auf die weibliche Lust konzentrieren«, fährt Shiva fort.

»Das gehört bereits zu den Gigolo-Geboten«, merke ich an. »Keine Frau möchte mit einem Mann ins Bett gehen, dessen Technik aus drei Stößen und einem Spritzer besteht.«

»In China gibt es eine berühmte Legende über die Kaiserin Wu Zetian, die notorisch sexgierig war. Nachdem ihr Ehemann gestorben war und sie den Thron bestiegen hatte, arbeitete sie sich durch alle potenten Männer des Hofes, um die sexuelle Energie zu entwickeln, die sie jung und schön erhalten sollte. Als sie von diesen Freiern schließlich gelangweilt war, bat sie einen General, das Land zu durchkämmen und nach einem Mann zu suchen, der sie wirklich befriedigen konnte. Letzten Endes kam der General mit einem Vorgänger des modernen Gigolos zurück, der die Kaiserin dermaßen befriedigte, dass sie ihn zwei Jahre lang kaum aus ihrem Schlafzimmer ließ.«

»Was ist mit ihm geschehen?«, frage ich, neugierig auf das Schicksal meines historischen Vorläufers.

»Er starb an Erschöpfung, und sie zog sich trauernd auf einen Berg zurück, zusammen mit vierhundert jungen Männern, die sich um sie kümmerten.« Shiva lacht, als er die Geschichte beendet hat.

»Ich kann mir eine schlimmere Art zu sterben vorstellen«, bemerke ich grinsend.

»Dieses Buch musst du lesen, *Das chinesische Gesundheitsbuch – Das Tao der Gesundheit, der erfüllten Sexualität und des langen Lebens*. Aber ich warne dich. Bis du weißt, was du tust, musst du abstinent bleiben. Kannst du das?«

»Das habe ich bisher nie in Betracht gezogen«, gebe ich zu, »aber ich werde es versuchen. Weiß der Geier, was das meinem Ruf antun kann, falls es irgendjemand herausfinden sollte.«

»Wenn du erst einmal die Kunst beherrschst, einen zehnminütigen Orgasmus hervorzurufen, wird das deinen Ruf unheimlich verbessern und nicht ruinieren, da bin ich mir sicher«, bemerkt Shiva, und damit hat er vermutlich gar nicht so unrecht.

»Sehr wahr. Okay, ich fahre dann mal nach Hause, um meine Hausaufgaben zu machen«, sage ich und blättere das Buch durch. »Und du bist dir sicher, dass ich das nicht lernen kann, indem ich das mit jemandem gemeinsam übe? Ich war in praktischen Prüfungen immer besser.«

»Nein!«

Ich habe einen Abstecher in einen alternativen Buchladen gemacht und liege jetzt, umgeben von Büchern über dieses Thema, zu Hause auf meinem Bett und seufze. Damit, dass das Leben eines Gigolos im Zölibat nicht ganz so aufregend ist wie das eines praktizierenden, habe ich mich bereits abgefunden. Ich nehme mein Telefon in die Hand und hoffe, dass Daddys Liebling mich anruft. Dann lege ich es wieder beiseite, entschlossen, mindestens drei Tage meiner Strafe abzusitzen. Eine Minute später bekomme ich wie durch Gedankenübertragung eine Nachricht von ihr: »Willst du morgen wieder ins Nobu gehen? x.«

Ich zögere, bevor ich antworte. Es ist wider meine Natur, wenn nicht gar gegen meine Arbeitsmoral, Nein zu sagen. Ich möchte zusagen, aber stattdessen tippe ich: »Sorry, bin mit einem besonderen Projekt beschäftigt. Melde mich, wenn ich fertig bin. Kuss.«

Ich erhalte sofort eine Antwort: »????«

»Ich bin zur Geheimhaltung verpflichtet«, antworte ich ausweichend. »Ich erkläre alles, wenn es vorbei ist. x.«

Ihren Ärger kann ich förmlich spüren, aber aufgrund ihrer Vaterfixierung weiß ich, dass dies ihre Zuneigung zu mir nur noch verstärken wird. Zum Glück ist Miss Antoinette schon seit Wochen zu beschäftigt, um mich treffen zu wollen. Sie hätte ein derartiges unerlaubtes Fernbleiben nicht toleriert.

Das nachlassende Licht der Nachmittagssonne verleitet mich dazu, mich wie ein sich sonnender Kater auf meinem Bett auszustrecken. Ich versuche, die Atemübungen auszuführen, über die ich gelesen habe, aber stattdessen starre ich die vorbeiziehenden Schäfchenwolken an und verliere mich in Erinnerungen. Wieder einmal driften meine Gedanken zu der Zeit ab, als ich von der Baustelle ins Boudoir wechselte – und zu der tragenden Rolle, die Shiva bei meiner Verwandlung vom Mann der Arbeit zum Mann von Welt spielte. Obwohl meine Veranlagungen den Grundstein für meine Metamorphose gelegt haben, bezweifle ich, dass ich eine gewisse Grenze ohne die helfende Hand meines Gigolo-Gurus überschritten hätte.

Anfangs lebte ich am Tage und in der Nacht in zwei verschiedenen Welten. Mit 16 hatte ich die Schule auf der Isle of Wight verlassen, ohne zu wissen, was ich eigentlich mit meinem Leben anfangen wollte. Ich liebte die Musik, aber zu jenem Zeitpunkt kam es mir nicht in den Sinn, dass ich das an der Uni studieren könnte. Daher beschloss ich, zunächst im Familienbetrieb mitzuarbeiten und auf den Baustellen die Arbeiten zu verrichten, die kein anderer tun wollte. Ich wachte um sechs Uhr auf, blinzelte verschlafen, sah ungläubig auf meinen Wecker und zog mir eine alte, zerlumpte Jeans, ein abgerissenes T-Shirt und ein Paar ausgelatschte, uralte Turnschuhe an. Der Blick in den Spiegel ließ mich erschaudern: Ich sah aus wie ein noch nicht ausgewachsener Bauarbeiter – dagegen musste sich mein dekadentes Innenleben aufbäumen. Die Arbeit auf der Baustelle zog mich echt runter: Meine Aufgaben waren fast immer niedere Tätigkeiten – alles, was keine besonderen Fähigkeiten oder Stärke erforderte. Oft musste ich einfach nur Schubkarren mit Zement umherschieben oder Ziegelsteine schleppen. Manchmal durfte ich aber auch kompliziertere Sachen machen wie Türrahmen streichen. Ich behandelte die Astlöcher mit einer speziellen Lösung und strich sie dann mit weißer Farbe an. Am schlimmsten ging es mir, als ich zur verantwortungsvollen Aufgabe der Isolierung von Lofts aufstieg: Die Glasfaser kratzte unglaublich, und ich musste eine Maske tragen, durch die ich am Ende des Tages total verschwitzt war. Das hätte mich fast entmutigt.

Meine Kollegen waren gute Menschen, nur nicht so, wie ich sein wollte. In den Pausen saßen sie herum und prahlten damit, »Bräute gevögelt« zu haben. Ironischerweise hasste ich diese Gespräche. Ich hatte das Gefühl, dass sie das zarte Verhältnis zwischen Männern und Frauen herabsetzten und das, was Sex in meiner Fantasie sein konnte. Ich wusste bereits instinktiv, dass im Schlafzimmer mehr passieren konnte als »Vögeln«. In meinen schäbigen, dreckigen Klamotten, mit meinen strubbeligen, langen Haaren, die im Widerspruch zu meinem Aufzug standen, sah ich irgendwie verloren aus. Meine Mittagspause verbrachte ich allein im Büro des Vorarbeiters. Dort wurde ich in Ruhe gelassen.

Melodien gingen mir durch den Kopf, und ich schlüpfte in meine eigene Traumwelt, obwohl ich häufig vom Boss aus meinen Tagträumen gerissen wurde. Er schaute herein und verspottete mich scherzhaft, indem er sagte: »Hier drinnen gibt es keine Klaviere, mein Sohn. Zurück an die Arbeit.«

Obwohl mir nicht unbekannt war, dass man als Bauunternehmer eine lukrative Karriere machen konnte, gab mir die körperliche Arbeit mit meinen Händen das Gefühl, primitiv zu sein, und ich wollte mich doch unbedingt weiterentwickeln. Ganz anders dagegen sah meine Welt nachts aus – dank Shiva. Einer aus meiner Familie stellte uns einander vor, und er spürte sofort, dass ich aus dem gleichen Holz geschnitzt war wie er und dringend aus meinem Job und meiner Ungeschicklichkeit im Umgang mit Frauen errettet werden musste. Er war vier Jahre älter als ich, sah blendend aus und kam beim anderen Geschlecht unheimlich gut an. Unsere nächtlichen Abenteuer drehten sich um Sportwagen, schöne Frauen und coole Partys. Die Möglichkeiten waren unendlich. Ich konnte mein Leben durch ihn fast indirekt leben.

Für mich war es mehr als aufregend, Teil seiner Welt zu sein.

Eines Abends holte er mich in seinem Sportwagen ab, neben ihm saß eine unglaublich schöne, weltgewandte Frau. Mit ihren langen dunklen Haaren strahlte sie Exotik aus. Sie war eine erfolgreiche Fotografin, unabhängig, feurig und *sehr* direkt. Sie machte ihn richtig an, streichelte ihn und zog ihn mit anzüglichen Anspielungen auf. Ich, der schüchterne 16-Jährige, fiel aus allen Wolken. Wie angewurzelt saß ich auf der Rückbank, brachte kaum ein Wort heraus und wusste nicht, wie ich mich an dem Gespräch beteiligen sollte. Auf einer Party später an jenem Abend hatte ich meine erste Begegnung mit solch erfahrenen, emanzipierten Frauen, wie ich sie begehrte. Nachdem ich zum ersten Mal in meinem Leben Whiskey getrunken hatte, lag ich verlegen in einem Bett zwischen zwei Frauen, die verführerisch mit mir flirteten – offensichtlich gefiel es ihnen, dass ich vor Ehrfurcht erstarrt war. Als ich versuchte, mich mit ihnen zu unterhalten, stellte ich mich so ungeschickt an, dass es fast peinlich war. Es kam zu keinen sexuellen Handlungen; wir lagen einfach nur alle zusammen auf dem Bett. Ich hatte keinen blassen Schimmer von locker flockiger Unterhaltung, ich war viel zu aufrichtig. Irgendwann kam Shiva herein und wurde Zeuge meiner peinlichen Verführungsversuche. Er lachte sich fast krank, und die Frauen stimmten fröhlich ein. Hinterher erklärte er mir, es habe ausgesehen wie ein Tennismatch – als ob die Mädchen aus Spaß gegen mich gespielt hätten. Ich fühlte mich gedemütigt dadurch, dass sie sich über mich lustig gemacht hatten, und war entschlossen, die Regeln der Verführungskunst zu lernen.

Am nächsten Tag nach der Arbeit lud Shiva mich auf einen Kaffee ein und versprach, mich in diese Kunst einzuweihen. Meine erste Lektion betraf mein Verhalten: Ich begriff, dass ich viel zu ernst und angestrengt war. »Bring sie zum Lachen«, war sein Motto. Er betonte, wie wichtig es war, locker und lässig rüberzukommen. »Wenn man zu ernst ist, vermittelt man den Eindruck, dass man sich selbst zu wichtig nimmt«, sagte er. »Vergiss dich und unterhalte sie stattdessen.«

Das hat mich ziemlich wachgerüttelt. Ich war ein Teenager und deshalb ständig mit mir selbst beschäftigt, naturgemäß hat sich für mich die Welt nur um mich gedreht. Es war eine Offenbarung, dass ich aufhören musste, über meine eigenen Gefühle nachzudenken, und mich stattdessen auf die von jemand anderem konzentrieren sollte.

Shiva in Aktion zu erleben war an sich schon eine Lektion. Er hatte braune Locken und, wie es sich für einen begeisterten Surfer gehört, eine von Natur aus lockere Art. In Gegenwart von Frauen wirkte er charismatisch, und sein extrovertiertes Wesen und sein herzliches Lachen zogen die Mädels geradezu an. Sie erkannten, dass sie mit ihm Spaß haben würden. Er erklärte mir die Zauberformel: Ernsthafte Beziehungen bedeuteten harte Arbeit. Der Schlüssel zum Gigolo-Dasein lag darin sicherzugehen, dass die Lady einhundert Prozent Spaß hat.

Anfangs verstand ich seine Anweisungen oft falsch und versuchte, meine Persönlichkeit herauszubilden, indem ich den Klassenclown spielte. »Bring sie zum Lachen, aber benimm dich nicht wie ein Idiot«, rügte er mich. »Frauen wollen einen Mann, der Sexappeal *und* einen gehobenen Sinn für Humor hat. Beobachte, wie ich mich verhalte.«

Wie bei allen, die für irgendetwas ein natürliches Talent besitzen, schien es, als wäre das Verführen für ihn mühelos. Er war von Natur aus gewandt und sexy. Man kann ihn nur als rundum guten Kerl beschreiben. »Frauen wollen keinen Proleten«, erklärte er mir. »Das ist respektlos und erniedrigend für sie *und* dich.« Ich verstand, dass selbst bei einem One-Night-Stand Integrität und Raffinesse wichtig waren. Frauen reden gern offen über Sex – sie wollen nur nicht reingelegt werden.

Zwei Jahre lang führte ich meine Ausbildung fort – tagsüber arbeitete ich als Lehrling auf der Baustelle, und nachts genoss ich meinen hedonistischen Lehrplan als Gigolo-Azubi. Ermutigt durch meine nächtlichen Abenteuer verkündete ich mit 18, dass ich jetzt hauptberuflich Musik studieren würde. Ich war in zwei Dinge verliebt – in Musik und Frauen. Und ich hoffte, dass die künstlerische Umgebung des Musikkonservatoriums mich beidem näherbringen würde. An dem Tag, als ich abfuhr, verabschiedete mich Shiva wie ein stolzer Vater. Er wünschte mir Glück, als ich mich auf den Weg in die große, weite Welt machte. Allerdings erwies es sich als schwerer, in der exklusiven Welt der Jazzmusik Erfolg zu haben, als Frauen zu verführen. Also konzentrierte ich mich mehr auf das Talent, das sich eher bezahlt machte.

Jahre später, auf dem Höhepunkt meiner Gigolo-Karriere, erhielt ich einen Anruf von meinem einstigen Meister. Er verkündete mir, dass er die Fleischeslust zugunsten eines spirituellen Lebens aufgegeben hatte. Durch seine Liebe zum Surfen und die damit zusammenhängende Verbundenheit zur Natur hatte er seine spirituelle Seite kennengelernt. Aber das eigentliche Aha-Erlebnis ereilte ihn, als er die oberste Regel des Gigolo-Daseins brach: Er verliebte sich. Im Reich der wahren Gefühle reicht das »Bring sie zum Lachen« nicht mehr aus, um die guten Zeiten aufrechtzuerhalten. Ihm wurde das Herz gebrochen. Er ging lange in sich und erkannte, dass es jetzt für ihn an der Zeit war, von der sinnlichen Jagd nach Frauen Abstand zu nehmen und auf seine Seelenverwandte zu warten. »Wenn man erst einmal verliebt war, kann man nicht wieder zum Playboy werden«, erklärte er mir, als ich schockiert auf seine Neuigkeiten reagierte.

Letzten Endes verstand ich ihn. Auch wenn ich mir sein Konzept noch nicht zu eigen machen konnte. Vielleicht war das der Augenblick, in dem das Gigolo-Dasein für mich seine Sicherheit verlor. Leichte Zweifel machten sich breit. Ich genoss zwar immer noch die Vorteile meines Berufs, hatte aber im Hinterkopf, dass es eines Tages damit vorbei sein würde.

Drei Tage lang mache ich abwechselnd tantrische Atemübungen und lese spirituelle Fachbücher. Ich denke auch viel daran zurück, wie Shiva mich zum Gigolo machte – und wie er jetzt versucht, mich wieder davon abzubringen.

Während meiner selbstauferlegten Inhaftierung bekommt mein Telefon den Zorn von Daddys Liebling zu spüren. Sie ist wütend darüber, dass ich ihr nicht die Aufmerksamkeit schenke, die sie verlangt. Ich versuche, sie zu trösten und mich so gut ich kann zu entschuldigen, aber nichts reicht aus, um mein persönliches Erscheinen in ihrem Schlafzimmer zu ersetzen. Das erinnert mich daran, dass die ganze Anziehungskraft des Daddy-Ersatzes für sie in der Gewissheit besteht, dass sie ständig über meine Zeit verfügen kann und nicht einem Terminplan ausgeliefert ist.

Am dritten Tag meines vorübergehenden Ruhestands verliert sie die Geduld – gerade, als ich meine ebenfalls zu verlieren drohe. Sie kennt meine Schwäche für elegante Kleidung und schickt mir einen der schönsten Anzüge von Dior, die ich je gesehen habe, und er passt wie angegossen. Ich lege ihn auf mein Sofa, betrachte mein Geschenk und schaue mich in meiner Wohnung um. Auf dem Boden verstreut liegen Bücher mit seltsamen Titeln und auf dem Tisch stehen halbleere Tassen Earl Grey, als wäre ich ein Student, der über seiner Abschlussarbeit brütet. Ich vermisse das hohe Lachen von Daddys Liebling, den Geschmack von Champagner und auch die Chance, meine neu erworbenen Fähigkeiten auszuprobieren. Offensichtlich bin ich nicht für das Leben eines fleißigen Einsiedlers gemacht.

Aus dem Augenwinkel entdecke ich einen Zettel in der Tasche des Anzugs, den ich geschenkt bekommen habe. Ich kann mir gut vorstellen, was darauf steht – und ich spüre, dass meine Widerstandskraft weicht.

»Mein Fahrer holt dich heute um drei ab. Wir gehen einkaufen. Ein Nein werde ich nicht akzeptieren!« Ich lese die Nachricht und kann mir ein Grinsen nicht verkneifen. Meine Zeit als Gigolo im Zölibat ist zu Ende. Daddys Liebling hat darauf gesetzt, meine Vorliebe für teure Klamotten auszunutzen, aber eigentlich war das gar nicht nötig. Ich wäre überglücklich, wenn mich ihr Fahrer direkt zu ihrem Bett fahren würde.

Doch ein Gigolo muss seinem Ruf gerecht werden, also schicke ich ihr sofort eine Nachricht: »Freue mich auf unseren Bummel. x.«

Eine Stunde später befinde ich mich glücklich auf dem Rücksitz eines Mercedes und sehe zufrieden aus dem Fenster, während die Skyline von London an mir vorbeirauscht. Bald darauf komme ich bei meiner Verabredung an.

»Hallo. Schön, wieder deine Bekanntschaft zu machen«, begrüßt mich Daddys Liebling gut gelaunt.

»Bevor du mich bestrafst, sollest du dir vielleicht anhören, was es mit meiner streng geheimen Mission auf sich hatte«, sage ich grinsend. Sie schaut mich neugierig an, und ich beuge mich zu ihr und flüstere: »Ich habe mich mit der Kunst des Tantra-Sex beschäftigt. Und ich fürchte, ich muss meine Technik später an dir ausprobieren.«

Sie schaut mich ungläubig und mit großen Augen an. »Tantra-Sex? Wirklich?«

»Versprochen«, antworte ich. »Ich kann jetzt offiziell ›einen auf Sting machen‹.«

Sie lacht, streicht über meine Wange und sagt schelmisch: »In diesem Fall muss ich unsere kleine Shoppingtour vielleicht verschieben.«

»Sei nicht so voreilig«, antworte ich gespielt ernst. »An deiner Stelle würde ich die Gelegenheit nutzen, um die neue Samourai-Tasche von Dior zu kaufen, bevor ich dich sexuell erleuchte und einen kalten Konsumentzug machen lasse.«

»Was für ein Versprechen – ich hoffe, du kannst es halten!«

Zwei Stunden später sind wir in ihrem Schlafzimmer, und ich nehme meine Rolle als sexueller Sensei *sehr* ernst. Der Raum wird von nach Vanille duftenden Kerzen von Diptyque beleuchtet (bei Weihrauch habe ich die Grenze gezogen), und die Stereoanlage verbreitet das Geräusch von Wellen, die sanft ans Ufer plätschern.

Daddys Liebling ist nackt, bis auf die ätherischen Öle, mit denen ich ihren Körper eingerieben habe. Sie sitzt mit gespreizten Beinen auf mir, und meine Hände liegen an ihren Hüften, sodass ich ihre Bewegungen steuern kann. Wir konzentrieren uns darauf, unseren Atem in Einklang zu bringen, unsere Köpfe frei zu bekommen und das Gefühl der Lust am ganzen Körper zu spüren.

Die Regel lautet: keine sexuellen Fantasien – wir müssen uns darauf konzentrieren, voll da zu sein.

»Oh, mein Gott, es geht los«, stöhnt Daddys Liebling. Sie gibt den samtensten Laut von sich, den ich je gehört habe. Es klingt ganz anders als alles, was ich bisher von ihr kannte.

»Kämpf nicht dagegen an«, ermahne ich sie. »Gib dich dem Gefühl hin.«

»Ich versuch es ... Oh Gott!« Ihr Stöhnen ist fast kehlig.

Ich bin überrascht, wie viel Selbstkontrolle ich besitze, ich muss keine Schafe zählen, um meine Erlösung hinauszuzögern. Zugegeben: Ich hatte selten so viel Spaß.

Plötzlich hört Daddys Liebling auf zu stöhnen; stattdessen setzt sie einen äußerst konzentrierten Blick auf – fast so, als würde sie sich mit nur einem perfekt manikürten Finger am Rande eines Kliffs festhalten. Ihre Finger bohren sich in meine Hüften, ihre Lippen formen Worte, die nicht ausgesprochen werden.

Ich sehe ihr von Ehrfurcht ergriffen zu, während das noch zehn Minuten so weitergeht, eine Zeitspanne, die sich wie eine Ewigkeit der Lust anfühlt. Dann verändert sich ihr Gesichtsausdruck plötzlich, als ob ein weißes Licht von ihr ausgehen, ihre Gesichtszüge erleuchten und weicher machen würde. Ein Anblick völliger Gelassenheit – und vollkommener Kapitulation. Das entzückende, tiefe Summen ausströmenden Atems hallt durch das Zimmer, als sie ihren Höhepunkt erreicht. Ich kann mich nicht länger zurückhalten. Wir kommen gleichzeitig, wie ein Paar hochqualifizierter Schlafzimmer-Buddhas.

»Ich habe gerade Gott gesehen, und er trägt Nippelquasten«, scherze ich, um die enorme Spannung des Augenblicks zu brechen.

Daddys Liebling legt sich hin und räkelt sich mit einem Blick, den ich nicht gesehen habe, seit Marc Jacobs eine Filiale in London eröffnet hat. »Das kann man nicht in Worte fassen. Ich hatte wirklich das Gefühl, durch Falltüren in einen endlosen Abgrund orgasmischer Freude zu stürzen. Jeder Teil von mir war davon verzehrt – ich glaube, sogar mein Ellenbogen hat seinen G-Punkt gefunden.«

Ich lache und fahre ihr mit den Fingern durch das zerzauste Haar. »Bist du immer noch sauer, dass ich drei Forschungstage eingelegt habe?«, frage ich sie mit einem Augenzwinkern.

»Ungelogen, besser konntest du deine Zeit nicht investieren«, antwortet sie, immer noch ein wenig errötet und außer Atem. »Der größte Durchbruch, seit Einstein die Relativitätstheorie aufgestellt hat.«

»Na ja, ich bin so was wie ein innovativer Sex-Wissenschaftler, der mit der Alchemie des Orgasmus experimentiert«, sage ich lachend.

»Ich bin gern dein Versuchskaninchen«, seufzt Daddys Liebling zufrieden.

Wieder einmal merke ich, dass mein Gigolo-Guru mir einen Schritt voraus ist – sogar im Zölibat –, wenn es um das Schlafzimmer geht. Ich bin dankbar, dass ich von solch einem vollkommenen Meister lernen durfte.

Kapitel 6

HEISSER SEX NACH HOLLYWOOD-ART

Heute ist ein *sehr* guter Arbeitstag, könnte man sagen. Ich bin in New York, auf der richtigen Seite der Absperrung, habe Zugang zu allem, wovon Leute ohne einen fleißigen Hollywood-Agenten nur träumen können. Prominente, die Aristokratie des neuen Jahrtausends, persönlich kennenzulernen ist einer der vielen Vorteile meiner Tätigkeit.

»Lower East Side«, sage ich zu dem Mann, der dem Ruf vom schnell redenden, abgebrühten New Yorker Taxifahrer überhaupt nicht gerecht wird. »Die Bar heißt Dark Room«, füge ich hinzu, als er mit einem wenig eleganten Grunzen antwortet.

Eine halbe Stunde zuvor bin ich aus einem Flugzeug von British Airways gestiegen, und mich beschlich instinktiv das Gefühl, dass ein – sogar für meine Verhältnisse – ungewöhnliches Abenteuer vor mir lag. Ich sage »instinktiv«, weil die Möglichkeiten, oberflächlich betrachtet, begrenzt sind. Nicht als Gigolo wurde ich eingeflogen, sondern als Begleiter. Eine gute Freundin, eine würdevolle Frau, die für mich fast wie eine Tante ist, hat mich aufgefordert, sie zur New York Fashion Week zu begleiten. Sie erwartet, dass ich neben ihr in der ersten Reihe sitze, sie unterhalte und sie davor bewahre, allein irgendwohin zu gehen, wo sie dann Small Talk mit Fremden machen müsste.

Der Auftrag ist perfekt – und er kommt genau zur richtigen Zeit. Unser Verhältnis wird nicht durch sexuelle Nuancen verkompliziert, und ich habe das Gefühl, dass mir ein wenig frische Luft außerhalb des selbst erzeugten Smogs der Londoner Szene guttun würde.

Meine Begleiterin, die ich der Einfachheit halber »Tante« nennen werde, ist eine aufgeweckte, intelligente Frau Mitte vierzig, deren natürliche Schönheit sich über die Jahre in eine anziehende Eleganz verwandelt hat. Sie gehört zu den wenigen Stars, die sich, nachdem ihr Stern aufgegangen war, oben halten konnten, anstatt als D-Prominenz zu enden. Sie ist eine Künstlerin, die noch immer fabelhaft ist, auch wenn die Blitzlichter des Ruhms verblassen. Gemeinsame Bekannte aus der Musikszene haben uns einander vorgestellt, und wir haben sofort Freundschaft geschlossen.

Und jetzt bin ich auf dem Weg zu ihr. Durch das Autofenster betrachte ich die hinreißende Vertikalität der Straßen und erlebe das, was man nur als »New-York-Moment« beschreiben kann.

Als wir anhalten, sehe ich Tante auf dem Bürgersteig stehen und eine Zigarette rauchen – mit jenem majestätischen Weltschmerz, den nur Menschen ausstrahlen, die ganz oben waren und *wirklich alles* erlebt haben.

»Hallo, Darling«, ruft sie, als ich aus dem Taxi steige und sie auf beide Wangen küsse. Es ist kühl, und ihre Hände sind eiskalt, als sie mich umarmt. »Wir haben eine tolle Zeit vor uns«, sagt sie zu mir, während ich mein Gepäck aus dem Kofferraum hole und den Fahrer bitte, uns in einer Stunde abzuholen. »Ich will mich gleich ein bisschen ausruhen, aber zuerst müssen wir anstoßen«, sagt sie. Sie legt einen Arm um mich und führt mich in die Bar.

Die Bar ist unbeschreiblich hip. Es ist eng und dunkel, und das Ambiente wirkt auf durchaus glamouröse Art ein wenig schäbig. Wir bestellen zwei Bourbon on the rocks, stoßen an und kippen sie hinunter. Der Barmann schenkt uns ungebeten nach. Diesmal trinken wir langsamer.

»Den Champagner heben wir uns für später auf«, flüstert sie lachend mit ihrer rauen Stimme.

»Wie sieht der Plan aus?«, frage ich, während ich lächelnd an der Bar lehne.

»Marc Jacobs. Er hat angerufen und mich zu seiner Show eingeladen. Er ist ein richtiger Schatz. Ich kann es kaum erwarten, seine neue Kollektion zu sehen.«

»Fantastisch. Ich bin, wie du weißt, auch ein großer Fan von ihm«, sage ich, während die Spannung in mir steigt.

Egal, wie oft man schon dabei war, die New York Fashion Week ist immer etwas ganz Besonderes. Bei Marc Jacobs in der ersten Reihe zu sitzen ist so, als würde der Papst vorbeikommen, um gemeinsam mit einem das Abendgebet zu sprechen. Ich sehe mir Tantes Gesicht an, betrachte die wunderschöne Linie, die von ihrer perfekt geraden Nase zu ihren modisch geschwungenen Augenbrauen verläuft, und ich frage mich, wie es wohl sein mag, eine Hotline zu Größen wie Marc Jacobs zu haben. Wenn Physiker die Existenz von Paralleluniversen beweisen wollten, müssten sie sich nur unter die Elite der Mode- und Unterhaltungsindustrie mischen, um ihre Theorien bestätigt zu finden. Ich freue mich, dass ich hinter den himmlischen Vorhang schauen darf.

Unser Taxi fährt vor, also verlassen wir die Bar und begeben uns ins Hotel, um uns frisch zu machen.

»Okay, wir treffen uns in einer Stunde in der Lobby«, sagt Tante, mir zuwinkend, bevor sich die Fahrstuhltür vor ihr schließt.

Ich muss allein einchecken. Es ist ein komisches Gefühl, als man mir mein Zimmer zeigt und ich das luxuriöse Doppelbett sehe, in dem ich allein schlafen werde. Mit Einsamkeit kommt ein Gigolo nicht so oft in Berührung, besonders nicht in einem eleganten Hotelzimmer, das er sich niemals selbst leisten könnte. Aber bei der sexuellen Befreiung geht es nicht nur darum, sich lustvoll dem Sex hinzugeben, sondern auch darum, dass sich Frauen für platonische Beziehungen entscheiden können.

Ich habe eine Stunde Zeit und keine Lady, die ich befriedigen könnte, deshalb fühle ich mich ein wenig verloren und weiß nicht, was ich machen soll. Also hänge ich meinen Anzug auf den Bügel, damit sich die Falten glätten, und hüpfe unter die Dusche. Danach liege ich auf dem Bett und fühle mich ein bisschen einsam, weshalb ich Charlotte eine Nachricht schreibe. Wir hatten uns verabredet, um gemeinsam an einem Musikstück zu arbeiten, also schildere ich ihr meine Eindrücke von New York und wie diese uns musikalisch inspirieren könnten.

Sie antwortet sofort: »Klingt gut. Kann unsere Session kaum erwarten! x.«

Ich versuche, nicht über ihre unabsichtliche sexuelle Anspielung zu lächeln. Ich bin mir sicher, ihr käme es nie in den Sinn, dass man ihre Nachricht auch anders verstehen könnte, was ich absolut liebenswert finde.

Als ich so auf dem Bett sitze, stelle ich mir plötzlich vor, sie hier an meiner Seite zu haben. Ich vertreibe den Gedanken sofort wieder. Wäre ich der Typ Mann, der solche Beziehungen führt, würde ich jetzt nicht in New York sein und die Vergünstigungen genießen, die nur der Elite zuteil werden. Der romantische Gedanke an eine traute Zweisamkeit hat nicht mehr sehr viel Charme, sobald dabei meine beengte Londoner Wohnung ins Spiel kommt. Trotzdem verweile ich noch etwas dabei.

Eine halbe Stunde später klingelt das Hoteltelefon. »Ihr Auto ist da«, sagt der Concierge mit der Effizienz eines Androiden. Ich gehe zur Tür, und während ich das Zimmer verlasse, überprüfe ich noch schnell mein Aussehen. Die richtige Entscheidung, was man bei einer Fashionshow tragen soll, ist für Männer genauso schwierig wie für Frauen. Mein cremefarbener Zwei-Knopf-Anzug im Fischgrätenmuster sieht sehr elegant aus. Ich denke, er trifft genau den richtigen Ton – ein Blickfang, maßgeschneidert, aber nichts, was meine Begleiterin in den Schatten stellen würde.

Tante wartet bereits in der Lobby und trägt die atemberaubendsten schwarzen Lackleder-High-Heels von Marc Jacobs, die ich je gesehen habe. Ihre Haare sind im Stil von Jean Harlow gelockt und festgesteckt, und ihr schwarzes Kleid sitzt dermaßen knapp um die Hüften, dass ich mich frage, ob ich ihr irgendwann werde eine Mund-zu-Mund-Beatmung verabreichen müssen. Sie sieht einfach fantastisch aus.

Als der Wagen bei der Fashionshow vorfährt, liegt eine erwartungsvolle, knisternde Stimmung in der Luft. Eine Menschenmenge ist dort versammelt, und alle hoffen, einen Blick auf ihre Lieblingspromis werfen zu können. Die Paparazzi drängen sich ganz nach vorn, entschlossen, das perfekte Foto von den angesagtesten Stars zu machen. Ein roter Teppich führt zum Eingang, und eine wunderschöne PR-Frau mit einem Clipboard in der Hand wacht über ihn. Als wir an ihr vorbeigleiten, lächelt sie meine Begleiterin an und macht sich nicht einmal die Mühe, auf ihrer Liste nachzusehen. Ein Blitzlichtgewitter bricht über uns herein, während wir die Stufen zum Haupteingang hinaufsteigen. Ein Journalist des Senders E! hält uns an, um ein wenig mit uns zu plaudern. Ein Fotograf fragt mich nach meiner Modeikone.

Ich schaue Tante an, die lächelt und mir ein Zeichen gibt, dass ich antworten soll. Ich fühle mich ein wenig unwohl wegen der Aufmerksamkeit, die mir zuteil wird. Der Begleiterin die Schau zu stehlen gehört sich nicht für einen Gigolo. Ich nenne Tantes Namen und nicke in ihre Richtung. Sie lächelt und gibt mir zu verstehen, dass ich die richtige Antwort gegeben habe.

Beim Hineingehen erblicke ich eine berühmte Schauspielerin, eine zarte, erlesene Schönheit in den Dreißigern, bei der mir der

Atem stockt. Ich wende auf der Stelle meinen Blick von ihr ab. Auch wenn meine Beziehung zu Tante rein platonisch ist, wäre es unhöflich, eine andere Lady unverhohlen anzustarren – besonders eine solch exquisite. Aber als wir von einer kriecherischen PR-Frau zu unseren exklusiven Plätzen in der ersten Reihe geführt werden, hoffe ich doch, dass die Schauspielerin in unserer Nähe sitzen wird.

Wir nehmen Platz, und Tante plaudert mit mir ein wenig über die neue Kollektion, die wir gleich zu sehen bekommen werden. Ich widme ihr meine volle Aufmerksamkeit und kann mich deshalb nicht nach meiner Favoritin – ich nenne sie mal Promi X – umschauen. Neben uns sitzt eine andere Berühmtheit, schaltet sich in unsere Unterhaltung ein und lenkt mich von dem angehenden Objekt meiner Begierde ab.

Wir unterhalten uns über alltägliche Dinge, und wieder überkommt mich ein Gefühl der Surrealität. Die Atmosphäre in der ersten Reihe ist berauschend. Man glaubt, in seinem eigenen Lieblingsfilm zu sein, während man mit Stars redet, die eben noch nur in der eigenen Fantasie existierten.

Tante ist in ihre Unterhaltung vertieft, ich schaue auf und sehe geradewegs in die braunen Augen von Promi X. Sie hält meinem Blick einen Augenblick stand, lächelt schüchtern und sieht dann wieder runter auf das Programm, das sie vorher gelesen hat. Mir läuft ein kalter Schauer über den Rücken. Als Mann von Welt kann ich einen Blick in der gleichen Weise entschlüsseln, wie Francis Crick die DNA. Das war mehr als Freundlichkeit, da schwang definitiv eine elektrisierende Anziehungskraft mit. Außerdem nehme ich zur Kenntnis, dass sie allein ist, und ich spüre sofort, dass sie dringend auf meine Dienste angewiesen ist.

Ich schwöre mir, mich nicht von meinen derzeitigen Verpflichtungen ablenken zu lassen, bin aber ein wenig traurig, dass aus Promi X und mir nichts werden kann. Doch ich erlaube mir einen letzten, verstohlenen Blick in ihre Richtung. Sie sieht aus wie Schneewittchen – ihre pechschwarzen Haare rahmen das porzellanweiße Gesicht ein, und ihr einfaches fuchsiafarbenes, knielanges Kleid umspielt ihre schlanke Figur.

Als es losgeht und die Models an uns vorbeistolzieren, konzentriere ich mich auf den Laufsteg. Sie sind fast in Reichweite, während sie vorbeirauschen.

Danach springen wir in ein Taxi und brausen zur offiziellen Aftershowparty in einer trendigen Location. Bei unserer Ankunft herrscht dort das reinste Chaos: *Alle* wollen hinein, und die Schlange zieht sich fast einen ganzen Block entlang. Die armen Türsteher werden inständig angebettelt und angefleht. Wieder laufen wir an der Schlange vorbei. Die Türsteher und die Sicherheitsleute nicken sich fast unmerklich zu, und wir sind drin.

Von der Hitze und dem Krach im Raum bin ich sofort überwältigt. Der Club ist proppenvoll, überall stehen ausgelassene Modefreaks herum, die sich lautstark unterhalten. Eine in Schwarz gekleidete Kellnerin saust an uns vorbei, sie trägt ein Tablett voller Champagnercocktails herum, und ich schnappe mir zwei Gläser für Tante und mich.

»Cheers, Darling«, prostet Tante mir zu, und dann ruft sie über das Dröhnen der Menge hinweg: »Suchen wir uns einen Platz.«

Ich sehe mich um und entdecke einen Tisch, um den zehn muskulöse Bodyguards herumstehen. Hinter ihnen erkenne ich eine der jungen superdürren Unruhestifterinnen Hollywoods, die mit einer einzigen Freundin zusammensitzt und kostenlosen Champagner schlürft. Ich bin nicht scharf darauf, in ihr Territorium einzudringen. Wir kämpfen uns durch den Club und treffen zufällig eine junge PR-Mitarbeiterin von Marc Jacobs, die die Leute aus dem Weg scheucht, um einen Tisch für uns zu finden.

»So ist es besser«, seufzt Tante, als wir uns setzen und ein Tablett mit Sushi-Kanapees heranwinken.

Ich bin zu höflich, um die Höhe von Tantes Absätzen zu erwähnen, aber ich schätze, sie muss das Gefühl haben, als würde sie auf spitzen Stelzen herumlaufen. Wir versuchen uns zu unterhalten, doch die Musik ist einfach zu laut. Es wimmelt hier nur so von jungen Hipstern, die tanzen und lautstark lachen oder am Eingang in ihre Handys brabbeln. Wir treffen die weise Entscheidung, die Leute schweigend zu beobachten und den kostenlosen Champagner zu genießen. Nach fünf Minuten bekommt Tante eine SMS.

»Na endlich – Gott sei Dank«, schreit sie mir ins Ohr. »Lass uns gehen.« Ich sehe sie fragend an. »Es gibt noch eine *After*-Aftershowparty. Alle werden dort sein«, informiert sie mich.

Insgeheim habe ich indessen versucht, Promi X zu entdecken, hatte aber kein Glück. Deshalb horche ich auf, als Tante mir erzählt, dass es noch eine andere Party gibt. Es macht absolut Sinn: Nur ein publicityhungriger Star wie die Superdürre begibt sich auf eine Party, die so auffällig und verrückt ist wie diese.

Wir begeben uns zum Ausgang, und ein Türsteher ruft uns ein Taxi. »Zum Mercer Hotel, bitte«, sagt Tante.

Ich versuche, ruhig zu bleiben, aber ich bin zu aufgeregt.

Die After-Aftershowparty und die Party, die wir gerade verlassen haben, könnten wohl kaum unterschiedlicher sein. Hier ist die Atmosphäre locker und relaxt. Die Reichen und Berühmten liegen auf bequemen Sofas zwischen Bücherregalen und unter schmeichelhafter Hintergrundbeleuchtung herum. Auf den Eichenholztischen präsentiert sich unglaublich teurer Champagner, an dem sich jeder bedienen darf.

Gleich beim Eintreten sehe ich Promi X mit einer jungen Frau an der Bar stehen. Wieder begegnen sich unsere Blicke. Dieses Mal ist die Spannung unverkennbar. Nach ein paar Sekunden wendet sie ihren Blick ab, aber ohne die schüchterne Unterwürfigkeit von vorhin. Ich bin ganz hingerissen und versuche, mich wieder zu fangen.

»Alles in Ordnung?«, fragt Tante listig lächelnd.

Sie hat mich eiskalt erwischt, und ich könnte mir wegen meiner Gedankenlosigkeit in den Hintern beißen. Tante ist taktvoll und erwähnt nicht, wer oder was mich abgelenkt hat. Wir setzen uns, öffnen eine Flasche Champagner, plaudern ein wenig über die Show und beraten, welche der Outfits Tante sich zulegen sollte.

Zwanzig Minuten später kommt das Mädchen auf uns zu, das sich vorhin mit Promi X unterhalten hat. Ich glaube, dass sie geradewegs an uns vorbeilaufen wird, aber sie bleibt genau vor mir stehen. »Komm auf eine Zigarette mit nach draußen«, bittet sie mich – fast im Befehlston.

Ohne nachzudenken, antworte ich: »Sorry, ich rauche nicht.«

»Komm *trotzdem* mit«, sagt sie, drängender.

Ich bin völlig verwirrt, da erhasche ich ihren Blick. Mir wird klar, dass sie mich nicht fragt, sondern es mir *befiehlt*. Ich habe keine Wahl. Hier wird ein Plan ausgeführt, aber ich bin mir über diesen noch nicht sicher.

Bevor ich reagieren kann, antwortet Tante für mich: »Ich bin müde und fahre zurück ins Hotel. Bleib du hier und genieß die Party – und deine *Zigarette*«, sagt sie mit einem Augenzwinkern wie eine nachsichtige Mutter.

Ich bestehe darauf, Tante zu ihrem Wagen zu bringen, und begebe mich dann in den Raucherbereich. Das Mädel erscheint an meiner Seite, zündet sich eine Zigarette an und beginnt einen Small Talk über die Show. Nach zehn Minuten frage ich mich, ob ich die Sache falsch verstanden habe. Dann kommt Promi X durch die Tür. Die Lichter von drinnen formen fast einen Heiligenschein um sie herum. Mit graziös wiegenden Hüften kommt sie auf uns zu und nimmt eine Zigarette aus ihrer Designertasche. Ohne zu zögern hole ich mein Feuerzeug hervor, das ich für solche Anlässe immer bei mir habe, und gebe ihr Feuer. Das ist schon fast postmodern: Ich zünde einem Filmstar die Zigarette an, eine Szene, die aus einem Film stammen könnte.

Sie nickt dem Mädchen zu, die dies offensichtlich als Zeichen versteht, dass sie gehen soll. »Das ist meine Assistentin, ein reizendes Mädchen«, sagt sie, bevor sie mir ihre kleine, milchweiße Hand gibt, um sich vorzustellen. Ganz wie ich vermutet hatte, war das ein abgekartetes Spiel.

Ich versuche, Ruhe zu bewahren. Für einen Gigolo ist das hier wie für einen Soldaten, der noch nie im Krieg war und zum ersten Mal richtige Schüsse hört.

»Freut mich, dich kennenzulernen. Wie hat dir die Show gefallen?«, frage ich. Die erste Regel im Umgang mit Prominenten lautet: Wenn möglich, sollte man über eine gemeinsame Erfahrung sprechen. So vermittelt man auf subtile Weise den Eindruck, dass man auf gleicher Augenhöhe ist. Unter keinen Umständen sollte man als Fan aus der breiten Masse rüberkommen.

»Absolut wunderbar – ich vergöttere Marc«, sagt sie sanft, während sie Blickkontakt hält und spielerisch lächelt.

Während sie weiter über die Show spricht, bin ich fasziniert von ihren kleinen Rosenlippen.

Innerhalb der nächsten Stunde gehen wir wieder hinein. Wir reden über dies und das – über alles, über Mode und darüber, wo man frühmorgens auf dem Broadway gute Bagels kaufen kann. Was wir *nicht* erwähnen, ist ihr Superstarstatus und dass ich sie schon unzählige Male im Kino gesehen habe oder dass sich ihr Vermögen auf Millionen beläuft.

Als sich der Abend seinem Ende nähert, wird unsere Körpersprache deutlicher. Ich habe zwar das Gefühl, dass alles möglich ist, aber ich kann kaum glauben, dass es wirklich passieren wird. Ohne überheblich sein zu wollen, würde ich mir diese Gelegenheit, von der jeder Gigolo träumt, nur ungern durch die Lappen gehen lassen.

Am anderen Ende des Raumes verabschieden sich die Leute, und Küsschen fliegen durch die Luft. Plötzlich taucht ein anderer Gigolo auf der Bildfläche auf, der versucht, in mein Gebiet einzudringen. Er ist ein ganz anderer Typ als ich – gestählte Muskeln und unnatürlich weiße Zähne. Sogar sein enges weißes T-Shirt bedient ein Klischee. Er stößt mich fast mit dem Ellenbogen weg und beginnt, ganz offen mit Promi X zu flirten. Seine Sprüche sind dermaßen geschmacklos, dass man sie nicht einmal gut gewürzt ertragen könnte. Ich weiß, dass ich nichts zu befürchten habe – hier in Amerika sind die Reize eines englischen Gentleman-Gigolos begehrter als das unverfrorene, flegelhafte Benehmen seines Yankee-Gegenstücks.

»Warum verschwindet er nicht?«, sagt Promi X lautlos zu mir und rollt dazu theatralisch mit den Augen.

Daraufhin greife ich ein und rette sie vor seiner Schleimerei. Als er einsam und verlassen weggeht, wirft mir Promi X einen provokativen Blick zu und sagt: »Hey, jetzt sind nur noch wir beide übrig. Ich habe viel Champagner in meinem Zimmer – warum kommst du nicht mit nach oben und hilfst mir, ihn zu trinken?«

Ich nicke zustimmend und lächle sie an. In solch einer Situation ist man wie ein Surfer. Auf einem Wellenkamm denkt man nicht darüber nach, was man tut, man paddelt einfach weiter.

Wir gehen zum Fahrstuhl, und ich schaue mich absichtlich nicht danach um, ob es jemand bemerkt hat, dass wir gemeinsam verschwinden. Aber ich bin mir sicher, dass es zur Kenntnis genommen wurde. Weil ich mir vorstellen kann, wie kompliziert ihr Leben ist, möchte ich keine Zaungäste bei unserer Begegnung haben.

Auf dem Weg nach oben überrascht sie mich erneut mit ihrem professionellen Charme. Normalerweise bin ich derjenige, der das Gespräch am Laufen hält, aber hier achtet sie darauf, dass keine peinlichen Pausen entstehen. Ich schätze, diese Fähigkeit hat sie sich bei der Arbeit an den verschiedenen Filmsets angeeignet. Bei jedem Projekt ist es doch so, als wäre sie die Neue an der Schule, auch wenn sie vermutlich immer alle mögen. Als wir ihr Hotelzimmer betreten, habe ich den Eindruck, als käme ich in ein Wunderland. Es ist sehr modern und sauber, dezent luxuriös mit beige- und cremefarbener Ausstattung und Polstermöbeln. Durch die Tür zu meiner Linken entdecke ich eine riesige Wanne in dem mit Marmor verkleideten Bad. Sie sieht aus, als wäre sie direkt aus dem antiken Rom importiert worden.

Promi X gibt mir ein Zeichen, dass ich mich in den Ledersessel vor den großen Schreibtisch setzen soll. Dann schlendert sie mit einer Flasche Champagner zu mir her.

»Mein Gott, ich habe so viel getrunken, dass ich das Gefühl habe, ich verwandle mich in Withnail – bald werde ich Frostschutzmittel trinken«, scherze ich, als sie mir ein Glas einschenkt.

»Das ist mein Lieblingsfilm«, verkündet sie lachend. »Sie sind betrunken«, zitiert sie herausfordernd eine Zeile aus *Withnail and I* und schielt mich dabei komödiantisch an.

»Ich kann Ihnen versichern, dass ich das nicht bin, Officer. Ehrlich, ich hatte lediglich ein paar Bierchen«, gebe ich zurück. Ich versuche, dabei so gut wie möglich Richard E. Grant zu imitieren, und füge dann hinzu: »Tatsächlich geraten wir in den Sog des Verderbens.«

»Ich brauch etwas zu trinken. Ich *verlange* sofort etwas zu trinken«, lallt sie scherzhaft, die Champagnerflasche schwingend und lachend.

»Ich muss dich haben. Darum scheue ich auch diesen Einbruch nicht, nein«, sagt sie plötzlich. Sie lehnt sich vor und streichelt meine Hand, während sie eine verstörend gute Imitation von Onkel Monty aus dem Film hinlegt.

Ich antworte anzüglich mit einem weiteren Satz von ihm: »Ihr müsst zugeben, es liegt etwas, ein *je ne sais quoi*, in der Erscheinung einer festen, jungen Karotte.«

Sie lacht sich schief und krumm, und auch ich fange an zu kichern.

»Das ist so lustig«, sagt sie. »Ich liebe diesen Film über alles. Ich glaube, ich habe ihn fünfzig Mal oder so gesehen. Und ich liebe es, dass auch *du* diesen Film liebst.«

Ich lächle sie an, eine sexuelle Spannung liegt in der Luft.

»Hol noch eine Flasche Champagner aus dem Bad. Sie steht in einem Kühler in der Wanne«, bittet sie mich, während sie ihre Beine übereinanderschlägt, sodass ich ihre superdünnen Knöchel bemerke. Sie hat sich nach der Show umgezogen und trägt jetzt ein kurzes schwarzes Cocktailkleid.

Ich schlendere ins Bad, und als ich mit der Flasche in der Hand wieder ins Schlafzimmer zurückkomme, sitzt sie nicht mehr auf dem Schreibtisch, sondern mit einem unergründlichen Gesichtsausdruck auf dem Bett. Ich schenke uns nach, will aber nichts überstürzen und begebe mich deshalb wieder in den Sessel.

»Du bist also Musiker?«, fragt sie.

»Pianist«, antworte ich. Ich weiß nicht, wohin das Gespräch führen soll. Ich habe ihr bereits erzählt, dass ich Musik studiert habe, aber sie ist nicht näher auf das Thema eingegangen.

»Du musst sehr geschickte Finger haben«, sagt sie flirtend. »Sie sind bestimmt gut trainiert.«

»Sie werden steif, wenn ich lange spiele«, sage ich, meinen Champagner schlürfend und mit einem Finger an das Glas klopfend.

»Ich habe Massieren gelernt. Ich kenne alle Akupressurpunkte. Komm her, ich schau mal, ob ich deinen Fingern was Gutes tun kann.«

Ich ziehe mein Jackett aus und gehe zum Bett. Sie sieht unglaublich elegant aus, wie sie so daliegt, meine Hand ergreift und mich zu sich zieht. Sie legt ihre Hände auf meine Schultern und drückt mich sanft runter, sodass ich jetzt dort sitze, wo sie eben noch war.

»Gib mir deine Hand«, fordert sie und nimmt meine Linke zwischen ihre zarten Finger.

Sie hat nicht gelogen, was das Massieren angeht. Mir wird langsam ein wenig schwindlig, und dann fühle ich mich unheimlich relaxt. Ich schließe meine Augen und gebe unabsichtlich einen tiefen Seufzer von mir.

»Fühlt sich das gut an?«, fragt sie.

»Unglaublich gut«, antworte ich. »Du musst heilende Hände haben.«

»Zieh dein Hemd aus und leg dich hin«, befiehlt sie mir. »Ich massiere dir den Rücken.«

Langsam knöpfe ich mein Hemd auf, während sie mich unbeirrt ansieht. Der Rollentausch ist außergewöhnlich. Sie verführt mich mit all den Tricks, die Männer normalerweise anwenden.

Ich lege mich auf den Bauch, und sie setzt sich auf meinen unteren Rücken. Als ich meinen Kopf zur Seite drehe, sehe ich in dem großen Spiegel dem Bett gegenüber, dass ihr Kleid hoch gerutscht ist. Nach zehn Minuten puren Glücks weist sie mich an, mich umzudrehen, greift an meine Gürtelschnalle und öffnet sie mit unanständig leuchtenden Augen.

Ich schnappe nach Luft, als sie anfängt, mir einen zu blasen, und mich mit ihren großen braunen Augen ansieht. Ein paar Minuten später ändert sie ihre Technik, die sanfte Liebkosung mit der Zunge wird von einem aggressiveren Saugen abgelöst. »Magst du es lieber so?«, fragt sie und wendet dann wieder die erste Methode an. »Oder so?«

»Ist beides toll«, sage ich – meine Stimme ist ein Piepsen. Ich kann nicht glauben, was hier gerade passiert, und mich überkommt eine Mischung aus Schock und Freude. Es geschieht nicht oft, dass ein Filmstar seine Oraltechnik an mir überprüft. Ich bete still zu Gott und denke, falls er für mich einen frühen Abgang geplant hat, wäre dies der perfekte Moment.

So schön der Augenblick auch ist, ich habe das Gefühl, dass ich etwas zurückgeben muss. Ich drehe sie sanft um, sodass sie jetzt auf dem Bett liegt, und fange an, meine Oraltechnik an ihr auszuprobieren. »Und wie hast *du* es am liebsten?«, frage ich und sehe hoch.

»Oh Gott, auf jede Weise. Es fühlt sich *so* gut an«, stöhnt sie.

Nach fünf Minuten fleht sie mich an, in sie einzudringen. Wir haben den wahnsinnigsten, lautesten Sex, den ich je hatte. Im Schlafzimmer ist ihre Darbietung genauso hypnotisierend wie auf der Leinwand: Sie gibt wirklich alles, windet sich, krümmt den Rücken und bettelt lauthals nach mehr. Als sie kommt, schreit sie so laut, dass ich befürchte, wir werden wegen Ruhestörung des Hotels verwiesen – bis mir einfällt, wer sie ist.

Danach schlafen wir Arm in Arm ein. Ich lächle in mich hinein, weil ich nun doch nicht allein in einem riesigen Hotelbett schlafen werde, was einem Gigolo wie Arbeitslosigkeit vorkommen muss.

Das Klingeln des Telefons weckt mich, und für eine Sekunde bin ich orientierungslos und frage mich, wo ich bin. Dann schaue ich zur Seite und blicke in das wunderschöne, engelsgleiche Gesicht eines Filmstars neben mir im Bett. Besser kann man aus einem Traum nicht erwachen, denke ich bei mir.

Promi X geht verschlafen ans Telefon, dann lächelt sie mich an. »Meine Limo holt uns in zwanzig Minuten ab. Ich muss zu einem Termin, und mein Fahrer kann dich an deinem Hotel absetzen«, sagt sie und streichelt dabei mein Bein.

Wir küssen uns und gehen dann gemeinsam unter die Dusche.

»Ich würde gern den ganzen Tag hier bleiben«, flüstert sie mir zu, als sich die Atmosphäre aufheizt, »aber meine Arbeit kommt an erster Stelle.«

Als Gigolo verstehe ich das natürlich. Ich bin nicht hier, um noch mehr Verpflichtungen zu schaffen; ich bin hier, um den Druck zu lindern.

Als wir wieder im Schlafzimmer sind, klingelt mein Handy. Promi X schnappt es sich und meldet sich mit einem schelmischen Lächeln. Sie ist daran gewöhnt, zu tun und zu lassen, was sie will. »Hallo, Prinzessin«, sagt sie lachend.

Ich sitze kerzengerade da und versuche, meine Gedanken zu ordnen. Sie ist an *mein* Telefon gegangen, scheint den Anrufer aber zu kennen. »Natürlich. Mein Fahrer wird ihn dort absetzen«, sagt sie, dann reicht sie mir das Telefon.

»Hallo, Darling, hattest du Spaß?« Es ist Tante.

Ich lache und bestätige, dass ich Spaß hatte. »Kennt ihr euch?«, frage ich ungläubig.

»Natürlich. Ich kenne *jeden*«, antwortet Tante. »Wie auch immer, ich muss heute Nachmittag abreisen. Ein geschäftlicher Termin. Lass uns zusammen Mittag essen gehen, bevor ich los muss.«

Offensichtlich teilt die A-Prominenz gern, und Promi X lächelt mich geheimnisvoll an, als ich das Telefonat beende und auf dem Bett sitze wie eine moderne Geisha, die von einem Geschäftsmann zum nächsten weitergereicht wird.

»Lass uns heute Abend ausgehen«, sagt Promi X zu mir. »Ich muss mich mit einem befreundeten Filmproduzenten und seiner Freundin treffen. Wir können ein Doppel-Date daraus machen.« Sie kritzelt ihre Nummer mit einem Bleistift auf einen Notizzettel des Mercer Hotels und gibt ihn mir.

Zehn Stunden später stehe ich im Treppenhaus ihres Apartments, und der Concierge betrachtet mich misstrauisch. Ich richte den Kragen meines grünen Tweed-Sakkos und gebe ihm die Nummer des Apartments an, zu dem ich möchte. Sein Verhalten ändert sich schlagartig, als er den Namen von Promi X nennt und herzlich lächelt.

Als er mich im Lift nach oben fährt, muss ich darüber schmunzeln, dass Promi X letzte Nacht im Mercer Hotel übernachtet hat, obwohl sich ihr Luxusapartment nur ein paar Blocks entfernt befindet. Es sieht so aus, als ob auch die Superreichen gern Gratisgeschenke annehmen. Ich weiß, dass sie dafür bezahlt wird, bei Fashionshows hübsch auszusehen und in der ersten Reihe zu sitzen, um das Medieninteresse zu garantieren, aber ich hätte nicht gedacht, dass sie eine kostenlose Hotelübernachtung von ihrem eigenen Bett weglocken könnte.

Ihre Tür steht offen, also trete ich ein. Beim Anblick ihres Zuhauses fällt mir beinahe die Kinnlade runter. Es ist geräumig, und es gibt einen dunkelbraunen Parkettfußboden und viele teuer aussehende Kuriositäten und Antiquitäten. An einer Wand lehnt eine akustische Gitarre, ich nehme sie in die Hand und bringe ihr ein Ständchen.

»Wer ist da?«, ruft Promi X aus einem anderen Zimmer mit ihrer sexy rauchigen Stimme.

Ich bin verwirrt – sie hat mich doch hergebeten. Ich spiele weiter, und sie kommt herein. Sie sieht ein wenig überrascht aus.

»Du hast mich gebeten, dich hier abzuholen«, erinnere ich sie.

»Oh ja, natürlich«, sagt sie lächelnd, aber da ist ein seltsam leerer Ausdruck in ihren Augen. Dann ist sie wieder ganz sie selbst, die schöne, witzige Frau, mit der ich die letzte Nacht verbracht habe – als ob jemand einen Schalter umgelegt hätte. Sie kommt zu mir und gibt mir einen langen Kuss, dann fängt sie an, mein Hemd aufzuknöpfen. »Zieh dich aus«, sagt sie und bittet mich dann, in ihrem Bett auf sie zu warten.

Ich frage mich, ob wir überhaupt ausgehen werden, oder ob das nur ein Trick war, um mich herzulocken. Nicht, dass sie das nötig gehabt hätte. Ich hätte nichts lieber getan, als mich als männliches Päckchen zustellen zu lassen. Ich warte im Bett, und sie verschwindet für eine Ewigkeit im Bad.

Als sie erscheint, bin ich überrascht, sie angezogen und ausgehfertig zu sehen. »Oh, wir sind spät dran«, sagt sie zerstreut, und dann legt sie sich angezogen zu mir ins Bett und streichelt meine Brust. »Du ziehst dich besser an. Ich habe gesagt, dass wir vor einer halben Stunde dort sein würden.«

Während ich mich wieder anziehe, versuche ich, mich nicht zu fühlen wie ein weiteres schönes Accessoire, mit dem sie spielt, und zwinkere ihr flirtend zu. Sie setzt eine große Wollmütze und eine Sonnenbrille auf, damit sie unerkannt bleibt, wenn wir ausgehen.

Als wir zum Auto laufen, scheint sie ein bisschen geknickt zu sein. Der Fahrer hält ihr die Tür auf, und sie steigt mit einem versonnenen Blick ein.

»Du bist wunderschön«, sagt sie plötzlich zu mir. »Ich mag auch deinen Stil«, fügt sie hinzu, während sie sehnsüchtig aus dem Fenster guckt. Ich bedanke mich, erwidere ihr Kompliment und sage ihr, dass sie einen unglaublichen Stil hätte. Sie lächelt erschöpft wie jemand, der schon Millionen solcher Komplimente bekommen und keins ernst genommen hat.

»Wegen meiner Berühmtheit ist es sehr schwer für mich, eine Beziehung zu führen«, beichtet sie mit einem Hauch von verschwörerischer Kameradschaft. »Ich schätze, für jemanden wie dich wird es wohl auch nicht einfach sein. Was natürlich andere Gründe hat. Ich hatte mal einen Freund, einen Musiker. Ich habe gedacht, er würde mich wirklich lieben«, fährt sie fort, während sie aufgewühlt mit ihrem Ring spielt. »Wir haben zusammengewohnt, als Paar gelebt – all die normalen Dinge getan, wie sich gegenseitig Frühstück machen, im Supermarkt Lebensmittel kaufen, abends im Pyjama DVDs gucken. Eines Tages habe ich dann mitbekommen, wie er mit einem Freund telefonierte. Er lachte und brüstete sich förmlich damit, dass er an etwas Großem dran sei, als ob ich ein Goldesel wäre. Du kannst dir sicher vorstellen, wie sehr das wehgetan hat.« Sie sieht unheimlich traurig aus.

»Das ist schrecklich«, sage ich besorgt. Ich bin wirklich schockiert. Ich verabscheue Täuschungen. Wenn ich solche Geschichten höre, habe ich das Gefühl, dass mein Beruf zumindest ehrenhaft ist, denn die Absichten beider Parteien sind von Anfang an klar.

»Bei dir weiß ich wenigstens, woran ich bin«, sagt sie, als hätte sie meine Gedanken gelesen. Sie lehnt ihren Kopf an meine Schulter, ihre weichen schwarzen Haare kitzeln mich am Hals.

In dem Restaurant kommt eine Kellnerin auf uns zu und schwärmt, wie sehr sie die Filme von Promi X mag. »Oh, danke, das ist wirklich nett«, erwidert Promi X liebenswürdig. Dann bestellt sie sich einen Martini Sour und sagt zu dem Mädchen: »Je saurer, desto besser.«

Der Filmproduzent kommt an und schüttelt mir kräftig die Hand. Taktvoll vermeidet er die Frage, wer ich bin und was ich mit Promi X zu tun habe. Der Abend verläuft angenehm, wir unterhalten uns über Filme, Anekdoten vom Set und Klatsch über andere Stars. Schließlich traut sich der Produzent, mich zu fragen, ob ich Schauspieler sei. Als ich verneine, ist er sichtlich erleichtert. Ich schätze, für eine berühmte Schauspielerin in den Dreißigern sind Möchtegern-Schauspieler in den Zwanzigern, die alles tun würden, um ihre Karrieren in Schwung zu bringen, ziemlich gefährlich.

Nachdem die Rechnung bezahlt ist – Promi X hat das diskret übernommen –, lädt uns der Produzent noch zu einer Branchenparty ein.

»Oh nein, ich hasse solche Veranstaltungen«, jammert Promi X. Sie wendet sich zu mir und sagt: »Gehen wir zu mir und schauen DVDs. Ich war mal im Oscar-Komitee, also besitze ich jeden Film, der je veröffentlicht wurde.«

»Aber am wichtigsten ist *Withnail and I*«, sage ich lachend und lege einen Arm um ihre schmale Taille. Ich finde es ziemlich abgefahren, dass sie ihre DVDs nicht von Amazon geliefert bekommt, sondern direkt vom Oscar-Komitee.

Ich halte ein Taxi an, wir steigen ein und winken dem Produzenten und seiner Freundin zum Abschied zu. Die Laune von Promi X hat sich enorm verändert. Sie ist fröhlich, ausgelassen und aufgeregt. Sobald die Taxitür zu ist, drückt sie mich förmlich in meinen Sitz und gibt mir einen langen, intensiven Kuss.

»Sprich mit mir in Englisch«, bittet sie mich.

»Ich spreche Englisch«, sage ich verwirrt.

»Nein! Ich meine, auf diese drollige britische Art, mit all den lustigen Ausdrücken.«

»Ich finde dich recht famos«, flüstere ich ihr mit einem lächerlich übertriebenen britischen Akzent ins Ohr. »Ich hätte durchaus Lust, mit dir zu poppen.«

Sie quiekt und lacht, lässt den Kopf auf meine Knie fallen, ihre Schultern zittern. »Echt witzig. Du klingst wie Dick van Dyke«, sagt sie lachend und sieht mich an.

Ich bin froh, dass sie sich amüsiert und ich sie aus ihrer melancholischen Stimmung geholt habe, aber langsam mache ich mir Sorgen wegen ihrer Stimmungsschwankungen. Eine Regel des Gigolo-Daseins lautet, dass man sich nie mit jemandem einlassen soll, der nicht stabil genug ist, um damit umzugehen – Promi oder nicht. Ich habe das Gefühl, dass sie verwirrt und eher auf der Suche nach Liebe ist als nach einem unkomplizierten Abenteuer.

Wir fahren wieder zu ihrem Apartment und haben erneut energetischen Sex. Sobald ich nackt bin, ist sie wieder äußerst herrisch, was ich an Frauen mag, und ich habe das Gefühl, dass meine Bedenken unbegründet waren. Gerade als ich kurz vor dem Höhepunkt bin, flüstert sie mir jedoch ins Ohr und bettelt: »Komm in mir.«

Safer Sex ist selbstverständlich für einen Gigolo, und ein »Gigolo-Baby« wäre undenkbar. Ich habe das seltsame Gefühl, dass das hier keine Kamikaze-Einstellung zu Safer Sex ist, sondern eine leichtsinnige Runde Fruchtbarkeits-Roulette. Zum Glück für Promi X bin ich nicht daran interessiert, einen Goldesel zu haben – auch wenn dessen DNA zur Hälfte von mir stammen würde. Ich lehne höflich ab.

Diese Zurückweisung scheint einen Zusammenbruch hervorzurufen. »Ich bin doch auch nur ein Mädchen, das gut in seinem Job ist«, schluchzt sie. Sie beklagt sich über die Schattenseiten des Ruhms. »Ich kann niemandem vertrauen. Ich bin nicht verheiratet, habe keine Kinder, ich kann nicht mal einkaufen gehen, ohne von den Paparazzi belästigt zu werden.« Sie reibt sich die Augen und verschmiert ihre schwarze Wimperntusche im ganzen Gesicht. Ich umarme sie sanft und wiege sie in meinen Armen, bis sie nicht mehr weint.

»Du solltest ein wenig schlafen«, sage ich zärtlich. Sie nickt, sieht ganz verheult aus. Ich trage sie zu dem riesigen Bett und decke sie zu. »Ich denke, ich sollte jetzt gehen.«

Wieder nickt sie und schnieft in ihr Kissen. Es ist furchtbar, ihren Schmerz mitansehen zu müssen und ihre Maske fallen zu sehen. Ich weiß, dass sie mir am nächsten Morgen dafür nicht danken wird.

Ich verlasse das Apartment und laufe die Straße entlang, mache mir Sorgen darüber, was wohl aus ihr werden wird. Aber ich weiß, dass ich nichts für sie tun kann. Mein Handy klingelt. »Ich bin im Bett. Komm und kuschle mit mir«, sagt sie mit gedämpfter Stimme.

»Wenn du das *wirklich* möchtest, komme ich«, sage ich zu ihr, »aber ich denke, es ist besser, wenn du dich erst einmal richtig ausschläfst.«

»Du hast recht. Ich muss morgen früh arbeiten. Ich muss *immer* arbeiten.«

Ich will etwas Tröstendes sagen, aber die Leitung ist tot.

Sieht so aus, als würde ich nun doch eine Nacht allein in einem Hotelbett verbringen. Ich grübele über das nach, was gerade passiert ist. Eine Affäre mit einem Hollywoodstar wäre vielleicht verlockend, aber ich vermisse meine gängigen Klientinnen, die mich schamlos ausnutzen in dem Wissen, dass sie irgendwann ihr Happy End finden werden. Wie sich herausgestellt hat, ist das Goldfischglas des Ruhms für manch einen ein Gefängnis.

Am nächsten Morgen habe ich eine ausschweifende, zehnminütige Nachricht von Promi X auf meiner Mailbox, die wie folgt beginnt: »Es tut mir leid. Ich weiß, dass ich schwierig bin, aber ich möchte dich *wirklich* gern wiedersehen ...«

Ich bin versucht, sie zurückzurufen, aber mir ist klar, dass ein Gigolo nicht die richtige Person ist, um ihre emotionalen Probleme zu lösen. Also gehe ich zu meinem New Yorker Lieblingsblumenladen und kaufe einen Strauß Narzissen. Ich erinnere mich daran, dass sie einfache Blumen lieber mag als die teuren Bouquets, die sie normalerweise bekommt. Auf die Karte schreibe ich ein weiteres Zitat aus *Withnail and I*: »Auch eine stehen gebliebene Uhr zeigt zweimal am Tag die richtige Zeit an.«

Ich weiß, dass sie verstehen wird, was ich damit sagen will. Wie bei *Withnail and I* gibt es immer Augenblicke, die perfekt sind, auch bei den ungewöhnlichsten Paarungen. Sie können nur nicht ewig dauern.

Kapitel 7

Die Zusammenkunft der Dandys

Als ich wieder in England bin, hat sich die Neuigkeit von meiner Affäre bereits herumgesprochen. Ganz ehrlich, Klatsch verbreitet sich im Gigolo-Buschfunk schneller als mit Lichtgeschwindigkeit. Meine Mailbox ist verstopft, Freunde wollen wissen, ob an den Gerüchten etwas dran ist. Wenn ich ein Unternehmen wäre, das gerade an die Börse geht, würden alle »Kaufen« schreien und einen Anteil an mir erwerben wollen. Aber nur eine Nachricht bleibt mir im Gedächtnis: die leise, einsame Stimme von Charlotte, die sagt, dass sie noch zehn Minuten im Literary Café auf mich warten wird. Wir sind verabredet gewesen, aber durch das Drama um meine Begegnung mit einem Star hatte ich das völlig vergessen.

Ich fühle mich wie ein richtiger Scheißkerl, und plötzlich überkommt mich die Angst, ihre Freundschaft für immer verloren zu haben. Ich habe ihr mehrere Entschuldigungen hinterlassen, aber sie hat auf keinen meiner Anrufe reagiert. Charlotte ist keine Frau, die damit klarkommt, vernachlässigt zu werden. Es ist seltsam, dass es zwischen uns undefinierte Grenzen zu geben scheint, von denen ich gerade unabsichtlich eine übertreten habe, ohne genau zu wissen, warum oder wie. Ich schätze, so werden richtige Beziehungen geführt. Oft denke ich, dass die Leute diese unnötig verkomplizieren, und ich kann nicht begreifen, wie es so eine Häufung von Fehlern und Missverständnissen geben kann.

Jetzt verstehe ich es allerdings. Beruflich würde ich eine Klientin niemals enttäuschen. Hier herrscht völlige Klarheit über die Vereinbarung. Aber private Beziehungen, sogar die Freundschaft mit Charlotte, sind so viel undurchsichtiger. Als mir klar geworden ist, dass ich ein Idiot war, habe ich mich übermäßig entschuldigt und denke als Mann natürlich, dass sie mir jetzt vergeben wird und wir uns einfach neu verabreden können. Aber wenn ich die Sache aus der Gigolo-Perspektive betrachte, verstehe ich, wie sehr ich sie beleidigt habe.

Nach all dem Drama und der Aufregung des Wochenendes fühle ich mich ungewöhnlich einsam in meiner kleinen Wohnung, und erst recht nach dem, was mit Charlotte passiert ist. Ich möchte nichts lieber, als rüber ins Literary Café gehen und hallo sagen, aber ich will mich nicht aufdrängen.

Zum Glück brauche ich nicht die ganze Zeit hier zu sitzen und meinen Gedanken nachzuhängen, denn heute Abend findet die Zusammenkunft der Dandys statt. Bei dem Treffen, das dieses Mal ich organisiere, kommen alle Dandys Londons zusammen. Ich freue mich immer auf diese Treffen. Es macht Spaß, die Geschichten der anderen anzuhören und selbst ein bisschen Dampf abzulassen. Unsere Leben bestehen aus gesellschaftlichem Trubel, sind voller Glanz und Intrigen, aber ich bin mir zunehmend bewusst, dass das Gigolo-Dasein auch sehr einsam sein kann. Normalerweise sind wir mit unseren Ladys in der Stadt unterwegs, wenn sich unsere Wege kreuzen, können uns also nicht richtig unterhalten. Und wenn man mal etwas Zeit hat, wie ich gerade, ist keiner da, mit dem man sie verbringen könnte.

Der heutige Abend wird aber etwas ganz Besonderes werden – und nicht nur, weil ich sozusagen der heimgekehrte Held bin. Wir haben einen Ehrengast aus Amerika: den unwiderstehlichen Gigolo ZZ (ausgesprochen: Sie Sie) aus Miami. Allein der Gedanke an ihn zaubert ein breites Grinsen auf mein Gesicht. ZZ ist einer der erfolgreichsten Gigolos überhaupt und außerdem einer der unkonventionellsten. Im Grunde ist es eine Voraussetzung für einen Gigolo, groß zu sein und gut auszusehen. Das suchen die Frauen, wenn sie sich auf ein Abenteuer einlassen. ZZ ist mit seinen 1,57 Meter allerdings eher Ben Stiller als Ben Affleck. Den Mangel macht er jedoch durch seine Persönlichkeit wett. Er besitzt so viel Charisma, dass er die Hälfte davon für wohltätige Zwecke spenden könnte und immer noch der witzigste Mann wäre, den ich jemals kennengelernt habe. Ich rede nicht davon, dass er geistreich oder humorvoll ist. Wie bereits erwähnt, wird von jedem Gigolo erwartet, dass er seine Lady zum Lachen bringt. Mürrisch zu sein macht sich nicht gut. Aber ZZ spielt in einer anderen Liga: Er besitzt einen verrückten, irrsinnig komischen, unorthodoxen Sinn für Humor. Gern verkleidet er sich mit albernen Kostümen und bringt die Frauen nicht einfach nur zum Lachen, sondern zum albernsten, verrücktesten, beglückendsten, befreiendsten Höhepunkt ihres Lebens. Manchmal kann man es leicht als Lüge enttarnen, wenn Frauen behaupten, dass sie lieber einen Mann mit Humor als mit einem hübschen Gesicht wollen, aber ZZ ist der Beweis, dass es wirklich so sein kann.

Besonders gut kommt er bei Karrierefrauen an. Je mächtiger die Frau ist, desto süchtiger wird sie nach ZZ. Im Büro muss sie ernst sein, um voranzukommen und den Stress zu überstehen, und ZZ bietet eine erfrischende Abwechslung dazu. Außerdem ist die Hauptzutat für heißen Sex die Fähigkeit, sich entspannen zu können. Das kann sich als schwierig erweisen, wenn man die Woche damit verbracht hat, zehn Stunden am Tag in einer spannungsgeladenen Umgebung zu arbeiten. Oft reicht es als Ventil, in Gesellschaft eines Gigolos zu sein, ohne Druck und Verpflichtungen. Aber manchmal, wenn sie sich wirklich mächtig über etwas aufgeregt hat, kann nur der Zauber von ZZ die innere Ruhe zurückbringen und die Frau wieder zu einem sexbegierigen, rücksichtslosen, fröhlichen, geilen Teenager machen. Die Frauen sollten seine Dienste wirklich von der Steuer absetzen können.

Seine Persönlichkeit ist dermaßen ansteckend, dass sie nicht nur bei Frauen ihre Wirkung entfaltet. Weil er heute kommt, sind alle total aufgeregt, und ich glaube ehrlich, dass er genau den frischen Wind mitbringt, den ich jetzt brauche.

Jeden Monat, wenn sich die Dandys treffen, muss der Organisator den Ort aussuchen. Natürlich muss das einer sein, der zu unserem Beruf passt, wo aber auch erstklassiges, gekühltes Bier serviert wird. Ohne eine gut betuchte Dame, die sich um die Rechnung kümmert, kommt Champagner nicht in Frage. Man darf an diesem Abend keine Lady mitbringen und sich auch an keine heranmachen. Nur Gigolos sind zugelassen. Es ist für uns die Gelegenheit, einfach nur Mann zu sein, ohne Frauen verführen zu müssen. Das ist weniger eindrucksvoll, als es klingt!

Ich habe den opulenten Grill Room des Café Royal ausgesucht, seit dem siebzehnten Jahrhundert ein Treff für Kunstliebhaber in der Nähe des Piccadilly Circus. Ich dachte mir, dass die Geschichte des Ortes gut zu einer Zusammenkunft moderner Dandys passen würde. Dort speiste für gewöhnlich Oscar Wilde, und auch wenn heute nicht mehr solch exklusive Gäste zu erwarten sind, bilden das barocke goldene und rote Dekor und die eleganten venezianischen Kronleuchter die perfekte Kulisse für unsere Soirée. Wie der Zufall es wollte, findet im Royal Café an diesem Abend eine Zwanzigerjahre-Party statt, was Rochester mir mitgeteilt hat. Alle Damen und Herren werden gebeten, in entsprechender Kleidung zu erscheinen. Ich freue mich darauf, sie alle herausgeputzt zu sehen.

Als Gastgeber bin ich natürlich als Erster da. Ich habe einen Tisch weit weg vom Eingang reserviert, von wo aus man den gesamten Raum überblicken kann. Ich lehne mich in einem weinroten Samtsessel zurück, mustere die extravagant dekorierte Umgebung und gratuliere mir zu meiner Wahl. Der Ort ist beliebt bei Models, Promis und Leuten aus der Modewelt. Er wirkt wie das Motiv einer verblassten Postkarte, von einem dekadenten Aristokraten versandt. Schöne Frauen in Vintage-Seidenkleidern, mit Pelz und Glitzersteinen besetzt, rauschen vorbei. Ich lasse meinen Blick durch den Raum schweifen und entdecke ein Meer von Haarbändern mit Federschmuck und Zwanzigerjahre-Hüten mit Netzen in sattem Rot, in Grün und Mitternachtsblau. Korsetts aus Walknochen und hauchfeine Strümpfe gibt es im Überfluss, und der Klang der Melodien aus den Zwanzigern scheint das Klappern von Hunderten von Stilettos zu begleiten, während die Frauen alte Tanzschritte ausprobieren oder einfach durch den Raum gehen, um sich zu unterhalten.

Als ich aufschaue, erblicke ich meinen guten Freund Johan, ein schwedisches Supermodel. Er hat mir bei einem Mittagessen vor ein paar Wochen erklärt, warum er sich seit einiger Zeit so seltsam verhält. So habe ich von seiner Beziehung zu einer schönen, reichen, geschiedenen Frau erfahren. Ich weiß, dass ihn sein Babyface und seine Beta-Mann-Persönlichkeit zu einem perfekten Gigolo machen, aber ich mache mir trotzdem Sorgen um ihn. Früher war er ein Aufreißer, aber dieses Mal scheint er wirklich verzaubert zu sein. Es ist seine größte Angst, dass sie von ihm gelangweilt sein oder wieder einen reichen Mann heiraten könnte. Langsam hege ich sogar den Verdacht, dass er kurz vor einer Essstörung steht, um das Aussehen eines Dior-Models zu erhalten, auf das sie so abgefahren ist.

Er ist über 1,80 Meter groß, hat ausgeprägte Wangenknochen, leuchtend blaue Augen und eine weiche, honigfarbene Haut, die gut zu seinen dunkelblonden Haaren passt. Sein gelassenes, engelhaftes Auftreten gibt einem das Gefühl, eine wohltuende Meeresbrise zu spüren. Ich lächle bei dem Gedanken an die Vielfalt der Gigolos. Er und ZZ sind sich so unähnlich, als würden sie verschiedenen Spezies angehören.

»Hey, Golden«, sagt Johan und schüttelt mir mit seinen langen Fingern die Hand. Seine Stimme ist sanft und melodisch. »Na, was hast du so angestellt, du dreckiger Hund?« Er grinst mich frech an, was seine mondäne Aufmachung Lügen straft. Sein Outfit erinnert an einen wunderschönen verwöhnten Prinzen, Augapfel seiner Mutter. Zum weißen Hemd, einer freundlichen Spende von Hedi Slimane, trägt er eine locker gebundene Krawatte und einen maßgeschneiderten Vintage-Anzug sowie einen Filzhut. Da er ein lässiger Skandinavier ist, komplettiert er sein Outfit mit abgetragenen schwarzen Converse-Schuhen.

Die Kombination seiner lässigen Art, die von seiner idyllischen Kindheit im ländlichen Schweden zwischen unberührten Wäldern und einer eisblauen Meeresküste herstammt, und einer fast unmenschlichen Schönheit lassen ihn erscheinen wie nicht von dieser Welt – und nach allem, was man so hört, ist die Hauptattraktion in seiner Hose so ansehnlich, dass man sie als außerirdisch beschreiben könnte.

»Willst du ein Bier?«, fragt er mich mit einem eigenartigen Lächeln. Ohne die Antwort abzuwarten, macht er sich auf den Weg zur Bar, unbewusst stolziert er, als würde er über einen Pariser Laufsteg wandeln.

Als Nächstes kommt Rochester herein, er sieht zerzaust aus wie der Held aus einem Gedicht Byrons. Er trägt einen maßgeschneiderten schwarzen Anzug, der ein wenig schimmert und dessen Hose zu den Knöcheln hin sehr eng wird, und spitze schwarze Schuhe. Sein schwarzes Hemd ist ebenfalls maßgeschneidert. Er trägt es in die Hose gesteckt und akzentuiert es mit einem schmalen weißen Schlips. Um den Look perfekt zu machen, hat er sich ein weißes Taschentuch in seine Jacketttasche gesteckt. Das pechschwarze Haar berührt seine Schultern. Er sieht aus wie ein Romanheld von Emily Brontë, und seine aquamarinblauen Augen sind von verschmiertem schwarzen Eyeliner umrahmt.

Zielstrebig kommt er auf mich zu, legt mir lässig einen Arm um die Schultern und mustert den Schauplatz, als würde der Laden ihm gehören. »Gute Wahl«, bestätigt er, bevor er mich mit einem vielsagenden Leuchten in den Augen abklatscht. »Du bist jetzt also auch Mitglied des Promi-Clubs.« Er zwinkert mir zu.

Ich lache und sage: »Johan ist an der Bar«, bevor er mich dazu zwingt, all die schmutzigen Details auszuplaudern.

Ohne ein Wort bahnt er sich seinen Weg durch die Menge zu Johan, und ich sehe, wie er mit dem Barkeeper, den er kennt, lacht und scherzt. Zweifellos versucht er, Gratisdrinks zu organisieren.

Heathcliff und Valentino kommen gemeinsam an und treten auf wie perfekte Dandys. Valentino mit seinem fabelhaften Knochenbau orientiert sich stilistisch an Stummfilmstars und trägt ein Menjou-Bärtchen. Seine dunkelblauen Mandelaugen werden von langen schwarzen Wimpern eingerahmt, die so eindrucksvoll sind, dass man sie für unecht halten könnte. Ich denke nicht, dass sie es sind, aber bei einem Gigolo weiß man das ja nie. Valentino ist ein Mann, der alle romantischen Klischees bedient, um eine Frau von den Socken zu hauen, der ihr dann aber auch wieder Leben einhaucht. Bei seinen Dates erschafft er eine Welt aus endlosen Filmszenen, und er castet die Frauen als seine Hauptdarstellerinnen. Frauen lieben nichts mehr als eine dramatische Liebesaffäre, in der sie die Gilda in sich entdecken und die scharfzüngige Sexbombe werden können, die sie schon immer sein wollten. Valentino wohnt sogar in einem stillgelegten Filmstudio, in dem er alte Requisiten und Sets dazu benutzt, Ladys in eine andere Zeit zu befördern, in der Männer schneidig und galant und Frauen es wert waren, dass Männer für sie starben.

Als die beiden Gigolos zu mir rüberkommen, bemerke ich, dass die Ladys ihnen nachschauen, aber da sie heute Abend frei haben, belassen es Heathcliff und Valentino bei einem koketten Lächeln und gesellen sich zu uns. Heathcliff ist von einem anderen Schlage als die meisten Dandys. Seine Ausstrahlung ist von dunkler Männlichkeit, die ein wildes, romantisches Zigeunerwesen verspricht. Er ist von seiner Statur her größer als die meisten von uns und besitzt eine tiefe, sonore Stimme. Er ist eher der starke, stille Typ, kraftvoll, herrisch, aber doch zärtlich – ein Verführungskünstler à la »Bitte nicht – oh, mach weiter!«. Außerdem ist er ein brillanter Koch und gewinnt die Frauen mit seinen Kochkünsten für sich. Heute Abend trägt er eine weite Hose und ein weißes Hemd mit extravaganten Rüschen am offenen Kragen und Manschetten. Er wirkt wie ein gefährlicher Zirkusdirektor, der einen auf ein nicht jugendfreies Abenteuer mitnehmen möchte. Welche Frau könnte dem schon widerstehen?

Als Heathcliff und Valentino bei mir ankommen, sind auch Rochester und Johan mit den Drinks zurück. Rochester hat es irgendwie geschafft, dass wir unsere Getränke heute Abend umsonst bekommen, wahrscheinlich weil wir zu anderen Gelegenheiten dafür sorgen, dass der Champagner in Strömen fließt. Heute müssen wir uns natürlich mit Bier begnügen.

Alle setzen sich, und Rochester zieht anzüglich und fragend seine Augenbrauen hoch. »Also?«, fragt er erwartungsvoll. »Was lief da zwischen dir und Promi X? Es ist in aller Munde. Lass es dir gar nicht erst einfallen, diskret zu sein – das ist eine Dandy-Zusammenkunft, und hier dürfen wir Geheimnisse ausplaudern.«

»Ey, Alter!«, unterbricht mich die hysterische hohe Stimme von ZZ, der – gerade als ich anfangen will, meine Geschichte zu erzählen – bei uns erscheint.

Ich hatte ihm die Nachricht zukommen lassen, dass er als Dandy gekleidet erscheinen soll. Aber da er aus Miami stammt und nicht die leiseste Ahnung hat, was das bedeutet, hat er meine Aufforderung auf seine ganz eigene, unnachahmliche Weise interpretiert. Ich sehe, wie Heathcliff und Valentino mit offenem Mund staunen und Rochester vor Lachen fast von der Bank fällt. ZZ sieht aus, als hätte ihn gerade ein Helikopter für eine Gastrolle in *Miami Vice* abgesetzt. Seine superenge weiße Hose würde höchstens an jemandem mit Johans Modelfigur gut aussehen, aber an einer 1,57 Meter großen, knuddeligen Liebesmaschine wirkt sie einfach nur lächerlich. Sein pinkfarbenes Hemd ist unverschämt weit aufgeknöpft, und er hat es mit einem blassgelben Jackett mit hochgerollten Ärmeln kombiniert.

Mit einer theatralischen Geste nimmt er seine Pilotensonnenbrille mit der goldenen Fassung ab und strahlt. »Schön, euch zu sehen«, ruft er und umarmt einen nach dem anderen ungestüm.

»Was hast du denn an«, frage ich lachend.

»Was meinst du?«, antwortet er gespielt beleidigt. Er schaut sich im Club um. In dieser eleganten Umgebung wirkt er in seinem auffälligen pastellfarbenen Gewand geradezu fehl am Platz. Eine wunderschöne Frau rauscht vorbei, sieht ihn an und kichert. »Ups«, sagt er, dreht sich wieder zu uns um und quetscht sich zwischen Rochester und mich.

»Na ja, diese Schickimickis hier würden auch alle lächerlich wirken, wenn sie in Miami auftauchen und aussehen würden, als seien sie altehrwürdige britische Aristokraten«, fährt er fort. Er zuckt mit seinen Schulterpolstern und setzt ein albernes Grinsen auf. »Was gibt's Neues?«, fragt er und legt unbeholfen seine Hand auf mein Knie.

»Gute Frage«, mischt Rochester sich ein. »Darauf wollten wir gerade zu sprechen kommen, bevor du zu uns gestoßen bist.«

»Ich habe gerade eine Liaison mit Promi X in New York hinter mir«, sage ich und versuche, nicht allzu selbstzufrieden auszusehen, während ZZ große Augen macht. »Was wir hier besprechen, bleibt aber unter uns, nicht wahr?«

Alle nicken feierlich.

»Oh Gott, ich hole mir mal besser ein Bier – das ist eine große Sache«, sagt ZZ, während er sich aufgeregt das Jackett auszieht und seine enge Hose zurechtrückt. Als alle mich dann erwartungsvoll anschauen, gebe ich die Details meiner Begegnung mit Promi X preis, vom heißen Sex bis zum neurotischen Zusammenbruch.

»Wow«, sagt Rochester und lehnt sich zurück. »Hast du dir von ihr ein Autogramm auf deinen Schwanz geben lassen? Ich hätte das gemacht!«

Schallendes Gelächter.

»Du bist echt widerlich«, antworte ich gut gelaunt. Neckend füge ich hinzu: »Kein Wunder, dass Promi Z dich abserviert hat.«

Rochesters misslungene Liaison mit Promi Z ist im Gigolo-Land berühmt-berüchtigt, aber er findet sein ungeheuerliches Benehmen ihr gegenüber total witzig. »Ja, aber soll ich dir mal was sagen? Sie schickt mir immer noch SMS, also kann sie nicht so sauer auf mich gewesen sein«, sagt Rochester lächelnd. »Sie wird sich wieder an das Gute erinnern – spätestens, wenn sie das nächste Mal betrunken und spitz ist! Niemand kann einem Gigolo lange widerstehen.«

Wahrscheinlich hat er damit recht. Seine Promi-Eroberung ist ein Partygirl, also wird sie ihn benutzen, wann immer ihr danach ist, oder wenn sie zu betrunken ist, um ihm zu widerstehen. Promi X spielt jedoch in einer anderen Liga. Ihr Leben und ihre Beziehung zum Ruhm ist viel zu kompliziert, als dass sie mehr wollen würde oder dass ich mehr erlauben würde. So verlockend es auch sein mag.

»Wisst ihr was? Ich habe mich als Gigolo noch nie ›gekauft‹ gefühlt«, gebe ich vor den Jungs zu, »aber Promi X hat mir das Gefühl gegeben, als wäre ich einfach nur einer ihrer Angestellten. Ich schätze, Ruhm ist eine Währung, mit der man Menschen kaufen kann – ihre Zeit, ihre Meinungen, ihre Zuneigung. So betrachten die Promis also ihre Beziehungen zu anderen Menschen.«

»Scheiße, ich hätte nichts dagegen, von einer berühmten Schauspielerin gekauft zu werden. Sie könnte mich sogar in ihre Handtasche stecken, solange sie mir nur die Gelegenheit gibt, mit meinem Schwanz zu wedeln«, wirft ZZ ein, wobei er seine Zunge heraushängen lässt, um ein Hündchen zu imitieren.

»Ja, sie mag vielleicht über eine enorme Kaufkraft verfügen, aber du hast ihr etwas Unbezahlbares geschenkt«, fügt Rochester hinzu. Er hat das Kinn auf seine Hände gestützt und blickt vielsagend drein. »Okay, sie war vielleicht total neurotisch, aber wenigstens hatte sie eine schöne Zeit mit dir. Die meisten Männer haben keinen Erfolg bei Frauen – besonders bei gut aussehenden, unabhängigen –, weil sie so erfreut über ihren eigenen Sex sind, dass sie dabei gar nicht daran denken, was die Frau will. Sie sind dabei unheimlich selbstsüchtig. Aber jeder Gigolo weiß, dass man das bekommt, was man investiert – eine Frau anzuturnen ist der Katalysator für den eigenen Orgasmus. Ansonsten könnte ich mir doch gleich einen runterholen, oder?«

Ich öffne eine Flasche Bier und reiche sie Rochester. Zustimmend nickend erwidere ich: »Bei Promi X konnte ich mich gar nicht an die erste Stelle setzen – zu jemandem wie sie darf man nur sagen, was sie hören möchte. Wenn ich so darüber nachdenke, wäre ein Gigolo wahrscheinlich der perfekte Mann für sie!«

»Alle Frauen würden insgeheim einen Gigolo bevorzugen, oder nicht?«, wirft Heathcliff ein. Mit seiner tiefen Stimme beschreibt er das Offensichtliche: »Auch wenn sie sagen, dass sie ein Alphamännchen wollen, das alles unter Kontrolle hat, bevorzugen sie es doch eigentlich, selber der Boss zu sein. Idealerweise wollen sie ihrem Mann befehlen, dass er das Sagen hat.« Wir anderen lachen zustimmend, und ZZ macht sich auf den Weg zur Bar, um für Nachschub zu sorgen. Über seine Schulter hinweg sagt er: »Wartet nur, bis eine Frau von euch will, dass ihr ein pelziges Tigerkostüm tragt.«

»Wovon spricht er?«, fragt Rochester mit einem dreckigen Grinsen im Gesicht. »Mir gefällt es, wenn Frauen dafür bezahlen, die Macht über mich zu haben – da haben doch beide Seiten was davon. Außer man ist so dumm und verliebt sich. Aber welcher Gigolo-Idiot macht das schon?«, scherzt er, ohne nachzudenken, und tritt dabei unbeabsichtigt in ein Fettnäpfchen.

»Ich mache so was.« Johan sieht auf seine Turnschuhe und reibt einen Fuß am anderen.

Alle Augen sind jetzt auf ihn gerichtet. Der Klang der Zwanzigerjahremusik hallt durch den Raum und füllt die Stille. ZZ kehrt von der Bar zurück, er balanciert mehrere Flaschen Bier auf einem schwarzen Tablett.

»Ich glaube, ich habe mich verliebt«, murmelt Johan. Er schabt immer noch mit den Füßen und schaut zu Boden.

»Mensch, habe ich mich da gerade verhört?«, ruft ZZ, während er Platz nimmt. »Dieses Wort habe ich seit 1982 nicht mehr gehört.«

»Du *glaubst* es, oder du *weißt* es?«, fragt Rochester Johan scharf.

»Ich weiß es«, antwortet dieser nachdrücklich. Plötzlich sieht er auf, und seine Augen glänzen trotzig.

»Du musst vorsichtig sein, wirklich vorsichtig«, sagt Rochester besorgt. »Liebe kann einen Gigolo vernichten, das weißt du. Es ist leicht, solange es Grenzen gibt, aber wenn man sie überschreitet, kann es zu einem Blutbad kommen. Ich will nicht, dass du verletzt wirst.«

»Ich weiß, was ich tue. Außerdem liebt sie mich auch.« Er sieht uns verlegen an.

ZZ gibt ihm einen Klaps auf den Rücken und grinst. »Viel Glück. Wenn du denkst, dass du die Liebe gefunden hast, halte daran fest. Oder genieße sie zumindest.«

»Das meine ich auch«, mische ich mich vorsichtig ein. Aus irgendeinem Grund muss ich an Charlotte denken. Ich habe den ganzen Abend immer wieder auf mein Handy gesehen, aber immer noch keine Nachricht von ihr erhalten. »Du musst natürlich vorsichtig sein, aber warum solltest du dich nicht darauf einlassen? Schließlich können wir den Gigolo-Traum nicht für immer träumen.«

Johan nickt. »Ich habe das nicht erwartet, es ist einfach passiert. Aber sie ist unglaublich.« Ein Lächeln macht sich auf seinem Gesicht breit, und er klopft mit einem Finger auf den Tisch wie ein nervöser Schuljunge.

»Erzähl uns von ihr«, fordert Valentino ihn auf, der für eine gute Liebesgeschichte immer zu haben ist.

»Wir haben uns vor ein paar Monaten kennengelernt. Sie war gerade aus L.A. gekommen, war neu in London, begann nach ihrer Scheidung ein neues Leben. Da habe ich sie zum ersten Mal gesehen. Es war, als würde ein alter, romantischer Film ablaufen. Alle anderen im Raum verschwanden einfach, und ich steckte dort fest, starrte in ihre braunen Augen, war wie hypnotisiert. Alles wurde für einen Moment lang still. Es klingt wie ein Klischee, aber es war Liebe auf den ersten Blick.« Johan schaut uns schüchtern an. Er fürchtet, dass wir uns über seine neu gefundene, romantische Seite lustig machen, aber alle hören nur gespannt seiner Erzählung zu.

»Sprich weiter«, bittet ZZ ihn und lehnt sich gespannt vor. »Wie sieht sie aus?«

»Oh, Mann«, antwortet Johan breit grinsend. »Sie ist unglaublich schön. Mehr als sexy, mehr als heiß – wie eine zum Leben erweckte Filmkönigin. Mein erster Gedanke war, dass sie eine moderne Ava Gardner sei. Aber ihr Lächeln hat mir den Rest gegeben – sanft und anzüglich.«

»Klingt, als ob sie die perfekte Frau für mich wäre«, sagt Valentino verzückt.

»Ich bin zu ihr hingegangen, und wir haben uns sofort gut verstanden«, berichtet Johan weiter. »Wir haben uns stundenlang unterhalten. Sie hat mir von ihrer Scheidung und ihrem Albtraum-Ehemann erzählt. Gott, er muss solch ein Arsch sein. Ich konnte sehen, dass sie sich total aufregte. Obwohl sie lachte und versuchte, einen unbekümmerten Eindruck zu machen, sahen ihre Augen traurig aus. Das hat mir das Herz gebrochen. Wir sind in ihr Penthouse im Covent Garden Hotel gefahren und hatten wilden, intimen, verrückten Sex. Zuerst dachte ich, dass sie eine normale Klientin wäre, aber dann spürte ich, dass etwas anders war als sonst, dass es eine Verbindung zwischen uns gab. Ich hatte erkannt, dass wir Seelenverwandte waren. Wir haben uns drei Wochen lang jeden Tag gesehen, bis sie wieder zurück nach L.A. musste. Ich befürchtete, dass es vorbei war. Ihr wisst ja, wie das ist: Wenn sie eine Lücke im Terminplan haben, ist man eine prima Abwechslung, aber dann verschwinden sie wieder in ihr richtiges Leben und lassen einen zurück.«

Ich nicke verständnisvoll und frage: »Was ist dann passiert? Was hast du unternommen?«

»Ich habe gar nichts gemacht, sie hat. Sie ist zurückgekommen und hat mich angerufen. Da wusste ich sicher, dass unsere Affäre kein Verfallsdatum hat. Ja, manchmal lasse ich mich stressen – beispielsweise, wenn sie sich mein Modelbuch anguckt und dann scherzt, dass ich ihr ›Gespiele‹ sei –, aber unsere Beziehung vertieft sich ständig, und ich fühle mich von Tag zu Tag weniger als Gigolo.«

»Wie funktioniert das denn nun mit euch beiden?«, fragt Rochester, der Probleme damit hat, sich eine Beziehung vorzustellen, in der man sich nicht nur nach Vereinbarung trifft.

»Wir ›treffen‹ uns nicht, wir sind einfach zusammen. Wir machen ganz normale Sachen, die Paare eben so machen – gehen ins Kino, kaufen im Supermarkt ein. Ihr solltet ihr Haus sehen. Es hat Millionen gekostet. Kann sie sich dank der Scheidung leisten. Sie hat mich gebeten einzuziehen.« Johan schaut nervös zu Boden, dann wieder schnell nach oben und wartet auf unsere Zustimmung.

»Okay, das ist gefährlich«, mische ich mich ein. »Eine Liebesaffäre ist eine Sache, aber das ist gefährlich. Wenn du bei ihr einziehst, verlierst du all deine Macht als Gigolo. Und was, wenn sie dich wieder rausschmeißt? Shiva bläut mir immer ein, dass man nicht zurückkehren kann, wenn man wahre Liebe erlebt hat – zumindest nicht ins Land der Gigolos. Ich möchte nicht barsch klingen, und ich sehe, dass du wirklich auf sie stehst, aber wahrscheinlich spielt sie nur mit dir. Sie ist eine einsame Geschiedene, die sich die Zeit vertreiben will, bis sie ihren nächsten Ehemann kennenlernt. Johan, Frauen spielen gern mit Männern wie wir, aber sie heiraten sie nicht. Sie wird einen wohlhabenden, erfolgreichen Mann kennenlernen, sich niederlassen und Babys bekommen. Wie willst du für sie sorgen? Im Ernst, jeder weiß, dass männliche Models nicht so viel verdienen wie die Mädels.«

»Ich muss nicht für sie sorgen«, gibt Johan ungehalten zurück. »Sie besitzt *Millionen.* Sie braucht keinen Mann, der sich um sie kümmert. Sie ist frei. Sie kann sich für die Liebe entscheiden und gegen Sicherheit.«

»Weißt du das genau?«, frage ich besorgt. Ich möchte wissen, wie tief Johan da schon drinsteckt.

»Ja, ganz genau. Ich bin kein dummer Schönling. Denkt ihr, ich habe mir nicht auch all diese Gedanken gemacht? Wir haben uns ausgesprochen, als sie aus Los Angeles zurückkam. Sie hat mir erzählt, dass sie eine Entschlossenheit gepackt hat, als sie dort all die reichen Typen gesehen hat, die hinter ihr her waren. Ihr Ex war ein dominierender, kontrollierender Tyrann, der dachte, dass er sie mit Geld kaufen konnte. Er liebte sie nicht um *ihretwillen.* Sie war nur eine Trophäe, die er für sich zurückhielt und nur vorführte, wenn es ihm passte. Er verlor keinen Gedanken daran, was sie wollte. Sie sollte ihm für alles dankbar sein, und er gab ihr nie das Gefühl, dazuzugehören oder dass sie irgendetwas selbst besaß. Das ist doch kein Leben; das ist ein Gefängnis. Ich weiß, dass sie das nie mehr erleben will, mit keinem Mann, wie reich er auch sein mag.«

»Ich verstehe, was du meinst«, beschwichtige ich ihn. »Aber für sie ist das fast so was wie das ultimative Gigolo-Geschenk. Warum sollte sie sich auf eine Affäre einlassen, wenn sie doch das Geld hat und dich ernsthaft haben kann? Aber bedeutet das nicht, dass sie Macht über dich hat, so wie ihr Exmann über sie? Es ist das Gleiche, nur umgekehrt. Aber dieses Mal bist du die Trophäe.«

»Ich sehe, worauf du hinauswillst. Aber du vergisst, dass es einen grundlegenden Unterschied zwischen Männern und Frauen gibt. Männer wollen kontrollieren, aber Frauen wollen *hegen und pflegen.* Natürlich sitzt sie irgendwie am längeren Hebel, aber sie würde sich nie gegen mich wenden – das ist nicht ihr Stil. Ja, sie könnte ein Miststück sein, aber dafür ist sie zu süß. Und ich könnte ein Mistkerl sein, aber dafür habe ich nicht genug Kraft – es ist die perfekte Balance. Ich sage euch, das ist die Zukunft.« Mit einem Anflug von Triumph nimmt er einen Schluck Bier und schaut uns reihum an, fast herausfordernd, sein Argument zu widerlegen.

Das können wir nicht. Seine Theorie scheint Sinn zu ergeben, aber Theorien ergeben oft Sinn – die Frage ist, ob sie funktionieren, wenn man sie in die Praxis umsetzt. Wir werden sehen.

»Ich trinke auf diese Zukunft«, sagt ZZ und umarmt Johan.

»Ich auch«, sagt Rochester lachend und stößt mit ZZ an.

Ich lächle, und um die Stimmung etwas zu heben, frage ich ZZ, was er zu berichten hat.

»Ich habe etwas Neues entdeckt, Jungs. Die Frauen *lieben* es. Neulich hatte ich eine Lady, die in ihrem Büro ein großes Tier war. Konnte sie sich im Bett entspannen? Nein. Also bin ich nach einem Geistesblitz eines Abends in ihrem Hotelzimmer aufgetaucht und habe ... wartet ab ...« Wir wenden uns alle erwartungsvoll ihm zu. »... ein Tigerkostüm getragen!«

»Was?« Rochester bricht in schallendes Gelächter aus. »Das hat er also gemeint.«

»Ich rede von einem Ganzkörper-Tigerkostüm, mit Pranken und allem. Für das Allernotwendigste habe ich ein Loch hineingeschnitten.«

»Du bist mir vielleicht einer«, sage ich, wobei ich so heftig lache, dass es wehtut.

»Ihr lacht, aber es hat funktioniert. Sie *liebte* das Tigerkostüm. Ich habe sie ums Bett gejagt wie eine unanständige, überdrehte Zeichentrickfigur, bin über sie hergefallen und habe ihr den besten, albernsten Sex ihres Lebens beschert. Sie ist *so* oft gekommen. Wie kann man das Leben auch ernst nehmen, wenn ein 1,57 Meter langes, orangefarbenes Fell auf einem liegt?«

Wir alle kicherten, und Johan gab ihm einen Klaps auf den Rücken: »Und du machst dir Sorgen um mich?«

Mein Handy piept, und ich hole es eilig aus meiner Tasche. Das Herz wird mir schwer, als ich sehe, dass die Nachricht nicht von Charlotte ist, sondern von Miss Alphas persönlicher Assistentin. Miss Alpha ist eine Topanwältin, die ich vor ein paar Monaten kennengelernt habe. Die Nachricht lautet einfach nur: »Buchung steht unmittelbar bevor.«

»Eine neue Verpflichtung?«, fragt Valentino.

»Hoffentlich«, antworte ich gewohnt enthusiastisch, und dann wechsle ich das Thema.

Ein paar Stunden später neigt sich der Abend dem Ende zu. Auf dem Weg nach Hause bin ich seltsam unruhig. Johans Rede über die Liebe und die Vorstellung, dass aus etwas Vorübergehendem etwas Permanentes werden kann, hat mich verstört. Eigentlich macht es mir Angst, gleichzeitig gefällt mir der Gedanke aber auch.

Ich rufe Daddys Liebling an.

»Hey, Süßer«, haucht sie ins Telefon. »Komm zu mir. Ich habe gerade an dich gedacht. Ich stelle eine Flasche Champagner kalt. Spring in ein Taxi, und ich bezahle es dann hier.«

Ich habe noch immer den sauren Geschmack des Biers im Mund und stimme zu, ich bin froh, wieder in meiner vertrauten Welt zu sein. Später liegen wir nach einer unglaublichen Sexsession im Bett, und mich überkommt ein seltsames Gefühl: das Bedürfnis, Arm in Arm mit ihr einzuschlafen. Ich habe Sehnsucht.

»Daddy holt mich morgen ganz früh ab«, erzählt sie. »Er möchte mich irgendeinem Finanzmenschen vorstellen.« Sie steht auf und zieht sich ihren seidenen Bademantel an. »Mein Fahrer wird dich nach Hause bringen«, fügt sie lächelnd hinzu und küsst mich zärtlich auf den Kopf.

»Kein Problem«, erwidere ich, kletter aus dem Bett und gebe ihr auch einen Kuss.

Ich gehe ins Badezimmer, ziehe mich an, und ohne nachzudenken hole ich mein Handy raus und lese noch einmal die Nachricht von Charlotte. Ich wünschte, ich hätte sie gekannt, als sie 18 war, als *ich* 18 war. Damals hätte man romantische Wunschvorstellungen haben können – reine Gedanken, gefangen in einem Glasgefäß. Jetzt fühle ich mich wie ein Tier, das in einem menschlichen Körper gefangen ist. Das macht der Sextrieb mit all den guten Absichten.

Kapitel 8

Das männliche Pendant zur Trophäenfrau

Ich habe beschlossen, etwas zu tun, das als romantisch interpretiert werden könnte. Vermutlich sind drastische Mittel nötig, um Charlotte dazu zu bewegen, mich zurückzurufen. Deshalb arbeite ich jetzt an einem Musikstück für sie, an einem musikalischen Geschenk, wenn man so will. In einer Ecke meiner Wohnung, gegenüber dem Fenster, das zur Straße rausgeht, steht ein altes, abgenutztes Klavier. Während ich darauf spiele und mir vorstelle, wie Charlotte neben mir sitzt, die Melodie mit ihrer rechten Hand formt, während ich die dazugehörigen Basstöne mit der linken Hand anschlage, überfällt mich eine Erinnerung. Ich stehe auf, gehe zum Fenster und schaue gedankenverloren hinaus. Ich weiß nicht genau, wodurch die Erinnerung hervorgerufen wurde, wahrscheinlich durch die Nachricht, die ich gestern Abend von Miss Alphas Assistentin bekommen habe. Die Erinnerung ist so klar, dass ich alles genau vor mir sehe, wenn ich die Augen schließe. Sie macht meine aktuelle Beschäftigung zum Gespött.

Ich stehe bei Harvey Nics an der Ladentheke, und Miss Alpha reicht ihre schwarze American Express Centurion Card aus Titan einer jungen Verkäuferin, die ihr Erstaunen kaum verbergen kann. Miss Alpha ist gerade dabei, 3000 Pfund für mich auszugeben, als ob ich eine verwöhnte Trophäenfrau wäre. Minuten zuvor hat sie mich dazu gebracht, nett »bitte« zu sagen, damit sie mir eine Sonnenbrille von Marc Jacobs kauft. Habe ich mich geschämt?

Nicht wirklich. Natürlich habe ich mich leicht bevormundet gefühlt, als sie mich lachend als ihren »Gespielen« bezeichnet hat, aber eigentlich hat mich das angemacht. Ich hatte einen Ständer. Ich muss wohl durch und durch ein Gigolo sein. Wer sonst würde eine Erektion bekommen, wenn eine Frau Geld für ihn ausgibt wie für ein verhätscheltes Haustier?

Diese Erinnerung gibt mir das Gefühl, dass meine Freundschaft zu Charlotte verlorene Liebesmüh ist. Denn eigentlich komme ich am besten mit Frauen wie Miss Alpha klar.

Ich habe sie vor einer Weile auf einer Party in London kennengelernt, und wie jeder Mann es wahrscheinlich sein würde, war ich angesichts ihrer offensichtlich falschen Brüste sprachlos. Sie hat lange, glänzende brünette Haare, gebräunte Haut, einen prallen Hintern und eben diese großen Brüste. Damit ist sie das klassische Beispiel für ein Glamour-Girl. Als mein Freund uns einander vorstellte, verweilten meine Augen für einen Augenblick auf Miss Alphas Busen.

»Honey, du siehst dir gerade eine 10.000 Dollar teure, erstklassige Investition an«, sagte sie lachend in ihrem breiten Südstaatenakzent. Ich schäme mich, sagen zu müssen, dass ich sie zunächst für eine amerikanische Stripperin gehalten habe. Ihr Outfit passte allerdings nicht zu dieser Vorstellung. Sie trug einen schwarzen Kaschmir-Rollkragenpulli, Jeans, schwarze hochhackige Stiefel und einen Wollmantel. Ihre Klamotten wirkten sehr teuer und zu dezent für jemanden dieses Berufsstandes. Außerdem wirkte ihr Selbstvertrauen fast schon frech. Ich fühlte mich wie ein Schuljunge, der ausgeschimpft worden war, weil er einen Blick riskiert hatte.

Ich bemühte mich, sie richtig einzuschätzen, und erwiderte: »Sieht so aus, als hättest du eine gute Rendite bekommen.«

Sie warf ihre Haare nach hinten und brüllte fast vor Lachen. Einen Arm um meine Schultern gelegt, sagte sie: »Du bist genau mein Typ.«

Dann flüsterte mir mein Freund etwas ins Ohr. Seine Enthüllung verblüffte mich. »Sie ist Partnerin in einer erfolgreichen New Yorker Anwaltskanzlei und besitzt zwanzig Millionen«, informierte er mich.

»Das habe ich gehört«, sagte sie plötzlich. »Nur weil ich falsche Brüste habe, bin ich noch lange nicht taub. Aber er hat recht – ich *bin* eine erfolgreiche Geschäftsfrau. Und weißt du, was das bedeutet? Wenn ich will, kann ich mir neue Brüste kaufen oder auch einen heißen Mann. Wofür sollten wir Ladys unsere Bonusse denn sonst ausgeben?« Damit ließ sie noch einmal ihr kehliges Lachen hören, und dann fixierte sie mich mit einem anzüglichen Blick. »Ich werde euch etwas sagen, falls ihr euch das gefragt haben solltet«, fuhr sie an uns beide gewandt fort. »Vielleicht bin ich nur zwei Generationen vom White Trash entfernt, aber mit 22 war ich der jüngste Mitarbeiter, der je in meiner Firma zum Partner gemacht wurde, und als ich dreißig wurde, hatte ich bereits zwanzig Millionen Dollar verdient. Also lasst euch nicht von dem Doppel-D täuschen, denn ich könnte euch in null Komma nichts den Arsch versohlen.«

Ihre Rede hatte mir glatt die Sprache verschlagen.

»Hast du deine Zunge verschluckt?«, fragte sie und sah mich dabei provokativ an.

Genau in diesem Moment kam ein anderer Freund und wollte mir eine berühmte Sängerin vorstellen. Angesichts meines Erfolges mit Promi X hoffte er, uns verkuppeln zu können. Ich schüttelte ihr höflich die Hand und sagte hallo, dann unterhielt ich mich wieder mit Miss Alpha. *Sie* war die interessantere Frau.

»Du bist höchst bemerkenswert. Ich würde gern mehr über dich erfahren«, sagte ich zu Miss Alpha, wobei ich mich ihr zuwandte, um ihr ins Ohr zu flüstern.

»Das hört sich doch schon besser an. Lass uns an die Bar gehen«, antwortete sie und gab mir einen Klaps auf den Hintern.

Später gab sie zu, beeindruckt gewesen zu sein, weil ich die Avancen eines Promis in den Wind geschlagen hatte, um mich mit ihr zu unterhalten. Damit hatte ich bei ihr unendlich viele Pluspunkte gesammelt. Wir unterhielten uns den ganzen Abend lang und tranken Champagner. Dann fuhren wir zu ihr. Sie wohnte im Mandarin Oriental Hotel in Knightsbridge, wo sie dem Taxifahrer dreißig Pfund Trinkgeld für eine Acht-Pfund-Fahrt gab.

Im Bett war sie der Boss. Sie zog sich aus, sobald wir das Zimmer betreten hatten, drückte mich gegen die Wand und zerrte mir die Klamotten vom Leib.

»Ist dein Schwanz hart?«, fragte sie, während sie ihre Hand nach unten führte, um es zu kontrollieren. »Guter Junge«, sagte sie, nachdem sie die Situation geprüft hatte. »Leg dich aufs Bett. Ich will oben sein.« Dann setzte sie sich auf mich und spielte mit ihren riesigen Brüsten, als sie einen Rhythmus gefunden hatte, der ihr gefiel. Bis dahin hatten wir uns kaum geküsst, und mein Gigolo-Charme schien sie nicht sonderlich zu interessieren. Sie wollte nur meinen Körper.

Nach zehn Minuten und ohne einen Orgasmus in Sicht wurde ihre Laune aggressiver. »Härter«, schnaufte sie und ritt sich auf mir in Ekstase.

Ich tat mein Bestes, aber plötzlich hörte sie auf. »Honey, das bringt nichts«, schalt sie mich und stieg von mir runter.

Mir rutschte das Herz in die Hose. In all meinen Jahren als Gigolo hatte ich noch nie eine Frau unbefriedigt zurückgelassen. Ich dachte, sie würde mich rausschmeißen, samt meiner bisher makellosen Bilanz. Aber innerhalb der nächsten Minuten erkannte ich, dass genau dies ihr Weg war, um zu bekommen, was sie wollte. Andere Frauen machen das Beste aus allem, aber nicht Miss Alpha. Sie zeigt Eigeninitiative. Und was für Eigeninitiative!

Sie legte sich hin, spreizte die Beine und befahl mir, mich auf sie zu legen. Ich nahm an, dass sie noch mal von vorn anfangen wollte, dieses Mal mit mir oben. Als ich versuchte, in sie einzudringen, schrie sie: »Nein.« Dann sagte sie: »Masturbiere stattdessen hart gegen meine Pussy.«

Nach ein paar Sekunden wand sie sich unter mir, stöhnte und schnurrte geradezu, während ich mit ihren Brüsten spielte. »Honey, *das* bringt's«, hauchte sie mir aufgeregt ins Ohr. Dann kam sie laut zum Orgasmus und war dabei so hemmungslos, wie ich es selten erlebt hatte.

Ausnahmsweise wusste ich einmal nicht, was ich danach machen sollte. Wollte sie, dass ich bleibe? Schließlich schien sie nicht an verführerischen Unterhaltungen interessiert zu sein.

»Wir sollten ein wenig schlafen«, sagte sie lächelnd, als hätte sie meine Gedanken gelesen. »Morgen gehe ich mit dir einkaufen, als Belohnung für deine Darbietung.«

Ich lächelte in mich hinein. Sie war einmalig, und ich *liebte* es.

Als ich am nächsten Tag aufwachte, küsste Miss Alpha mich und bat mich, den Zimmerservice anzurufen und ein Champagnerfrühstück zu bestellen. Als ich den Anruf tätigte, rief sie: »Sag ihnen, ich will Dom Pérignon Vintage und nicht den üblichen Mist.«

Nachdem unsere Bestellung aufs Zimmer gebracht worden war – und zweimal zurückgeschickt, weil sie ihr nicht gefiel –, führten wir endlich ein richtiges Gespräch.

Komischerweise unterschied sich ihre Situation nicht besonders von der Geschichte, die Johan uns später beim Dandy-Treffen erzählen würde. Ungeachtet ihres Geldes war sie mit einem Kontrollfreak von einem Mann verheiratet gewesen, der ihr all ihre Energie und Lust genommen hatte. Bei der Scheidung hatte sie sich geschworen, ihr Leben endlich zu genießen. Sie nannte mich den »perfekten Leckerbissen für nach der Scheidung«. Langsam fing ich an zu glauben, dass Scheidungsanwälte diskret einen Gigolo empfehlen sollten, falls das Ergebnis der Scheidung für die Frau einträglich war. Es hatte den Anschein, als würde eine schlechte Ehe Frauen zurücklassen, die sich ungeheuer nach gutem Sex sehnten. Und wer könnte besser dafür sorgen als ein Gigolo?

Ich stellte im Radio einen Jazzsender ein, und sie sah mich neugierig an. »Du magst Jazz?«, fragte sie, als ob ihr gerade erst klar geworden wäre, dass ich auch noch ein anderes Leben haben könnte als das, was unter meiner Gürtellinie abging.

»Ich bin Musiker«, erzählte ich ihr. Ich musste lächeln, weil sie so überrascht war. »Ich habe Musik studiert. Musik ist eine meiner größten Leidenschaften – abgesehen von Frauen natürlich.«

Ich war mir nicht sicher, ob ich mich nicht zu weit aus dem Fenster gelehnt hatte. Aber mir war klar, dass sie mehr in mir sehen musste als ein austauschbares Sexobjekt, wenn unsere Affäre weitergehen sollte. Ihr Verhalten änderte sich auf der Stelle, und sie kuschelte sich an mich und wollte mehr über die Musik wissen, die ich spielte. Es stellte sich heraus, dass sie in ihrer Freizeit malte und großen Respekt vor künstlerischen Prozessen und kreativen Menschen hatte.

»Du hast also mehr zu bieten als nur ein hübsches Gesicht«, stellte sie fest und strich mit einem pinkfarben lackierten Fingernagel über meine Wange. »Du solltest zur Eröffnung meiner Ausstellung nach New York kommen.«

Ich küsste sie und willigte ein, aber ich hätte nicht gedacht, dass etwas daraus werden würde. Das war vor drei Monaten – dann kam die Nachricht von ihrer persönlichen Assistentin. Und jetzt bereite ich eine nutzlose romantische Geste für Charlotte vor, für eine Frau, mit der ich nicht einmal geschlafen habe, während ich darauf warte, ob ich als »Gespiele« für eine andere Frau nach New York geflogen werde, die selbst einem Nuklearphysiker das Gefühl geben könnte, ein dummes Sexobjekt zu sein. Es ist doch nichts verrückter und komplizierter als das Leben eines Gigolos!

Heute fliege ich also zu dieser Ausstellung nach New York. Obwohl das Literary Café nur fünf Minuten entfernt ist, lasse ich mich im Taxi dorthin fahren – schließlich bezahlt Miss Alpha dafür. Ich habe die Noten des Musikstücks, das ich für Charlotte komponiert habe, mit einem antiken Füller geschrieben, sodass sie es auf dem Klavier im Café spielen kann. Auf der Rückseite lasse ich ihr die Nachricht zukommen, dass es besser klingen wird, wenn ich sie begleitete. Ich hoffe, dass sie das besänftigen wird.

Das Ganze stecke ich in einen Umschlag und lege diesen hinterm Tresen ab. Das Taxi fährt mich zum Flughafen, und ich fliege erster Klasse nach New York. Die Flugbegleiter behandeln mich wie einen V.I.P., begleiten mich an Bord und bringen mich zu meinem Platz. Ich trage das dunkle Hemd von Miu Miu, das Miss Alpha mir bei Harvey Nics gekauft hat. Als eine hübsche Flugbegleiterin mir ein Glas Champagner einschenkt, amüsiere ich mich über mein widersprüchliches Leben.

In New York werde ich von einer großen schwarzen Limousine abgeholt. Ich sitze auf dem Rücksitz, begrüße die Stadt, die mich nicht schlafen lässt, und nippe an der Flasche Wasser, die für mich bereitstand. Ich rüste mich dafür, die liebenswerte, unverbesserliche Femme fatale Miss Alpha wiederzusehen.

Wir erreichen unser Ziel und halten vor einem Wolkenkratzer, der aussieht, als könnte er wirklich in die Wolken pieken. Der Fahrer informiert mich verschwörerisch, dass ein megaberühmter, reicher HipHop-Star hier wohne, und sieht mich argwöhnisch an. Ich schmunzle, denn ich weiß, was der Fahrer denkt. Man munkelt, der berühmte, machohafte HipHop-Star sei schwul. Der Fahrer vermutet offensichtlich, ich sei eine Lieferung frei Haus. Da irrt er sich allerdings gewaltig. Männer bestellen sich vielleicht einen Sexhappen per Zimmerservice, aber Frauen wollen ein Bankett nach allen Regeln der Kunst. Ich bin ein hochklassiges Rendezvous und kein Lohnarbeiter.

Mit dem Lift fahre ich nach oben und klopfe an die Tür, ich bin bereit für den Wirbelwind.

»Schön, dass du kommen konntest«, schnurrt Miss Alpha, als sie die Tür öffnet und mich praktisch an meinem Gürtel hineinzieht, während sie mich aggressiv küsst. »Schönes Hemd.« Sie lächelt, sieht sich anerkennend das Outfit an, das sie selbst ausgesucht hat. Dann befiehlt sie: »Zieh deine Hose aus.«

Während ich meine Hose öffne, schaue ich mich in ihrem Apartment um. Meine Kinnlade fällt bis 15 Meter unter den Meeresspiegel. Noch nie in meinem Leben habe ich solch eine unglaubliche Wohnung gesehen. Sie ist von Wand zu Wand aus Glas, wodurch man einen atemberaubenden Blick über New York hat. In der Ferne sehe ich den Central Park, ein kleiner, grüner Fleck. Wir befinden uns fast über den Wolken, und ich sehe, wie unten die Leute umherhuschen – winzig kleine, unwichtige Krümel, kleiner als Ameisen. Kein Wunder, dass die Reichen sich dermaßen überlegen fühlen.

Als ich ins Schlafzimmer geschleift werde, bemerke ich, dass im Zentrum der Lounge ein wunderschönes Piano steht, das aus meinem Blickfeld verschwindet, als ich fast aufs Bett geworfen werde, jetzt ohne Hose.

»Ich hätte American Airlines dafür bezahlt, dich schneller herzufliegen, aber Zeit kann man nicht kaufen«, sagt sie lachend. Sie legt meine Hände auf ihre Brüste und stöhnt, als ich anfange, sie zu streicheln. »Ehemänner sind scheiße – ihr Jungs dagegen seid klasse«, ruft sie, während ich ihr sanft das Höschen ausziehe und sie berühre. »Ja, das ist schön – aber ein bisschen mehr nach links«, sagt sie zu mir. »Ja, jetzt schneller ... jetzt ein bisschen langsamer ... nein, nach rechts ... *sanfter* ... nicht so sanft ... ja, so ist es gut.« Ihre Erregung wird von einem Schwall von Anweisungen begleitet, die zweifellos auch eine Rakete zu ihrem Ziel lenken könnten. Ich liebe es, wie sie sich ihrer eigenen Lust hingibt. Einem Gigolo erleichtert es den Job ungemein, wenn er ein klares und konstruktives Feedback bekommt. Die stümperhaften Hände eines festen Freundes müssen Frauen vielleicht ertragen, aber von einem trainierten Experten kann man mehr erwarten.

Plötzlich nimmt sie eine Fernbedienung in die Hand und drückt einen Knopf. Ich frage mich, ob sie stimmungsvolle Musik braucht, auch wenn das zugegebenermaßen nicht zu ihr passt. Dann fährt der größte Fernsehbildschirm, den ich je gesehen habe, aus dem Fußende des Himmelbetts, auf dem wir liegen. So etwas habe ich wirklich noch *nie* gesehen – ein Breitbildfernseher, der in das Bettgestell eingebaut ist. Wenn er voll ausgefahren wird, verdeckt er den Blick auf New York und schafft so eine intimere Atmosphäre. Ich nehme an, dass sie sich Pornos anschauen möchte, um ihre Lust zu steigern, aber wieder liege ich falsch. Der dunkle Bildschirm wirkt wie ein Spiegel. Ich muss mich hinknien, sie setzt sich mit gespreizten Beinen und mit dem Rücken zu mir auf mich, sodass wir beide zum Fernseher schauen. Jetzt lenkt sie mich mit ihren Händen, schnappt nach Luft, als ich in sie eindringe, und schaukelt dann vor und zurück. Ich weiß nicht, was man den Leuten in Texas beibringt, aber es fühlt sich überwältigend an.

Sie führt meine linke Hand an ihre Klitoris und befiehlt, dass ich sie fest reibe, dann legt sie meine andere Hand auf ihre Brüste, damit ich sie massiere. Sie lehnt an meiner Brust, als ob ich ein Stuhl wäre, meine Arme schnallen sie an und stimulieren sie gleichzeitig. Ich sitze fest, und abgesehen von dem, was meine Hände tun, habe ich keine Kontrolle über den Rhythmus oder das Tempo, in dem wir uns bewegen. Sie vögelt *mich*. Ich bin völlig aus dem Häuschen, und ihrem lauten, schnaufenden Stöhnen nach zu urteilen, geht es ihr genauso.

Mein Kopf ruht an ihrem Hals, und der Duft ihres Parfüms erregt mich noch stärker. Ich schaue über ihre Schulter und erhasche einen flüchtigen Blick auf unser Bild in dem provisorischen Spiegel.

Eine dunkle Abbildung von Miss Alphas sexy Traumkörper erscheint wie ein flackerndes Fernsehbild – die Beine sind gespreizt, und die Brüste beben bei jedem Stoß. Es ist, als ob wir versehentlich einen Pornosender eingeschaltet hätten, der nicht von dieser Welt ist. Nur ein dunkler Schatten lässt das Objekt hinter ihr – mich – erahnen, gegen das sie sich drückt, um sich Befriedigung zu verschaffen. Die Kurven ihres Körpers schimmern auf dem Bildschirm wie Kerzenlicht, und damit ist sie der Star der Show.

»Jetzt siehst du, warum die Brüste sich gelohnt haben«, sagt sie danach. »Sie sehen im Fernsehen einfach großartig aus, oder?«

Ich nicke enthusiastisch. Der Bildschirm wird eingefahren, und New York liegt mir wieder buchstäblich zu Füßen.

»In meiner Branche macht es sich nicht gut, mit einem Homevideo erwischt zu werden. Aber wie immer habe ich einen anderen Weg gefunden.«

»Sehr sexy, sehr klug und *sehr* reich. Ich bin mir nicht sicher, ob du nicht nur ein Hirngespinst meiner begierigen Fantasie bist«, sage ich lachend, während ich ihr ihren Morgenrock bringe und ihr hineinhelfe wie eine moderne Magd.

»Du fantasierst nicht, Darling – ich bin aus Fleisch und Blut. Geh jetzt duschen, und danach gehen wir shoppen. Du brauchst ein neues Outfit für die Ausstellung. Wir wollen doch nicht, dass du mich bloßstellst, nicht wahr?«

»Mir ist jeder Vorwand für einen Bummel in New York recht«, antworte ich lächelnd.

Eine Stunde später fährt uns eine Stretchlimo durch die hektischen Straßen zur Fifth Avenue.

»Hallo, Ma'am.« Die Verkäuferin begrüßt uns – na ja, Miss Alpha – mit einer Vertrautheit, die erahnen lässt, dass sie hier regelmäßig *viel* Geld ausgibt.

»Ich suche etwas für meinen Freund – oder sollte ich besser sagen, für meinen ›Geliebten‹?«, erklärt sie fast vergnügt in ihrem breiten texanischen Akzent. Ich stehe ein paar Schritte hinter ihr, mit unverändertem Gesichtausdruck, wie eine männliche Puppe.

»Was, denken Sie, würde ihm stehen?« Sie spricht mit der Verkäuferin und sieht mich dabei nicht einmal an, geschweige denn, dass sie mich nach meiner Meinung fragt.

»Ich habe da genau das Richtige. Ich denke, ich kenne Ihren Geschmack inzwischen«, erwidert die Verkäuferin. Sie geht in einen anderen Raum und kommt einen Moment später mit einem silbernen Anzug von Hugo Boss zurück, der aussieht, als würde er vom Set für *Zoolander* stammen. Innerlich stöhne ich auf. Der Anzug ist protzig und auffällig – überhaupt nicht mein Stil. Dennoch gehe ich lächelnd in die Umkleidekabine, um ihn anzuprobieren. Wenn mich doch meine Dandy-Kollegen jetzt sehen könnten, denke ich, während ich mich umziehe. Ich fühle mich, als ob man mich in ein riesiges Stück Alufolie eingewickelt hätte. Als ich aus der Kabine trete, ernte ich von Miss Alpha und der Verkäuferin anerkennende Blicke.

»Ich weiß nicht, im Schritt ist es nicht eng genug«, grübelt Miss Alpha. Sie kommt auf mich zu und greift mir in den erwähnten Bereich. »Oder?«

Ich öffne den Mund und merke dann noch rechtzeitig, dass sie die Verkäuferin angesprochen hat und nicht mich. Wie ein Fisch schließe ich meinen Mund wieder, während der Blick der Verkäuferin zu meinem Schritt wandert. Ich befürchte fast, rot zu werden.

»Ich verstehe, was Sie meinen«, sagt die Verkäuferin, nachdem sie eine Weile darüber nachgedacht hat.

»Eine schöne Verpackung hat keinen Sinn, wenn man die Ware darin nicht erkennen kann«, sagt Miss Alpha kichernd, und an dem Leuchten in ihren Augen sehe ich, dass ihr das Spaß macht.

Die Verkäuferin grinst und geht, um die Hose in einer kleineren Nummer zu holen.

»Warum besorgen wir uns nicht das männliche Pendant zum Wonderbra für da unten?«, scherze ich in einem Versuch, mein Unbehagen abzuschütteln und ihr meine Anwesenheit ins Gedächtnis zurückzurufen.

»Darling, das würde ich gern, aber ich will da unten nichts mit Bügeldraht kaputt machen.«

»In diesem Körper steckt tatsächlich auch ein Mensch«, rüge ich sie scherzhaft.

»Wenn ich die Zeit habe, mir anzuhören, wie Männer sich darüber beklagen, dass sie als Objekt behandelt werden, rufe ich dich an. Bis dahin bleibst du mein hübsches Spielzeug.« Und damit küsst sie mich lange auf die Lippen.

Ich mag sie wirklich, aber so sehr ich ihre freche, selbstbewusste Einstellung auch bewundere, es gibt Grenzen – auch bei einem Gigolo.

Mein Unbehagen wird nur für einen Augenblick gemildert, als es ans Bezahlen geht. Die Verkäuferin hat ein breites Grinsen aufgesetzt, als sie 20.000 Dollar abkassiert – alles für mich. Ich bekomme Hemden, Krawatten, Anzüge, sogar Unterhosen – nichts davon trifft meinen Geschmack.

Es wäre ungehobelt, sich zu beschweren, aber die Medizin schlucken zu müssen, die Frauen jahrelang gekostet haben, ist nicht das, was ich mir vorgestellt hatte. Mein Grinsen ist ganz sicher nicht so breit wie das von Julia Roberts in *Pretty Woman*, aber vielleicht ist auch das etwas, woran wir postmodernen Männer uns gewöhnen müssen. Sicher spendiert ein reicher Geschäftsmann seiner Liebsten auch gern Outfits, die das Dekolleté betonen, warum sollte es also bei Frauen anders sein? Auch wenn sich das, was bei uns betont wird, ein wenig weiter unten befindet.

In zwei Stunden soll die Ausstellung eröffnet werden, und das Dilemma, dem Miss Alpha sich gegenübersieht, ist nicht die Entscheidung, wen sie als ihre Vorbilder bezeichnen soll, sondern welche Klamotten ich tragen soll.

»Nein, das nicht – das passt nicht so richtig«, sagt sie und rümpft die Nase, während ich im Schlafzimmer in dem silbernen Anzug auf und ab laufe. Ich seufze erleichtert, als sie ihn ablehnt.

Schließlich entscheidet sie sich für ein cremefarbenes Jackett von Brioni mit helllila Nadelstreifen und Halbschuhe aus Nubukleder – der Look ist eine Mischung aus englischem Dandy und einer Portion *Miami Vice*. Das würde ZZ gefallen, denke ich lächelnd bei mir.

Als die Limo durch den angesagten Meatpacking District fährt, drücke ich Miss Alphas Hand. »Bist du nervös?«, frage ich sie.

»Gott, nein«, antwortet sie und prustet los. »Ich bin viel zu reich, als dass mir jemand ehrlich seine Meinung sagen würde. Wie auch immer, die Show wird ein Erfolg werden – jedenfalls werden das die Leute zu mir sagen. Und hey, nur darauf kommt es doch an.«

Ich lache über ihre Ehrlichkeit. Es ist erfrischend zu erleben, wie jemand so ungezwungen mit seinem Reichtum umgeht. Wenn ich an Promi X zurückdenke und daran, wie sie unter ihrem Ruhm und Reichtum leidet, empfinde ich es als Schande, dass sie ihre Situation nicht akzeptieren und das Beste daraus machen kann.

»Ich bin mir sowieso nicht sicher, ob ich aufgeregter bin, weil ich mit meiner Kunst prahlen kann oder mit *dir*«, sagt sie neckisch, streichelt dabei mein Knie und lässt ihre Hand anzüglich weiter nach oben wandern.

Wir steigen aus dem Auto und die weiße Wendeltreppe hinauf. Dann betreten wir ein ultramodernes weißes Loft. Leute stehen herum, trinken Cocktails und unterhalten sich höflich. Alle strahlen ihren Wohlstand aus. Mir fällt auf, wie erwachsen sie sich benehmen. Anders als bei Promi- oder Modepartys, bei denen Ausschweifungen zum guten Ton gehören, scheinen die meisten Leute die Ausstellung als Gelegenheit zu begreifen, um etwas Networking zu betreiben. Das Ganze ist ein Projekt der Eitelkeit, und die Bilder stehen nicht einmal zum Verkauf.

Nach ein paar gedämpften Bemerkungen über den Einfluss, den Cézanne offensichtlich auf die knallbunten Stillleben an den Wänden hatte, drehen sich die Unterhaltungen um das Lieblingsthema in solchen Kreisen: um Geld – wie man es macht und wie man es ausgibt.

Ich lächle freundlich, versuche, hübsch auszusehen, und mache die eine oder andere geistreiche Bemerkung, aber eigentlich werde ich vorgeführt. »Was hältst du von meinem neuen *Freund*?«, fragt Miss Alpha und betont das Wort »Freund« ganz komisch, als sie mich einer Kollegin vorstellt.

Die sittsam aussehende Frau lächelt mich matt an und nimmt Miss Alpha dann zur Seite, um ihr zuzuflüstern: »Ich bin mir sicher, dass er dir guttut, aber dem Geschäft nicht.«

»Bockmist«, höre ich Miss Alpha heftig protestieren. »Er sieht gut an meiner Seite aus und in meinem Bett. Und weißt du was? Wenn ich mir einen Trophäenliebhaber leisten kann, sagt das meiner Meinung nach mehr über meinen Kontostand aus als ein höfliches Geplänkel über Bonuszahlungen.« Dann stürmt sie davon, drückt liebevoll meinen Arm, als sie an mir vorbeigeht, und flüstert gut hörbar: »Warte, bis ich dich mit zu mir genommen habe.« Ihre Kollegin, die es hören sollte, läuft sofort rot an. »Sie ist nur neidisch«, spricht Miss Alpha weiter und wirft der verklemmten Frau einen Blick zu.

Ein paar Stunden später ist die Party vorbei. Bankiers und Top-Anwälte machen die Nacht nicht durch. Wer will schon einen schlimmen Kater haben, wenn man am nächsten Tag wieder mit Millionen Roulette spielt?

Als wir in der Limo nach Hause zurückfahren, gewinne ich den Eindruck, dass Erfolg offensichtlich ein Aphrodisiakum ist, denn Miss Alpha öffnet meine Hose und beginnt, mir einen zu blasen. Der Fahrer starrt teilnahmslos geradeaus. Nach ein paar Augenblicken hört sie auf und sagt, dass sie mich nur anheizen wollte, damit es mir mehr Spaß machen sollte, sie zu befriedigen. Dann drückt sie meinen Kopf mit ihrer rechten Hand nach unten. Als wir an ihrem Apartment ankommen, sind wir beide überaus befriedigt. Da er mehr gesehen hat, als sein Job ihm sonst zu bieten hat, müssen dem Fahrer wohl die Augen brennen.

Zu Hause wird sie ein wenig launisch. »Spiel mir etwas vor«, verlangt sie und weist mit dem Kopf zum Piano.

Ich gehe rüber, öffne es und setze mich vor die beleuchtete New Yorker Skyline. Die Situation ist irgendwie surreal, verzaubert mich aber. Ich will eigentlich ein wunderschönes Stück von Bill Evans spielen. Aber stattdessen bittet Miss Alpha mich um *Free Bird* von Lynyrd Skynyrd – sie ist durch und durch Texanerin. Nicht gerade die Stimmung, die ich erschaffen wollte, aber wes Brot ich esse, des Lied ich sing. Als ich anfange zu spielen, kommt sie dazu und bleibt neben dem Piano stehen. Sie schließt die Augen und singt leise mit.

»Es macht mich unheimlich an, wie du da so spielst«, sagt sie schmunzelnd.

Ich lächle und spiele weiter, es macht mir Spaß, sie zu unterhalten. Sie tritt hinter mich und fängt an, mein Hemd aufzuknöpfen, sie streicht mit ihren langen Fingernägeln über meine Brust. Ich versuche, mich weiterhin zu konzentrieren, aber es fällt mir schwer.

»Ich möchte dir den Hintern versohlen«, sagt sie plötzlich.

Keine Ahnung, wie sie darauf gekommen ist, aber zögernd willige ich ein. Ich habe nichts gegen ein bisschen SM, aber ich ziehe die Verführung dem Fetisch vor.

»Zieh dich aus und lehn dich über das Piano«, befiehlt sie.

Ich entkleide mich langsam, fühle mich aber ein wenig unbehaglich. Irgendwie klingen Miss Alphas Befehle überhaupt nicht mehr spielerisch. Ich spüre, dass hier dunklere Mächte wirken. Sie ist auf einem Powertrip, und mich hat sie als ihr Opfer auserkoren. Unruhig gehorche ich ihr und lehne mich über das Piano. Aus dieser Perspektive sieht New York gar nicht mehr so charmant aus. Miss Alpha geht ins Schlafzimmer. Ich habe erwartet, dass sie mich ein wenig zärtlich mit der Hand schlagen würde, also sehe ich ohne Frage überrascht aus, als sie verschwindet, um ihr »Instrument« zu holen. Als sie zurückkommt, ist sie bis auf ihre schwarzen High Heels von Versace nackt und hat die größte Bullenpeitsche in der Hand, die ich je gesehen habe.

»Auch wenn du ein guter Junge bist, werde ich dich bestrafen«, sagt sie lachend, ein wenig zu rachsüchtig für meinen Geschmack, während sie herüberkommt und um mich herumschleicht, die Peitsche schwingend.

»Hey, ich werde nicht den Prügelknaben für deinen Exmann spielen«, rufe ich, richte mich auf und schnappe mir meine Hose.

Ihr Gesicht ist bitterböse. »Wenn du nicht tust, was ich sage, kann ich dich nicht gebrauchen«, sagt sie unverblümt. »Pack deine Sachen. Morgen früh besorge ich dir einen Flug nach Hause. Ist es das, was du willst?«

»Unter diesen Umständen, ja«, antworte ich und ziehe mich hastig an. Ich habe nichts dagegen, im Schlafzimmer für die Sünden anderer Männer zu büßen, aber ich lasse mich nicht dafür bestrafen. Diese Nacht verbringe ich auf dem Sofa, und als ich aufwache, ist Miss Alpha bereits im Büro, es gibt also keine seltsame Abschiedsszene. Die Limo bringt mich zum Flughafen, und dort hole ich mein Ticket ab. Ich sehe es mir genau an, und das Herz rutscht mir in die Hose: Economyclass. Das ist das Schicksal eines Gigolos, der nicht tun wollte, was man ihm aufgetragen hat. Ich seufze.

Kapitel 9

Sie steht hinter dir!

Nach der beengten Reise in der Sardinenbüchse namens Economyclass bin ich nicht in der Stimmung, in meine ebenso beengte Wohnung zu fahren. Der Einblick in das erstklassige Leben anderer Leute lässt einige schreckliche Abgründe zurück, wenn das eigene nicht so exklusiv ist.

Gerade als mein Flugzeug landet, erhalte ich zum Glück eine Nachricht von Daddys Liebling – als ob sie mein Schutzengel wäre. »Ich will wilde, verrückte Abenteuer, Golden. Die Typen, die so reden, als würden sie einen Kontoauszug vorlesen, langweilen mich. Ich stürze mich von einer Brücke, wenn du mich nicht vor diesen Deppen rettest. Ich brauche DICH.« Genau das sind ihre Worte. Ich antworte ihr sofort und lasse sie wissen, dass ich gerade in Heathrow gelandet, aber immer noch im Flugzeug bin. Sie erwidert, dass ihr Fahrer mich am Flughafen abholen wird. Perfekt, denke ich: Ein Ritter in schillernder Rüstung, der zwar kein weißes Pferd besitzt, aber von der Jungfer in Nöten eins zur Verfügung gestellt bekommt. Ich habe kaum genug Geld für eine Taxifahrt, und in meiner auf unanständige Weise erworbenen Robe mit der U-Bahn zu fahren wäre einfach zu peinlich. Während ich auf das Auto warte, denke ich über die verrückten Erlebnisse der letzten Tage nach.

Ich lasse den heißen Sex Revue passieren und finde, dass ich trotz des geschmacklosen Endes großen Respekt vor Miss Alpha habe und sie bewundere. Sie ist eine Frau voller Tatkraft und

Energie. Wenn man Zeit mit Frauen wie ihr verbringt, ist es so, als würde man in die Zukunft schauen, in der die Männer ihr Haltbarkeitsdatum auf der Stirn tragen. Sie ist dermaßen entschlossen, ehrgeizig und stark, dass es einen schon fast beängstigen kann.

Aber ich habe auch eine andere Seite an dieser starken Frau entdeckt, und daran muss ich jetzt denken. Eindringlicher als der erschütternde Anblick dieser Powerfrau, die einen Groll hegt und eine Bullenpeitsche schwingt, war ein Telefonat in der letzten Nacht, das kurz nach meinem Streit mit Miss Alpha und vor meinem Abschied aus ihrer Welt stattgefunden hat.

Sie nahm ein Bad und machte sich scheinbar gar keine Gedanken über unsere kleine Auseinandersetzung, als ob ich lediglich ein Gerichtstermin wäre, der nicht zu ihrer Zufriedenheit verlaufen war. Ich saß auf dem vornehmen Ledersofa, schaute aus dem Fenster und versuchte, berühmte New Yorker Sehenswürdigkeiten zu erkennen, um die Zeit totzuschlagen, als das Telefon klingelte. Das Klingeln brach ab und fing dann wieder an. Nach einer Weile war ich besorgt, dass vielleicht jemand dringende Neuigkeiten haben könnte. Ich rief nach Miss Alpha, aber entweder konnte oder wollte sie mich im Badezimmer nicht hören. Da ich eher ihr Angestellter als ihr Freund war, hatte ich das Gefühl, dass ich nicht in ihre Privatsphäre eindringen durfte, indem ich einfach ohne Aufforderung das Bad betrat. Nach reiflicher Überlegung ging ich daher selbst ans Telefon.

»Mami, bist du das?«, fragte mich die lebhafte Stimme eines kleinen Mädchens. Sie klang, als sei sie ungefähr fünf.

»Nein, hier ist ein Freund von Mami«, antwortete ich vorsichtig. Ich bereute bereits, ans Telefon gegangen zu sein.

»Wo ist Mami? Ich will mit ihr reden – ich habe eine Katze für sie gemalt«, erzählte die Kleine aufgeregt. »Sie ist etwas einkaufen gegangen«, sagte ich dem Mädchen. Irgendwie hielt ich es für unangebracht, ihr zu sagen, dass ihre Mum ein Bad nahm.

»Wer ist da?« Am anderen Ende der Leitung meldete sich jetzt eine erwachsene Stimme. Als ich wiederholte, dass ich ein Freund sei, stellte sie sich als Nanny vor, die sich im Haus in den Hamptons um Miss Alphas drei Kinder kümmere. Miss Alpha wollte am nächsten Tag nach Hause kommen, und man wollte wissen, um wie viel Uhr sie eintreffen würde. Ich versprach, die Nachricht weiterzugeben. Dabei hatte ich nicht einmal gewusst, dass Miss Alpha Kinder hatte.

Als ich ihr später am Abend von dem Anruf erzählte, nachdem wir kurz und knapp meine Heimreise besprochen hatten, guckte sie mich bitterböse an.

»Rede *nie* wieder über meine Kinder«, warnte sie mich wie eine beschützerische Löwin.

Zur Erinnerung: Ein Gigolo gehört ins Schlafzimmer; es ist uns nicht erlaubt, andere Lebensbereiche unserer Klientinnen zu betreten.

Jetzt stehe ich auf dem asphaltierten Bürgersteig vor Terminal drei. Eine dicke englische Wolke hängt über meinem Kopf. Ich bin seltsam betrübt darüber, dass ich niemals die warme, mütterliche Seite einer Frau wie Miss Alpha kennenlernen werde. Und wenn ich so darüber nachdenke, werde ich diese Seite wohl an *keiner* Frau kennenlernen, mit der ich mich regelmäßig treffe. Ich kann nicht anders und fühle, dass mir dabei etwas entgeht, nicht ihnen.

Die Limousine kommt an, und ich sehe Daddys Liebling am Fenster, winkend und wunderschön. »Ich dachte, ich komme besser mit«, sagt sie aufgeregt, als ich einsteige. »Wir haben in der Bond Street angehalten, wo ich einkaufen wollte, und dann dachte ich, dass ich eigentlich auch gleich mitfahren kann, da ich ja eh nichts Besseres zu tun habe«, fügt sie hinzu. Sie lacht darüber, wie wenig sie mit ihrem Leben anzufangen weiß.

»Schön, dich wiederzusehen«, sage ich lächelnd, dann küsse ich sie auf den Mund.

Wir vermeiden es beide taktvoll, darüber zu reden, woher ich gerade komme oder wen ich besucht habe. Daddys Liebling ist wie eine kleine Prinzessin in einem Kokon, und irgendwie ist sie beruhigend unkompliziert – sie ist eben Daddys Mädchen, das nie richtig erwachsen wurde. Kauf ihr ein hübsches Pony, schmeiß eine lustige Party für sie, und sie ist zufrieden. Diese Arrangements werde ich vermissen, wenn es irgendwann zwangsläufig zu Ende gehen wird.

»Daddy versucht quasi, mich in eine arrangierte Ehe zu drängen«, sagt sie, als ob sie meine Gedanken gelesen hätte. Sie zieht einen Schmollmund und fährt dann fort: »Ich habe in den letzten Wochen so viele langweilige Männer kennengelernt, dass ich das Gefühl habe, meine Gehirnzellen sind in den Vorruhestand gegangen. Daddy ist der Meinung, dass ich mein Leben mit Shoppen und Herumrennen verschwende. Weißt du, was er gesagt hat?« Sie wartet nicht, bis ich antworte, sondern schimpft weiter: »Er hat gesagt, ich entwickle mich zu einer ›hohlköpfigen Erbin‹. Kannst du dir das vorstellen? Ich weiß, dass mein Leben unausgefüllt ist, aber ich bin doch kein Hohlkopf, oder?«

»Natürlich nicht«, versichere ich ihr. Ich lege einen Arm um sie und drücke sie an mich.

»Aber ich habe eingesehen, dass Daddy irgendwie recht hat. Ich kann nicht so weitermachen. Weißt du, was ich ihm geantwortet habe?«

»Was?«, frage ich und sehe ihr in die wunderschönen hellbraunen Augen.

»Ich habe ihm gesagt, dass ich im Familienunternehmen mitarbeiten möchte.« Sie sieht mich triumphierend an und wartet auf meine Reaktion.

Ich lächle und versuche zu verbergen, wie verblüfft ich bin.

»Du bist überrascht! Aber nicht so überrascht wie Daddy. Ich dachte, er würde von seinem Stuhl fallen. Ich weiß doch, dass ich sowieso irgendwann einen von diesen Männern heiraten werde, mit denen er mich verkuppeln will – eine ›gute Partie‹, wie er sie nennt. Aber als ich so darüber nachdachte, wurde mir klar, dass ich zwar bereit bin, mein Leben zu ändern, aber dass ich es auf meine Weise machen muss. Wenn ich morgen heiraten würde, was würde sich denn dadurch in meinem Leben wirklich ändern? Ich wäre so was wie ein Gegenstand, der von einem Mann zum nächsten weitergereicht wird. Der einzige Unterschied wäre, dass nicht mehr Daddy meine Kreditkartenabrechnung bezahlen würde, sondern mein Ehemann. Ich würde immer noch meine Zeit vertrödeln, bei Selfridges shoppen und zum Lunch gehen – nur dass mein neuer Daddy das finanzieren würde. Und es wäre dann viel schwieriger, jemanden wie dich zu haben, der mir Gesellschaft leisten und mit dem ich ein bisschen Spaß haben könnte. Das ist also die perfekte Lösung – ich brauche einen eigenen Job!«

»Gute Idee«, sage ich und denke an Miss Alpha und daran, dass sie als Top-Anwältin Millionen verdient.

»Ich werde dich vermissen, Golden«, sagt sie zärtlich und streichelt dabei sanft meine Wange. »Ich liebe deine Welt, da hat man so viel Spaß. Aber ich werde keinen Vollzeit-Gigolo mehr haben können, wenn ich erst mal eine richtige Karrierefrau bin, die auch an ihre Hochzeitspläne denken muss …« Sie wird leiser und schaut nach unten, als ob sie dabei ist, das Lieblingsspielzeug aus ihrer Kindheit wegzupacken.

»Du musst nichts erklären. So läuft das bei Gigolos nun mal«, sage ich galant. »Wenn ich keine Nachrichten mehr von dir erhalte, werde ich annehmen, dass unser Arrangement beendet ist – aber bis dahin lass uns Spaß haben, solange du noch frei bist.«

»Du hast recht«, quietscht sie. »Diese ganzen ernsten Entscheidungen haben mich in den letzten Wochen dermaßen in Anspruch genommen, dass ich nicht daran gedacht habe, wie wichtig es ist, das Beste aus der kurzen Zeit zu machen, die mir noch bleibt.

Nächsten Monat fange ich an, in Daddys Bank zu arbeiten. Ich werde meine Londoner Wohnung behalten, aber ich werde auch viel Zeit in Monaco verbringen. Lass uns heute Abend feiern. Ich will stilvoll ausgehen!«

»Okay«, antworte ich. »Lass uns zu dir fahren und ein sexy, Banker-unfreundliches Kleid aussuchen, das du heute Abend tragen kannst. Dann gehen wir aus und treiben allerlei Unfug.« Ich beuge mich zu ihr, küsse sie und streichle ihr verführerisch das Bein.

Einen witzigen Abend könnte ich jetzt gut vertragen, und seltsamerweise ist mir nicht nach Sex zumute. Natürlich kann ich Daddys Liebling das nicht sagen. Erstens darf man *keiner* Frau sagen, dass man keinen Sex mit ihr haben möchte. Und zweitens grenzt das an Ketzerei, wenn man ein Gigolo ist. Da Daddys Liebling nicht so sexbesessen ist wie die anderen Ladys, mit denen ich mich treffe, und es ihr keinen Kick gibt, die Initiative zu ergreifen, ist es mit ihr recht einfach, sexuelle Handlungen zu vermeiden.

Obwohl es selten vorkommt und eigentlich eine große Ausnahme ist, dass ich keine Lust auf Sex habe, haben mich die letzten Wochen doch verunsichert. Ich glaube fest daran, dass ein Ausgehabend und ein paar Gläser Champagner meine Libido wieder auf Touren bringen werden, aber momentan fühle ich mich leer – Berufsrisiko.

»Es gibt *so* viele Partys heute Abend, schwere Entscheidung.«

Ich kann Rochester kaum verstehen, als er versucht, die laute Musik im Hintergrund zu übertönen. Um zu erfahren, was heute Abend so abgeht, habe ich ihn angerufen, denn ich bin nicht auf dem Laufenden, weil ich weg war. Auf Rochester kann man sich verlassen, er weiß immer, wo was los ist. Er zählt ein paar Partys auf, und ich rufe Daddys Liebling zu, die sich gerade im Badezimmer fertig macht: »Willst du mit der PPQ-Party beginnen?«

Ich denke, dass die erste Party bei der Wahl ihres Outfits hilfreich sein kann.

»Klingt super«, antwortet sie mir.

Als ich mein Gespräch mit Rochester beendet habe, schaue ich ins Schlafzimmer. Daddys Liebling trägt nur sehr knappe schwarze Seidenunterwäsche und hält sich vor dem Spiegel verschiedene Kleider an. Sie betrachtet ein schwarzes, paillettenbesetztes Etuikleid, das am Rücken bis zur Taille aufgeschlitzt ist. »Wie ist das?«, fragt sie und beißt sich nachdenklich auf die Unterlippe.

»Perfekt«, antworte ich. »Wahrscheinlich wird es da heute Abend sehr modisch zugehen.«

»Okay. Vielleicht trage ich dann schwarze Strümpfe und Stiefel dazu«, sagt sie und zieht das Kleid an. Erst jetzt ist zu erkennen, wie kurz es wirklich ist.

Als wir beide fertig sind, bringt der Fahrer uns ins Zentrum Londons, wo wir eine ausschweifende Nacht verbringen wollen. Vor dem Club hat sich eine lange Schlange gebildet, und der Eingang ist ein Nadelöhr, an dem sich die Modefreaks drängeln, die hinein wollen. Der Türsteher hält die Leute zurück und schickt alle, die drängeln, zurück ans Ende der Schlange. Während wir zum Eingang gehen, dringen Gesprächsfetzen an unsere Ohren. Ich muss schmunzeln, als ich höre, wie ein junges Mädchen verzückt zu ihrer Freundin sagt: »Kate Moss soll da drin sein.«

Ich lege einen Arm um die Taille von Daddys Liebling, um sie zu beschützen, und wehre mit dem anderen diverse Nachtschwärmer ab, während wir uns den Weg durch das Nadelöhr zum Anfang der Schlange bahnen. Einer der Türsteher weist an: »Lasst Golden rein«, und ich spüre Hunderte Augen auf uns ruhen. Die Leute würden gern herausfinden, ob wir berühmt sind und warum wir vorgelassen werden. Daddys Liebling setzt einen gleichgültigen Blick auf, aber ich weiß, dass sie diese Art der Behandlung insgeheim liebt und dass es sich deshalb für sie lohnt, einen Gigolo nicht nur in ihrem Bett, sondern auch am Arm zu haben. Ihre aufwändig frisierten Haare wehen hinter ihr her, fallen auf ihren nackten Rücken, als wir die Treppe hinuntergehen. Die Musik wird bei jedem Schritt lauter. Die Energie der Party ist wie ein Aphrodisiakum, das uns weiter lockt.

Im Hauptraum scheinen die schwarzen Wände uns förmlich zu verschlucken. Das erhöhte DJ-Pult aus weißem Plexiglas befindet sich in der Mitte.

Wie ein dunkler Engel steht Rochester dort, ohne Hemd, seine Tattoos zur Schau stellend und die Arme in die Höhe gerissen, als wäre die tanzende Menge hier, um ihm zu huldigen. Wir gehen zu ihm, begrüßen unterwegs Bekannte, die ihre Gläser unsicher in der Hand halten und sich vorbeidrängeln, und klettern hinter das DJ-Pult.

»Golden!«, ruft Rochester und zieht mich mit seinem nackten Oberkörper in eine Umarmung. Dann macht er das Gleiche mit Daddys Liebling, die laut auflacht und ihn auf beide Wangen küsst. »Ihr müsst unbedingt eine Pussy probieren«, sagt Rochester verschwörerisch.

»Was?«, antworte ich entgeistert.

Daddys Liebling wird rot, wirft ihren Kopf zurück und bricht in schallendes Gelächter aus, dann antwortet sie: »Dazu werde ich nichts sagen.«

Rochester rollt theatralisch mit den Augen und droht uns mit dem Finger. »Ihr und eure schmutzigen Gedanken. Nein, das ist ein total cooler Cocktail, den sie an der Bar verkaufen. Der hat eine geheime Energiezutat, die ganz passend Pussy genannt wird. Ganz ehrlich, ich hab so viel von dem Zeug getrunken, dass ich fliege«, erzählt er lachend, dann wendet er sich wieder der Menge zu und erhebt herrisch seine Arme.

»Ich *liebe* Rochester«, sagt Daddys Liebling kichernd. »Er ist völlig durchgeknallt.«

»Ich schätze, in deinem neuen Bankjob wirst du nicht viele Männer wie ihn kennenlernen«, scherze ich, während ich mit einem Finger ihren Rücken entlangfahre.

»Kannst du dir Rochester als Bankangestellten vorstellen?« Sie kreischt vor Lachen. »Dann würde innerhalb von Minuten Anarchie ausbrechen.«

»Wahrscheinlich würde er einfach das ganze Geld abheben, sich eine Insel kaufen, in einem Privatjet voller Champagner dort hinfliegen und dann feiern, bis die Investoren ihn finden und lynchen«, antworte ich scherzhaft.

»Bring mich nicht auf dumme Gedanken«, sagt Daddys Liebling und zwinkert mir zu. »Wenn du von einer Erbin hörst, die gerade die Bank ihres Vaters ausgeraubt hat, weißt du, wo ich bin und was ich mit dem Geld mache.«

»Davon muss ich nicht erst hören – ich nehme doch an, dass ich dann an deiner Seite wäre, als deine Konkubine Nummer eins«, sage ich und küsse sie, bevor sie antworten kann.

Nachdem wir uns, hoch oben in der DJ-Box und für alle sichtbar, ein paar Minuten leidenschaftlich geküsst haben, sieht sie mir in die Augen und sagt: »Wie unanständig, du hast mich zu einer Exhibitionistin gemacht. Daddy würde mich umbringen, wenn er das sehen könnte.« Damit zieht sie mich noch näher an sich, schiebt ihr Kleid gefährlich hoch, lehnt sich gegen die Seite der Box und küsst mich noch heftiger. »Du wärest mir einen Bankraub wert. Vielleicht muss ich wirklich einen Überfall machen, um dich haben zu können«, flüstert sie mir zärtlich zu, während sie an meinem Ohrläppchen knabbert.

»So was höre ich gern«, erwidere ich, lege meine Hände an ihre schmale Taille und ziehe sie noch enger an mich. »Obwohl ich eigentlich nicht will, dass du dir deine Frisur mit einer hässlichen Skimütze ruinierst oder dir die Nägel abbrichst, weil du eine Pistole hältst.«

»Keine Sorge – ich könnte es mir leisten, einen Stylisten und eine Nagelpflegerin im Fluchtwagen zu haben«, erwidert sie lachend mit einem selbstbewussten Funkeln in den Augen. »Aber ehrlich gesagt würde ich die Bank meines Vaters doch gar nicht überfallen müssen – ich mache einfach ein Insidergeschäft.«

»Wir könnten die neuen Bonnie und Clyde werden, deinen Fahrer entführen und durchbrennen«, sage ich und spinne unser Fantasiegebilde weiter. »Worüber lacht ihr beiden da heimlich?«, fragt Rochester, der zu uns kommt und jedem von uns einen Arm um die Schultern legt.

»Oh, wir albern nur ein bisschen rum«, sage ich und schlage ihm spielerisch auf die Finger, »also mach dir keine Gedanken.«

»Es ist so lustig, Unsinn zu reden. Ich wünschte, ich könnte das für den Rest meines Lebens tun«, sagt Daddys Liebling launig. »Man kann aber nicht gleichzeitig vernünftig sein und rumalbern, das würde keinen Sinn ergeben.«

»Hattest du schon zu viele Pussys?«, neckt Rochester sie, als sie ihre kleine Rede beendet hat.

»Nein, aber ich bin gerade auf dem Weg zur Bar, um mir eine zu besorgen. Stimmt doch, Golden?«

»Hier entlang, Madam«, sage ich und führe sie zur Bar, die mit weißem Neonlicht beleuchtet ist und einen starken Kontrast zum Rest der Ausstattung bildet.

Nachdem wir beide eine Pussy getrunken haben, klingelt mein Telefon.

»Es ist Johan«, sage ich leise zu Daddys Liebling, als ich rangehe.

»Wo bist du?«, schreit er ins Telefon.

»Auf der PPQ-Party.«

»Komm ins Bungalow 8«, sagt er. »Hier geht die Post ab. Supermodels, Regisseure – sie sind alle hier.«

Das Mädchen draußen in der Schlange muss wohl falsch informiert gewesen sein.

»Okay, wir kommen. Wir hatten gerade eine Pussy«, erzähle ich ihm.

»Was?«, kreischt er ins Telefon.

»Keine Sorge – das ist ein Drink«, antworte ich lachend. »Bis gleich.« Und damit führe ich Daddys Liebling, die von dem Cocktail immer noch beduselt ist, in das Chaos auf der Straße.

»Wo gehen wir hin?«, fragt sie und hakt sich bei mir unter.

»Bungalow 8 – da ist Johan«, antworte ich. »Ich weiß, es ist lästig, aber wirst du es vielleicht doch einen Abend lang aushalten, mit männlichen Supermodels abzuhängen?«

»Ich denke, das bekomme ich gerade so hin.« Sie lächelt und kuschelt sich enger an mich.

Wir treffen gerade rechtzeitig ein, um mitzukriegen, wie die Paparazzi wegen eines Prominenten, der auf die Party will, beinahe einen Nervenzusammenbruch bekommen.

»Mir gefällt es hier jetzt schon«, kommentiert Daddys Liebling das Geschehen und steigt selbstbewusst die Treppe hinab in den schwarz-weißen Club.

Ich schaue auf mein Handy, weil ich wissen will, wie spät es ist, und entdecke eine neue Nachricht. Ich scrolle runter, erwarte aber nicht, dass sie wichtig ist. Dann mache ich große Augen. Sie ist von Charlotte. »Okay, ich verzeihe dir. Hol mich doch heute Abend nach der Arbeit ab.«

Ich schaue noch einmal auf die Uhr. Es ist fast halb zwölf. In einer halben Stunde hat sie Feierabend. Mir wird klar, dass ich vor einem schrecklichen Dilemma stehe.

Daddys Liebling lächelt mich herzlich an, drückt meine Hand und führt mich zur Bar.

»Keine Pussy mehr«, scherzt sie. »Halten wir uns lieber an Champagner.«

Johan schlendert zu uns rüber. Wie immer wirkt er lässig und cool. Ich schätze, er sieht schon morgens beim Aufstehen aus, als wäre er bei einem Modeshooting. »Hey, da seid ihr ja. Schön, euch zu sehen.«

In meinem Kopf steht die Zeit fast still, aber ich lächle, um meine Unruhe zu verbergen.

Du hast eine Verpflichtung, es gibt nichts, was man dagegen tun könnte, sage ich mir. Aber ich weiß, dass ich Charlotte das nicht erklären kann, und damit hätte ich meine letzte Chance verspielt.

»Kennst du Sky?«, fragt Johan und stellt uns einen Modelkollegen vor, der aussieht, als wäre Gott high gewesen, als er ihn erschaffen hat. Daddys Liebling schaut ihn fasziniert an.

»Sind wir uns nicht schon mal begegnet?«, fragt sie flirtend.

»Ich glaube nicht. Vielleicht kennst du mich von den Dior-Anzeigen«, antwortet er mit transatlantischem Akzent, dann ergreift er ihre Hand und küsst sie wie ein moderner Märchenprinz.

Ich wittere meine Chance und ziehe Daddys Liebling zur Seite. »Mir ist schlecht von diesem komischen Cocktail – ich glaube, ich kriege Fieber«, sage ich leise zu ihr. »Ist es okay, wenn ich nach Hause fahre, und du bleibst hier bei Johan und Sky? Ich werde dafür sorgen, dass sie sich um dich kümmern.«

Ihre Augen leuchten. Dann sieht sie besorgt aus. »Geht's dir nicht gut? Wenn es dir schlecht geht, musst du wirklich nach Hause fahren. Ich bleibe hier bei Sky ... und Johan«, fügt sie schnell hinzu.

»Du bist ein Schatz«, sage ich und küsse sie auf die Wange. Dann senke ich meine Stimme und flüstere: »Und du weißt, dass ich nichts dagegen habe, falls du das Dior-Model vernaschen möchtest. Schließlich bleiben dir nur noch ein paar Wochen, in denen du deine Freiheit genießen kannst.« Ich klinge wie ein nachsichtiger Vater, der ihr ein Geschenk macht.

»Golden, du bist unverbesserlich«, sagt sie grinsend. »Der Gedanke war mir überhaupt noch nicht in den Sinn gekommen.

Aber jetzt, da du es erwähnst ... Wäre es unhöflich, das in meiner Situation nicht auszunutzen?«

»*Sehr* unhöflich«, sage ich lachend, verabschiede mich und gehe zum Ausgang.

Bevor ich den Club verlasse, drehe ich mich noch einmal um und sehe, wie Daddys Liebling eine Kreditkarte zückt, um eine Magnumflasche Champagner zu kaufen, und dass Sky seinen Arm um ihre Taille gelegt hat.

Das liebe ich an meiner Welt: Es gibt weder Eifersucht noch Habgier – nur sexuellen Kommunismus, eine wahre Anarchie. Aber jetzt begebe ich mich auf den Weg in eine viel kompliziertere Welt, in der ein solches Verhalten nicht toleriert werden würde. Ich finde das ziemlich befremdlich, trotzdem zieht mich etwas dorthin, das ich nicht genau bestimmen kann.

Durch die Tür des Literary Cafés zu treten ist, als würde man durch ein Portal in eine andere Welt entschwinden. Die Zeit scheint hier stillzustehen.

Kerzen flackern in der schummrigen Atmosphäre, als stamme das Café aus einer anderen Ära, die für die Nachwelt erhalten wurde. Ich entdecke Charlotte hinterm Tresen, ihre rotbraunen Haare sind zurückgebunden. Sie pfeift vor sich hin. Das Café ist leer, schon lange geschlossen. Ich gehe von Tisch zu Tisch und puste die Kerzen aus, sodass der Raum nur noch von den gedämpften Kronleuchtern erhellt wird.

»Danke, Golden«, sagt Charlotte, immer noch mit dem Rücken zu mir. Sie schaut nicht einmal nach, ob ich es auch wirklich bin – und nicht etwa ein verirrter später Gast.

Als ich am Tresen ankomme, dreht sie sich um, und wir stehen uns gegenüber. Nur die Holztheke trennt uns. Ihre Gesichtszüge werden von dem schummerigen Licht erleuchtet.

»Schön, dich wiederzusehen«, sage ich zögernd, dann beuge ich mich zu ihr und küsse sie auf beide Wangen. Mein lässiger Gigolo-Charme scheint mich für einen Moment verlassen zu haben.

Sie kommt hinter dem Tresen vor und umarmt mich. »Ich liebe das Stück, das du für mich geschrieben hast. Danke.«

»Du verzeihst mir also?«, frage ich verlegen lächelnd.

Sie schlägt spielerisch auf meinen Arm, recht fest eigentlich, und sagt: »Fast.«

»Fast?« Ich lache. »Warum? Was muss ich denn noch machen? Du verhandelst hart.«

»Gib mir ein paar Drinks aus, und ich vergebe dir vielleicht voll und ganz«, scherzt sie, während sie zum Kleiderständer geht und ihre Jacke anzieht.

»Wo soll ich dir diese aussöhnenden Drinks spendieren?«, frage ich, folge ihr aus dem Café und sehe zu, wie sie die Tür umsichtig abschließt und den Schlüssel in ihre Tasche fallen lässt. Das Café ist jetzt leer und dunkel, es scheint teilnahmslos unserer Unterhaltung zu lauschen. Ich fühle mich überaus unerfahren: Schon die Aussicht, sie einzuladen, ist das genaue Gegenteil dessen, was ich normalerweise mache.

»Lass uns in eine Jazzbar gehen«, sagt sie ungestüm. »Ich will richtig ausgehen.«

»Okay«, antworte ich, lasse sie bei mir unterhaken und halte ein Taxi an. Im Kopf überschlage ich, wie viel Geld ich bei mir habe. Normalerweise muss ich mir um so was keine Gedanken machen. »Lass uns ins 606 gehen. Das ist eine fantastische Hardbop-Bar in der Nähe der King's Road. Warst du da schon mal?«, frage ich sie.

»Ja, aber das ist schon eine Ewigkeit her – ich finde es dort klasse.« Sie hat es sich im Taxi dicht neben mir gemütlich gemacht. Als wir an unserem Ziel ankommen, will ich das Taxi bezahlen, aber Charlotte besteht darauf, dass wir halbe-halbe machen. »Schließlich musst du ja die Drinks bezahlen«, sagt sie lachend.

Wir steigen die Treppe hinab in das dunkle, dekadente Innere, und ich gehe an die Bar, während Charlotte uns einen Tisch sucht. Ich bestelle ein Bier für mich und ein Glas Wein für sie. Es fühlt sich überraschend normal an, und ich überlege, ob ich meine Kreditkarte belasten sollte, um Champagner zu kaufen, damit ich mich ein bisschen sicherer fühle.

Wir reden ein Weilchen über das Literary Café, über den Klatsch der Stammgäste und die Macken des exzentrischen Chefs. Dann wird die Unterhaltung etwas vertrauter.

»Ich kenne dich jetzt schon so lange, aber ich scheine kaum etwas über dich zu wissen«, sagt sie und berührt dabei leicht meinen Arm. »Erzähl mir etwas von dir. Du weißt alles über meinen Vater und weshalb ich Jazz liebe, aber was ist mit dir? Wie bist du dazu gekommen?«

»Ich bin auf der Isle of Wight aufgewachsen«, erzähle ich ihr, während sie mich ermutigend anlächelt. »Als Teenager habe ich mich eigentlich nicht für Mädchen interessiert – na ja, sie waren eigentlich nicht an mir interessiert«, berichtige ich lachend. Sie gibt sich total verblüfft. »Ich weiß, das ist schwer zu glauben«, scherze ich. »Ich schätze, ich habe mich wohl stattdessen in die Musik verliebt. Zu Hause habe ich Klavierunterricht bekommen und zur Inspiration hauptsächlich die alten Rhythm'n'Blues-Platten meines Vaters gehört. Eines Tages, ich war ungefähr 16, kamen Jazzmusiker aus London an meine Schule und veranstalteten in der Aula einen Workshop. Diese Kerle, so um die fünfzig oder sechzig, hauten mich förmlich um. Plötzlich hörte ich all diese neuen Töne, nicht nur den zwölf-taktigen Blues, an den ich gewöhnt war. Der Drummer fand Gefallen an mir und ermutigte mich sehr. Ich gab ihm meine Adresse, dachte aber, ich würde nie wieder etwas von ihm hören, wenn er erst zurück in London sei.

Aber ein paar Wochen später bekam ich mit der Post ein Päckchen von ihm. Er hatte mir eine Kassette mit Jazz-Piano-Stücken aus seiner eigenen Vinylsammlung zusammengestellt – man hörte sogar, wie er die Nadel absetzte. Count Basie, Duke Ellington, Red Garland, Oscar Peterson. Ihre Art und Weise zu spielen verursachte mir Gänsehaut. Von da an übte und spielte ich die ganze Zeit Jazz-Piano. Damals war ein Klaviersolo für mich besser als Sex. Das Improvisieren gab mir das Gefühl, Gott zu dirigieren, solche Tiefe hatte es. Es war, als ob mir plötzlich ganz neue Möglichkeiten offen stünden.« Ich höre auf zu reden, mir ist es plötzlich peinlich, dass ich so viel von mir preisgegeben und so lange geredet habe. »Es tut mir leid, ich langweile dich«, sage ich. Vor meinen Klientinnen würde ich nie eine solche Rede halten, schießt es mir durch den Kopf.

Sie beugt sich vor und legt ihre Hand auf meine. »Erzähl weiter, ich höre dir gern zu. Mein Vater hat auch immer so viel geredet, und es erinnert mich daran, warum ich Musik so leidenschaftlich liebe. Er war ein glühender Verfechter der britischen Jazzmusik, die seiner Meinung nach völlig unterschätzt wurde.«

»Das finde ich auch«, sage ich aufgeregt. »Es gibt zu viele britische Musiker, die nicht die Anerkennung bekommen, die sie verdienen. Sie werden von den Amerikanern in den Schatten gestellt.«

»Du hast ja so recht«, sagt Charlotte und nickt energisch. »So viele unserer Jazzlegenden mühen sich immer noch ab, um über die Runden zu kommen. Wenn sie sich untreu geworden wären, hätten sie ein Vermögen machen können, aber stattdessen haben sie ihre Integrität bewahrt.«

»Oh Gott, ich bewundere diese Männer wirklich, die ihr Leben der Musik widmen«, sage ich ein bisschen traurig, weil ich an meine eigenen Umstände denke.

»Erzähl mir mehr darüber, wie du zur Musik gekommen bist«, drängt Charlotte mich.

»Also, seit dem Workshop bin ich regemäßig dienstags mit dem Bus auf die andere Seite der Insel gefahren, weil in einem Hotel in Ventnor Jazzkonzerte stattfanden. Da haben sich alte Männer, Musiker im Ruhestand, die auf Kreuzfahrtschiffen gespielt hatten, getroffen, um klassischen Jazz zu machen. Ich werde mich immer daran erinnern, dass der Bassist diese dicken Wurstfinger hatte, mit denen er den Bass zupfte und ihm die wunderbarsten Töne entlockte. Sie nahmen mich unter ihre Fittiche, und in den Pausen unterhielt ich mich mit ihnen. Ich hielt mich an meiner Cola fest, und sie tranken Bier.

Eines Tages sprang ich für einen Musiker ein und begleitete ein Lied am Klavier. In der nächsten Woche durfte ich dann bei zwei Liedern mitmachen, bis ich schließlich den ganzen Abend mit ihnen zusammen spielte. Durch die Fenster konnte man den Strand sehen, und bei *Take The »A« Train* ging die Sonne über dem Meer unter. Diese Abende waren total magisch und emotional. Wir spielten *Quiet Nights* von Antonio Carlos Jobim, ein Liebeslied, in dem es um zwei Menschen geht, die ihre letzten Tage miteinander verbringen. Und ich beobachtete die alten Pärchen, die ebenfalls ihre letzten Tage miteinander verbrachten und uns zuhörten …« Ich verstumme allmählich, von den Erinnerungen gerührt.

»Das ist das Schönste, was ich je gehört habe«, sagt Charlotte leise und holt mich damit aus meinem Tagtraum zurück. Sie hat Tränen in den Augen, und ihre Hand ruht in meiner.

Seit Jahren hatte ich nicht mehr an damals gedacht, und bei dem Durcheinander in meinem Kopf erscheint mir die Vorstellung eine Liebe, die ein Leben lang hält, und von Liebenden, die ihre letzten Tage miteinander verbringen, besonders ergreifend. Charlotte und ich schauen gleichzeitig auf, und wir blicken uns an. Es passiert etwas zwischen uns, etwas Kraftvolles, voller Energie und Emotionen. Ich glaube, dass wir uns gleich küssen werden, und das macht mir Angst und reizt mich gleichzeitig, aber Charlotte zieht sich plötzlich zurück und zerstört diesen magischen Moment.

»Wir sollten uns ein Taxi rufen«, sagt sie schnell. »Ich bin wirklich müde und muss ins Bett.«

Ich begreife kaum, was zwischen uns passiert ist, bin aber froh, sie in meinem Leben zu haben, einen realen Menschen in der verrückten Welt meiner Existenz.

Ich komme nach Hause und bin immer noch ein Gigolo, gerade so.

Kapitel 10

Auch Männer können strippen

Nach einer besonders wilden Zeit am College schrieb ein überaus scharfsinniger Tutor in meine Beurteilung, dass ich den hedonistischen Lebensstil dem Studium vorziehen würde und immer besser darin wäre, mit Frauen zu schlafen, als Klavier zu spielen. Damals war ich natürlich über diese Anschuldigung empört – allerdings auch ein wenig amüsiert –, aber heute erkenne ich, dass er voll ins Schwarze getroffen hat.

Nach dem emotionalen und intellektuellen Hoch meines Abends mit Charlotte, als wir uns über Musik unterhalten haben und uns näher gekommen sind, werde ich wieder ganz vom Gigolo-Dasein in Anspruch genommen – und ich muss zugeben, dass ich es liebe!

Alles beginnt ganz unschuldig, als ich beschließe, mich um der guten alten Zeit willen wieder mal bei einem Jazzmusiker zu melden, mit dem ich früher zusammen gespielt habe. Das Gespräch mit Charlotte hat mich inspiriert, und ich fühle mich den Träumen und Zielen meiner Jugend wieder näher, also rufe ich meinen Kumpel, den Saxofonisten Eddie, an. Ich träume von Melodien und Improvisationen, aber wie sich herausstellt, schwebt dem alten Jungen etwas weniger Intellektuelles vor. Er möchte in einen Stripclub gehen. Darüber sollte ich mich natürlich nicht beschweren. Es gibt nur wenige Dinge, die so sexy sind, wie schöne Frauen, die halbnackt vor einem tanzen.

Meiner Erfahrung nach sind viele Stripperinnen clevere Geschäftsfrauen, die die Macht über ihr Publikum lieben und die hohen Gagen genießen. Sie verurteilen nicht, was sie tun – oder was ich tue –, und sie sehen die Rolle, die Sex und Lust im Leben spielen, viel pragmatischer als andere. Darum zähle ich auch viele Stripperinnen, Tänzerinnen und selbst Pornostars zu meinen engsten Freunden – und ein paar auch zu meinen Klientinnen. Sie verurteilen mich nicht wegen meines Lebensstils, und sie amüsieren sich gern mit mir, so wie andere Männer sie benutzen, um sich zu amüsieren.

Für viele Männer hat das Betreten eines Stripclubs die Wirkung einer Viagraspritze. Ich bin da keine Ausnahme. All meine merkwürdigen Gedanken an Charlotte verschwinden, sobald ich durch die pinkfarbene Tür mit der Neonbeleuchtung schreite, und meine Libido führt vor Freude einen eigenen Lapdance auf. Das hier ist ein exklusiver, stylischer Laden, kein Magnet für Geschäftsleute, die sich meiner Erfahrung nach am schlimmsten benehmen. Die Männer sind hier, um den weiblichen Körper anzubeten.

»Suchen wir uns Plätze nahe der Bühne«, sagt Eddie. Beim Anblick des knapp bekleideten Mädchens, das vor uns herumtanzt, fallen ihm fast seine Augen raus.

»Bleib ruhig«, scherze ich. »Ich möchte nicht nach den Sanitätern rufen müssen – für eine zu gute Sicht auf die Bühne ist dein Herz zu schwach!«

Wir setzen uns an einen Tisch in der Mitte, von dem aus man einen guten Blick auf die Bühne hat, aber auch immer noch nahe an der Bar ist. Eine hübsche Brünette in einem roten Minirock, wie ihn Cheerleader tragen, eilt mit einem Tablett an uns vorbei. Ihre Oberschenkel streifen meinen Arm, und sie wirft mir über die Schulter einen anzüglichen Blick zu. Jetzt befürchte ich, dass ich die Sanitäter vielleicht für mich selbst rufen muss. Diese Frauen sind absolut professionell; es bereitet ihnen keine Mühe, die

Männer heiß zu machen. Für einen Gigolo gibt es an so einem Ort unendlich viele Inspirationen, wenn er diesen Meisterinnen bei der Arbeit zuschaut. Ich weiß aber auch, dass ich die Mädchen im Gegenzug ebenfalls erregen kann. Als ich mich umsehe, bemerke ich, wie sehr ich mich von den anderen Männern unterscheide, die ihr Bier schlürfen, mit offenem Mund staunen und durch und durch wie Freier auftreten. Ich sehe dagegen aus, als könnte ich den Frauen mit meinem Charme, meinem guten Aussehen und meinen geheimen Verführungskünsten ihre Fantasien erfüllen. Während sich die Stripperinnen und Kellnerinnen, die an den Anblick von Männern mit Glatzen und Bierbäuchen gewöhnt sind, nach einem Mann umsehen, mit dem sie vielleicht wirklich ins Bett wollen, spüre ich eine gewisse Vorfreude. Die sexuell aufgeladene Atmosphäre macht mich fast schwindlig.

»Sieh dir diese Frau an«, sagt Eddie aufgeregt, als eine umwerfende Blondine die Bühne betritt.

Sie hat den schönsten Körper, den ich je gesehen habe. Kurvig, aber durchtrainiert – wie eine Frau von einem Renaissancegemälde, die aber gleichzeitig Mitglied in einem Fitnessclub ist. Ihre Brüste sind üppig, ohne zu groß zu sein, und von ihrem Rücken zu ihrem Hintern zieht sich eine Linie wie ein verführerischer Skiabhang hinab.

Sie läuft nicht einfach nur über die Bühne, sondern sie vollführt wellenförmige Bewegungen, als ob ein komplizierter Mechanismus am Werk wäre, der ihre Kurven zusammenhält. Ein faszinierender Anblick – und dabei hat ihre Nummer noch nicht einmal begonnen.

Die Musik setzt mit einem schmierigen Saxofonsolo ein, das vor sexuellem Verlangen nur so trieft. Eddie hängt geradezu die Zunge aus dem Mund, seine beiden Leidenschaften – Frauen und Saxofon – sind hier so verführerisch miteinander verbunden, dass bei ihm mehr als eine Sicherung durchbrennt.

Ich rücke meinen Stuhl ein paar Zentimeter näher an die Bühne und nehme einen Schluck Bier, mein Mund ist plötzlich ganz trocken. Die Stripperin schreitet über die Bühne, mit ihrem Becken beschreibt sie dabei Achten, was ungeheuer aufreizend wirkt. Es ist, als ob eine Flutwelle der Verführung durch ihren Körper ginge, während sie tanzt. Langsam öffnet sie den Reißverschluss ihres schwarzen Seidenhöschens, und ein winziger Stringtanga kommt zum Vorschein. Er ist hautfarben und mit grauen und roten Pailletten besetzt. Die weit aufgerissenen Augen aller Männer im Raum sind darauf gerichtet. Mir wird bewusst, dass ich die Luft angehalten habe, und ich versuche, mich zu entspannen und normal zu atmen. Diese Frau ist fantastisch.

Sie geht zur Stange in der Mitte der Bühne, schlingt ihre Beine drumherum, lässt sich kopfüber fallen und gleitet mit der Beweglichkeit einer Schlange hinab. Ich bewundere ihre akrobatische Anmut und ihren atemberaubenden Körper. Nach ein paar schwindelerregenden Drehungen um die Stange läuft sie wieder über die Bühne und öffnet ihren BH, ein glitzerndes Stück hautfarbenen Stoffs. Ich bin nicht der Einzige, dem der Atem stockt. Die Saxofonmusik ist wie der Lockruf der Sirenen, der zu Ausschweifungen anstachelt. Nur die Kellnerinnen stehen der Magie, die sich auf der Bühne entfaltet, gleichgültig gegenüber und servieren weiter ihre Getränke.

Die Stripperin umfasst jetzt die Stange. Dieses Mal werden ihre nackten, tränenförmigen Brüste von dem Metall auseinandergedrückt. Sie rutscht verführerisch nach unten, ihre Beine weit gespreizt, den Hintern nach hinten gestreckt, während sie sexy dahockt. Dann umklammert sie die phallische Stange und zieht sich daran hoch, als ob sie sich selbst befriedigen würde. Als sie sich wieder fallen lässt, habe ich das Gefühl, sie würde auf einem Instrument spielen und mit ihren Bewegungen schmutzige Noten hervorrufen.

Für das Finale kommt sie zum Bühnenrand und dreht uns den Rücken zu, sodass wir ihren aufregenden Hintern sehen. Sie kreuzt die Beine und beugt sich anmutig nach vorn, während sie den winzigen Tanga über ihre schlanken Schenkel zieht. Für den Bruchteil einer Sekunde sehen wir ihre wunderschöne, nackte Pussy, dann dreht sie sich zum Publikum um, beraubt uns dieses Anblicks, bevor sich unsere Augen von dem Schock des soeben Gesehenen erholt haben. Sie ist nackt bis auf ein rotes Herz aus Glitzersteinen, das sich an der Stelle befindet, wo ihre Schambehaarung fehlt.

Kokett wirft sie den Tanga in meine Richtung, und der landet peinlicherweise auf meinem Kopf. Sie zwinkert mir zu und verschwindet von der Bühne. Der Beifall der Zuschauer bricht los, alle klatschen wie wild und lachen über mich.

Ich entferne das Höschen mit so viel Würde, wie es in so einer Situation möglich ist, und lächle in mich hinein. Dieses Souvenir würde ich gern behalten.

»Du Glückspilz«, sagt Eddie bewundernd und versucht, den Tanga anzufassen.

»Weg mit deinen dreckigen Pfoten«, hindere ich ihn lachend. »Die Lady möchte ihn vielleicht zurückhaben.«

Ein paar Minuten später kommt Miss Stripperin an unseren Tisch. Sie trägt jetzt ein enges schwarzes Kleid. Selbstbewusst zieht sie sich einen Stuhl heran und setzt sich. Sie hält mir ihre Hand hin, die ich, wie es sich gehört, küsse.

»Ich hoffe, du hältst meinen Tanga nicht als Geisel«, sagt sie neckisch mit einem Akzent, der verrät, dass sie aus dem Umland von London und aus der Mittelschicht stammt. Sie beugt sich über den Tisch und sieht mir direkt in die Augen.

»Kommt drauf an, wie hoch das Lösegeld ist«, sage ich lachend und gebe ihn ihr zurück. »Wenigstens weißt du jetzt, dass ich mich nicht damit zufrieden gebe, dein Höschen zu bekommen«, scherze ich, während sie mit den Händen unter den Tisch gleitet und sich den Tanga wieder anzieht.

Aus der Nähe erkenne ich jetzt, dass sie in den Dreißigern sein muss. Sie wirkt überhaupt nicht alt – im Gegenteil, sie sieht atemberaubend aus –, aber sie ist selbstbewusst und hat diesen vielsagenden Blick, den man erst mit den Jahren bekommt. In ihren Augen spiegelt sich jedoch auch eine gewisse Härte wider.

»Darf ich dich zu einem Drink einladen? Was möchtest du?«, fragt sie und schaut mich dabei direkt an.

Ihr Radar muss ausgeschlagen haben. In solchen Etablissements ist es eigentlich üblich, dass die Männer für die Frauen die Getränke bezahlen. Stripperinnen geben ihr schwer verdientes Geld nicht für Kunden aus. So etwas ist in der Regel undenkbar. Außer, eine gerissene Frau, die mehr als ein wenig Lebenserfahrung hat, erkennt einen Gigolo eine Meile gegen den Wind und will selbst etwas Spaß haben.

Bingo, denke ich, und antworte ihr: »Ich hätte gern ein Glas Weißwein.«

Ich entscheide mich für Wein, denn ich fürchte, wenn der Besitzer sieht, wie eines seiner Mädchen einem Mann Champagner ausgibt, wird er mich innerhalb von Sekunden des Clubs verweisen und glauben, dass die Welt aus den Fugen geraten ist. Ich habe das Gefühl, dass Miss Stripperin und ich eine Menge Spaß miteinander haben werden. Es macht mich besonders stolz, Frauen aus der Branche zu befriedigen, denn sie wissen, was man für Geld bekommen kann, und fordern eine außergewöhnliche Leistung.

Als die Stripperin mit zwei Gläsern Wein zurückkommt, geht Eddie zur Bar, um sich ein Bier zu holen. Er murmelt, dass alles, was ich anfasse, zu Gold wird, und schüttelt bewundernd den Kopf. Miss Stripperin setzt sich neben mich, und ich merke, dass ein paar der anderen Mädchen sich nach uns umdrehen. Sie laufen schmollend an mir vorbei, die Hüften sexy schwingend.

»Ich glaube, einige meiner Kolleginnen sind eifersüchtig, weil wir uns unterhalten«, raunt Miss Stripperin mir verführerisch ins Ohr. »Männer wie dich bekommen wir hier nicht so oft zu sehen.«

»Nach deinem Auftritt habe ich nur Augen für dich, da kannst du ganz beruhigt sein«, flüstere ich zurück. Ich möchte sie so gern berühren, will uns aber auch nicht in Schwierigkeiten bringen.

»Warte erst mal ab, was die anderen Mädchen zu bieten haben, bevor du dich festlegst«, sagt sie lächelnd. Sie zuckt mit den Schultern und blickt mich vielsagend an, überzeugt, dass sie die Beste ist.

Die Brünette mit dem Cheerleader-Rock schleicht um unseren Tisch herum und versucht, sich auf meinen Schoß zu setzen. Sie schaut mich mit ihren großen braunen Augen an. »Ich würde gern etwas trinken«, raunt sie mir zu, während sie mit meinem Prada-Schlips spielt.

Miss Stripperin lacht und scheucht sie weg. »Ich habe das Gefühl, dass deine größte Stärke nicht gerade in deiner Brieftasche steckt«, neckt sie mich. Sie nippt an ihrem Wein, streift mit einer Hand über mein Knie und schaut dann auf die Bühne, wo das nächste Mädchen an die Stange geht.

In den folgenden Stunden erlebe ich einen Zickenkrieg des erotischen Tanzes. Jedes Mädchen versucht, die anderen zu übertrumpfen. Es ist erstaunlich, dass die Stange nicht zerbricht, so extrem, wie sich die Mädchen daran reiben. Miss Stripperin sitzt neben mir, versorgt mich mit Drinks und begibt sich auf die Bühne, wenn sie wieder dran ist. Ihr letzter Auftritt ist ihre Glanznummer. Beim Höhepunkt wird die Bühne mit Geld überschüttet, wie in einer Apokalypse regnet es Fünfzig-Pfund-Scheine, hervorgerufen durch Salomes letzten liederlichen Tanz. Ein langsamer, verführerischer Spagat, *ohne* Tanga, ist der Tropfen, der das Fass zum Überlaufen bringt. Das pinkfarbene Glitzerherz auf ihrem Venushügel bewegt sich nach unten, während ihre Beine weiter und weiter auseinandergleiten, bis ihr Hintern den Boden berührt und ihre Füße mit den High Heels unglaublich weit voneinander entfernt sind. Dann beugt sie sich langsam nach vorn, bis ihre Nippel den Boden streifen, und drückt ihre Brüste nach unten, bis ihr Bauch flach aufliegt. Ihr blondes Haar fällt zu beiden Seiten herab. Ich sehe, dass einige Mädchen hinter der Bühne zusehen, und mein Herz macht einen Satz bei dem Gedanken an die Rückenansicht, die sich ihnen bieten muss.

Danach schlendert Miss Stripperin zu mir herüber und fragt, ob ich immer noch nur Augen für sie habe.

»Ich denke, du kennst die Antwort«, erwidere ich. »Du solltest mir wirklich deine Nummer geben«, ergänze ich und schaue ihr in die meergrünen Augen.

Sie beugt sich zu mir und flüstert: »Wenn ich dir meine Nummer gebe, darf ich mich dabei nicht erwischen lassen. Warte fünf Minuten, dann stecke ich sie dir beim Hinausgehen zu. Ein Fahrer des Clubs wird mich nach Hause bringen, also kannst du mich nicht begleiten, aber ich werde dir ein Taxi rufen, damit du nachkommen kannst.«

Die Geheimniskrämerei steigert meine Spannung noch mehr, und ich kann es kaum erwarten, mit ihr allein zu sein und mich für die Show zu revanchieren. Fünf Minuten später kommt sie wieder und verabschiedet sich lautstark von Eddie und mir. Zuerst schüttelt sie Eddie die Hand, der aussieht, als würde er gleich in Ohnmacht fallen. Dann nimmt sie meine und presst ein winziges Stück Papier hinein. Ich lasse die Hand in meine Hosentasche gleiten und deponiere ihre Nummer dort sicher. Nicht einmal mein Kumpel hat mitbekommen, was gerade passiert ist, und dabei belasse ich es auch. Ein Geheimnis wie dieses teilt man nicht. Ich verabschiede mich von Eddie und warte draußen. Unter dem diffusen Neonlicht lehne ich mich an die Wand. Ich fühle mich durch und durch wie der schmutzige Gigolo, der ich bin.

»Das ist Kali, die Göttin der Schöpfung und der Zerstörung«, sagt Miss Stripperin, die es sich in einem schwarzen Seidenkimono gemütlich macht, der bis zur Taille aufgeschlitzt ist und erkennen lässt, dass sie darunter nackt ist.

Meine Augen wandern von der bedrohlichen Statue der Angst einflößenden Gottheit, die ihre Zunge aggressiv herausstreckt und vier Arme und eine Girlande aus Totenköpfen um den Hals hat, zu dem wesentlich ansehnlicheren Bild einer wunderschönen, kurvigen Frau, die ihre Hände über dem Kopf verschlungen hält.

»Das ist Tara, Bodhisattva des Mitgefühls«, teilt sie mir mit, während sie über meine Neugier schmunzelt. »Ich kenne mich ein bisschen in der indischen und buddhistischen Mythologie aus. Das ist mein Hobby.«

Ihr Haus liegt in der grünen, gutbürgerlichen Vorstadt und ist wunderschön mit modernen und exotischen Möbeln eingerichtet. Es ist eine Mischung aus einer Bergstation im Himalaja und einem exklusiven Rückzugsort für einen Kunstprofessor. Überhaupt nicht das, was man von einer Frau erwarten würde, die sich auszieht, um ihren Lebensunterhalt zu bestreiten. Es herrscht eine vornehme Atmosphäre, sehr beruhigend und spirituell. Shiva würde sich hier wohlfühlen.

»Ich hole dir einen Drink«, sage ich und gehe zur Bar, um uns beiden einen ordentlichen Brandy einzuschenken. »Du bist doch sicher erschöpft nach dem heutigen Abend.«

»Du wirst mich wohl zu neuem Leben erwecken müssen«, sagt sie und lehnt sich in ihrem Sessel zurück, sodass ihr Morgenrock sich noch weiter öffnet.

Das Zimmer wird von Kerzenlicht erhellt, und der Duft von Weihrauch liegt in der Luft. Durch einen Spalt in den Vorhängen sehe ich den Sternenhimmel über verlassenen Straßen und grauen Dächern. Langsam gehe ich zu ihr und gebe ihr den Drink, den sie sofort hinunterkippt, dann schließt sie zufrieden die Augen. Ich trinke meinen auch in einem Zug aus, beuge mich über sie und gebe ihr einen vom Brandy aufgeheizten Kuss. Ich schmecke den Alkohol auf ihrer Zunge. Während ich sie küsse, öffne ich mit meiner rechten Hand langsam den Gürtel ihres Morgenmantels. Ich trete zurück und erblicke, da der Kimono zu beiden Seiten gefallen ist, ihre Brüste und das, was das pinkfarbene Herz vorhin versteckt hat. Im Hintergrund spielt Sitarmusik, was eine Atmosphäre wie in einem Harem schafft. Ich spüre, dass ich meine perfekte Drachenlady gefunden habe.

Mit dem schwarzen Seidengürtel, den ich gerade geöffnet habe, verbinde ich ihr die Augen, sodass sie rein gar nichts mehr sehen kann, spreize ihre Beine sanft mit meinem Knie, so weit, wie es geht. Dann gehe ich wieder zur Bar und schenke mir erneut einen Brandy ein.

Währenddessen ist sie ganz still, aber als ich zurückkomme, kann ich sehen, dass ihre Beine voller Erwartung zittern. Ich tauche meinen Daumen in den Brandy und stecke ihn ihr in den Mund. Sie leckt ihn langsam und sinnlich ab. Als ich diesen Vorgang noch einmal wiederhole, fällt ein Tropfen Brandy auf ihre Unterlippe, den ich betörend ablecke, meine Zunge wird sofort ganz heiß vom Alkohol.

Langsam begebe ich mich nach unten und nähere mich ihren Brüsten. Sie stöhnt, als ich meinen Daumen noch einmal in den Brandy tauche und abwechselnd ihre Nippel berühre, bis sie steif sind. Dann tropfe ich vorsichtig etwas Brandy über ihre rechte Brust und lecke ihn ab. Ich fühle mich vom Alkohol und von der Erregung berauscht.

Als ich mich noch tiefer begebe, legt sie ihre Hände auf meine Schultern. Der Klang der Sitar im Hintergrund wird nun von ihren zunehmend heftigen, unregelmäßigen Atemzügen begleitet. Dieses Mal tauche ich meine Zunge in den Brandy, bis sie von der feurigen Flüssigkeit umgeben ist, und liebkose damit ihre

Klitoris. Unter dem Feuer des Brandys und den langsamen, kreisenden Bewegungen meiner Zunge windet sie sich lustvoll, während ich ihre Beine festhalte. Wenn sie auf der Bühne mit ihrem Becken Achten beschreibt, entfacht sie eine verführerische Magie, die gleiche Wirkung rufe auch ich hervor, als ich diese Technik mit meiner Zunge bei ihr anwende. Mit noch mehr Brandy und meiner patentierten Oraltechnik heize ich ihr richtig ein. Sie ist so heiß, dass ich nicht weiß, ob meine Zunge vom Brandy oder ihrem Verlangen brennt.

Sie kommt innerhalb von Minuten, ringt nach Luft und bittet mich, bis zur allerletzten Sekunde ihres Orgasmus nicht aufzuhören. Ich nehme ihr die Augenbinde ab. Sie sitzt fassungslos da, ihre Beine sind immer noch gespreizt, während sie versucht, sich zu fangen.

»Wow«, sagt sie schließlich atemlos. »Für solch eine Vorstellung würde ich dir viel Geld zahlen. Das war unglaublich.«

»Also, ich bin sehr teuer – mindestens fünfzig Pfund für fünf Minuten«, scherze ich.

Sie schnappt sich ihre Handtasche, holt ihr Portemonnaie raus und gibt mir dreihundert Pfund, eine Rolle aus Fünfzigern – dieselben, die vorhin auf der Bühne auf sie niedergeregnet sind.

»Ich berechne nie mehr«, sage ich ernst und halte das Geld in meiner linken Hand. »Ich war nur circa 15 Minuten am Werk.«

»Die andere Hälfte ist ein Vorschuss«, sagt sie lachend. »Du glaubst doch nicht, dass ich dich ohne Wiederholung gehen lasse, oder?«

Ich grinse breit und schüttle den Kopf. »Ich habe den Brandy benutzt, um dich aufzuheizen – nächstes Mal benutze ich Honig, um dich wieder runterzubringen«, sage ich und lehne mich auf dem burgunderfarbenen Sofa zurück.

»Du bist doch das perfekte Spielzeug«, neckt sie mich. Sie streift den Morgenrock über ihre Schultern ab und geht splitterfasernackt zur Bar, um uns noch einen Drink einzuschenken. Als Stripperin ist sie sehr selbstbewusst, was ihren Körper angeht, und sie hat keine Hemmungen, ohne Klamotten rumzulaufen. Es ist ein Vergnügen, sich das anzusehen. Die meisten Frauen, auch diejenigen, die mit einem perfekten Körper gesegnet sind, haben nicht genug Selbstbewusstsein, um sich prüfenden Blicken auszusetzen. Nach dem Sex schlüpfen sie gleich wieder in irgendwelche Kleidungsstücke oder springen sofort unter die Dusche. Aber für einen Mann ist der Anblick einer nackten Frau, die unbefangen mit ihrer Nacktheit umgeht, etwas Wunderschönes, selbst dann, wenn die Frau Falten oder Pickel hat. Frauen scheinen nicht zu wissen, dass nicht die Männer ihre schärfsten Kritiker sind, sondern sie selbst.

Sie öffnet eine Flasche teuren französischen Rotwein und schenkt uns beiden ein Glas ein. »Ich glaube, ich hatte für heute genug Brandy«, sagt sie lachend. Als sie mir mein Glas reicht, genieße ich ihre umwerfenden Brüste auf Augenhöhe.

»Dir hat mein Auftritt heute Abend also gefallen?«, fragt sie und setzt sich wieder in den französischen blutroten Samtsessel, in dem ich sie vorhin befriedigt habe. Sie legt beide Beine über eine Armlehne und sieht mich provozierend an.

»Ich fand ihn großartig«, antworte ich eifrig. Sie sieht jetzt aus, als wäre sie einem wundervollen *Playboy*-Shooting aus den Siebzigern entsprungen. »Du warst unheimlich sexy – ich hatte den Eindruck, du hast es genossen. Auf jeden Fall habe ich es genossen, dir zuzusehen.«

»Du hast recht – es macht mir tatsächlich Spaß«, antwortet sie. Dann schwingt sie ihre Beine langsam zur anderen Seite, eins nach dem anderen, und nimmt so eine Pose ein, die ein atemberaubendes Pin-up-Poster abgeben würde. »Ich liebe es, ein gebanntes Publikum zu haben, das jede Bewegung meines Tanzes verfolgt ...« Sie verstummt, und ein verschmitztes Lächeln macht sich auf ihrem Gesicht breit. »Kannst du dir vorstellen, dass du auf der Bühne etwas taugen würdest?«, fragt sie mich.

»Darüber habe ich noch nie nachgedacht«, gebe ich überrascht zu. Als Mann kommt es einem gar nicht in den Sinn, dass irgendjemand sehen wollte, wie man herumtanzt. Frauen beim Junggesellinnenabschied sind zwar verrückt nach Tänzern à la Chippendale, aber das hielt ich immer nur für einen Spaß, für Ironie. Es ist nicht erotisch, wenn Frauen einen öligen Muskelprotz im Lendenschurz begehren. »Ich hätte nie daran gedacht, dass vielleicht jemand einen Striptease von mir sehen will«, sage ich.

»Ich würde dich gern strippen sehen«, gibt sie grinsend zurück. »Ich wette, du bist ein Naturtalent.«

Ich lache kurz auf, bin aber gleich wieder still, als ich merke, dass sie es ernst meint. »Für dich würde ich strippen«, sage ich. »Vielleicht musst du mir aber ein paar Tipps geben – und ich denke nicht, dass mir dieser Tanga da passen wird.« Wir müssen beide kichern.

»Komm mit«, sagt sie und bedeutet mir mit einer Kopfbewegung, dass ich ihr folgen soll. »Suchen wir dir ein Kostüm. Um richtig zu strippen, muss man in eine Rolle schlüpfen.«

»Ich habe mich schon gefragt, wie sexy es wäre, wenn ich mein Tweedjackett ausziehe«, sage ich, während ich ihr ins Schlafzimmer folge. Sie durchwühlt ihre Schubladen und holt einen Zylinder hervor. »Du könntest ein Zirkusdirektor sein«, sagt sie lachend. »Oder sein glamouröser Assistent«, fügt sie hinzu, als sie eine opulente rote Federboa hervorzaubert.

»Die Boa finde ich toll«, sage ich, schlinge sie mir verführerisch um die Schultern und tanze mit einem übertriebenen Schmollmund wie Mike Jagger herum.

»Siehst du, ich wusste doch, dass du ein Naturtalent bist«, quietscht sie vergnügt und versucht, mein Hemd aus der Hose zu ziehen.

»Nein«, schelte ich sie streng. »Regeln sind Regeln. Wenn der Boss sieht, dass du mich anfasst, bekomme ich großen Ärger. Du darfst mich ansehen, aber nicht anfassen. Und jetzt setz dich auf deinen Platz, junge Dame, und warte darauf, dass die Show beginnt.«

Sie hüpft zurück ins Wohnzimmer, immer noch lachend, und behauptet, dass sie es kaum erwarten kann, mir zuzusehen. »Irgendwelche besonderen Musik- oder Beleuchtungswünsche?«, ruft sie, während ich in ihrer Schminktasche krame und etwas Eyeliner für einen dramatischen Effekt auftrage. Ich möchte sexy aussehen, wie aus der Zeit der Weimarer Republik, aber nicht wie eine Frau wirken. Zunächst ziehe ich mein Hemd aus und lege schwarze Hosenträger an, die ich in der Schublade finde, aus der auch der Zylinder stammt. Dann betrachte ich mich im Spiegel. Mit meiner engen schwarzen Hose, dem nackten Oberkörper und der Federboa sehe ich ganz und gar aus wie ein anrüchiger, leicht perverser Zirkusdirektor.

»Könntest du für rotes Licht sorgen?«, rufe ich ihr zu. »Um die Musik kümmere ich mich dann selbst.« Ich übe ein paar Bewegungen vor dem Spiegel und muss lachen. »Schließ die Augen«, fordere ich Miss Stripperin auf, bevor ich das Zimmer betrete. Sie hat roten Stoff über die Lampen gehängt und damit eine sexy Atmosphäre geschaffen.

Ich sehe ihre CDs durch und lasse dabei die offensichtlich Stripper-freundlichen links liegen. Stattdessen suche ich etwas, das amüsant und unterhaltsam ist, aber nicht unbedingt anzüglich. Schließlich bilde ich mir nicht ein, dass ein Mann, der sich auszieht, die gleiche Anziehungskraft hat wie eine Frau, die dasselbe tut. Ich muss das Ganze also etwas auflockern. Perfekt! Ich bin zufrieden mit meiner Auswahl, als ich die CDs zurückpacke.

»Wenn die Musik einsetzt, darfst du deine Augen öffnen«, weise ich Miss Stripperin an.

Die Musik beginnt, und als sie ihre Augen öffnet, stolziere ich in die Mitte des Wohnzimmers und stelle mich zu den ersten Klängen von *Easy Lover* von Phil Collins in Pose. Ich wirble herum, werfe mir die Federboa um den Hals, über die Schultern und zwischen die Beine, dabei mache ich einen richtigen Schmollmund. Miss Stripperin lacht so herzhaft, dass ich fürchte, sie wird sich verletzen. Ich gehe auf sie zu, stelle einen Fuß auf die Armlehne ihres Sessels und lasse mein Becken vor ihrem Gesicht wild kreisen.

»Aufhören, aufhören, das ist zu viel«, schreit sie, Freudentränen laufen ihr die Wangen herab.

Ich kenne keine Gnade, drehe ihr den Rücken zu und wackle zu »Young and free, only seventeen …« vor ihr mit dem Hintern. Ich drehe eine Pirouette und gehe zurück zur Stereoanlage, um den nächsten Song einzulegen. Justin Timberlake beginnt mit *SexyBack*, und ich ziehe den einen Hosenträger langsam und verführerisch nach unten, dann den anderen. Danach öffne ich den Reißverschluss meiner Hose und setze dabei einen gespielt verführerischen Blick auf. Sie steht auf dem Sessel und klatscht wie verrückt, ihre Brüste wippen dabei wunderschön auf und ab. Langsam ziehe ich meine Hose hinunter, bis ich nur noch mit meiner engen Calvin-Klein-Unterhose, der Federboa und dem Zylinder bekleidet bin.

In weiser Voraussicht habe ich meine Socken und Schuhe ausgezogen, bevor ich mit dem Striptease anfing. Schließlich will ich ja nicht wie ein Klempner aussehen, der sich entkleidet hat. Ich gehe auf sie zu, drücke sie wieder auf ihren Platz und schenke ihr einen ganz persönlichen Lapdance, den sie so schnell nicht vergessen wird. Die Tränen kullern ihr inzwischen unaufhörlich vor Lachen über die Wangen.

Ich nehme den Zylinder ab und setze ihn auf ihren Kopf, fessle ihr die Hände mit der Federboa hinter dem Rücken. »Die Regeln besagen zwar, dass du mich nicht anfassen darfst, aber ich darf dich schon anfassen«, kläre ich sie auf. Im Nu hat sich die witzige Atmosphäre in eine sexuell aufgeladene verwandelt.

»Ich habe noch nie einen Stripteasetänzer ausgenutzt«, sagt sie lächelnd zu mir.

»Keine Sorge, ich werde dich ausnutzen«, erwidere ich, während ich sie so positioniere, dass sie über die Seite des Sessels gebeugt ist, ihre Arme gefesselt. Die rote Federboa kitzelt sie. Wie ein guter Pfadfinder habe ich bereits ein Glas Biohonig in der Nähe bereitgestellt, das ich aus der Küche mitgebracht habe, als ich vorgab, ein Glas Wasser zu holen. Ich fange an, sie nach Gigoloart mit dem Mund zu befriedigen, dieses Mal mithilfe des kühlen, wohltuenden Honigs. Ihr Orgasmus ist diesmal intensiver und sanfter.

Danach binde ich sie los, lasse mich in den Sessel fallen und schmiere Honig über ihre wunderbaren Brüste. Sie setzt sich auf mich, ihre blonden Haare fallen über ihre Schultern, und sie beginnt mich langsam zu reiten, während ich den Honig sanft von ihr ablecke.

Zum Abschluss wendet sie eine ihrer eigenen Spezialtechniken an. Als ich sie von hinten nehme, klemmt sie ihre Füße hinter meine Knöchel, damit ich tiefer in sie eindringen kann, als ich es für möglich gehalten habe. Dank unseres gemeinsamen Rhythmusgefühls kommen wir gleichzeitig und lassen uns danach Arm in Arm auf den Fußboden fallen.

Ich hebe sie hoch und trage sie ins Bad, wo ich sie von all dem klebrigen Zeug befreie, mit dem wir rumgespielt haben. Dann führe ich sie ins Schlafzimmer und lege sie aufs Bett.

»Ich muss morgen arbeiten«, sagt sie, ihr Kopf ruht an meiner Schulter. »Ich möchte, dass du hier auf mich wartest, wenn ich nach Hause komme – mit dir kann man sich perfekt entspannen.«

»Stets zu Diensten«, antworte ich und streiche ihr übers Haar.

Ich frage nicht, wo sie hingehen wird – ich schätze, das Letzte, was sie will, ist, über die Arbeit zu reden. Aber sie vertraut sich mir von selbst an. »Rate mal, wie viel ich an einem Abend verdiene, wenn ich meine Klamotten ausziehe!« Bevor ich eine Schätzung abgeben kann, sagt sie: »Tausend Pfund« und schüttelt ungläubig den Kopf.

»Ist es das wert?«, frage ich neugierig.

»Natürlich«, antwortet sie ungezwungen. »Aber man muss das Geld klug anlegen, um in diesem Spiel zu gewinnen.« »Wie meinst du das?«, frage ich und stütze mich auf einen Ellenbogen, damit ich sie ansehen kann.

»Nimm zum Beispiel mich. Ich strippe gern und fühle mich dabei nicht erniedrigt oder ausgebeutet – aber trotzdem, Nacht für Nacht, Monat für Monat, Jahr für Jahr. Auch wenn es einem nicht schadet«, sagt sie nachdenklich und versucht, ihre Worte mit Bedacht zu wählen, »kann es einen *hart* machen. Man muss einen Weg finden, sich zu entspannen.«

»Und wie entspannst du dich?«

»Ich lebe sechs Monate im Jahr in Indien«, lässt sie mich wissen. »Deshalb weiß ich auch so viel über die buddhistische Philosophie. Ich strippe sechs Monate lang, damit ich es mir leisten kann, die anderen sechs Monate im Jahr in einem Haus am Strand zu wohnen, zu meditieren, Yoga zu machen und einfach die Seele baumeln zu lassen. Wenn ich meinen Mangolassi trinke und in mein Tagebuch schreibe, bin ich in jeder Hinsicht meilenweit von diesem Leben hier entfernt. Das ist der perfekte Kompromiss.«

Ich küsse sie und denke daran, wie prophetisch Shivas Rat doch war. Ich habe meine ganz eigene Drachenlady gefunden, mit der ich üben kann.

»Ich habe ein paar tantrische Sextricks auf Lager«, sage ich verschwörerisch und küsse sie.

»Damit kenne ich mich selbst ein bisschen aus«, antwortet sie und küsst mich zurück. »Der morgige Abend könnte also *sehr* interessant werden.«

Es ist der absolute Widerspruch des modernen Lebens, dass die Frau, mit der ich spirituellen Sex haben werde, eine Stripperin ist. Wenn es mich einmal in ein Kloster verschlagen sollte (okay, das ist doch ziemlich weit hergeholt), würden die Nonnen wahrscheinlich verlangen, dass ich ihnen den Hintern versohle, und mich dann als Sexsklaven gefangen halten. Was auch immer wir unterdrücken – sei es nun unsere spirituelle Seite oder unsere sexuellen Fantasien –, es kommt irgendwann zum Vorschein, fordert Befriedigung. So ist es also nicht erstaunlich, dass zwei Menschen, die auf der Suche nach Sex sind, so wie Miss Stripperin und ich, am Ende gemeinsam in sich gehen und dabei kommen.

Kapitel 11

WIRKLICH WIE IN »MIAMI VICE«

Niemals alle Brücken hinter sich abzubrechen, ist ein gutes Lebensmotto – auch wenn auf der anderen Seite besagter Brücke eine Peitschen schwingende Frau mit Problemen steht. Für einen Gigolo ist Vergebung mehr eine Notwenigkeit als ein Luxus. Als die persönliche Assistentin von Miss Alpha mich anruft und sich statt ihrer Chefin entschuldigt, hege ich also keinen Groll mehr. Man beachte: Miss Alphas *Assistentin* ruft mich an, um es wiedergutzumachen. Ich finde das klasse – es ist das Sinnbild der verrückten Welt einer reichen Anwältin. Auf der Liste, die sie für ihre Assistentin geschrieben hat, stand wahrscheinlich: Dinner arrangieren, Wäsche aus der Reinigung holen, Nanny anrufen, die Dinge mit meinem Gigolo wieder ins Lot bringen. Wie gesagt, ich bewundere Miss Alpha, und wenn sie mich wieder braucht, bin ich durchaus gewillt, zu ihrer Rettung zu eilen.

Wieder einmal wird meine sexuelle Leistungsfähigkeit in Flugmeilen gemessen, und ich werde als britische Ware mit dem Flugzeug über den Atlantik transportiert. Ich koste die Privilegien der ersten Klasse aus und gebe mich unter dem Einfluss von Champagner einer kleinen Tagträumerei hin. Die Bedürfnisse so vieler verschiedener Frauen in so kurzer Zeit zu befriedigen verursacht nicht nur Schwindel, sondern gewährt einem auch einige seltene Einblicke. Um die Zeit totzuschlagen, stelle ich mir vor, was wohl passieren würde, wenn sich all meine Frauen zur gleichen Zeit im gleichen Zimmer aufhielten. Ich denke, Promi X und Daddys

Liebling würden sofort Freundinnen werden, geeint durch das Gefühl, dass ihnen Geld oder Ruhm nicht das geben kann, wonach sie suchen, aber zu abgestumpft, um über den Tellerrand dessen zu schauen, was sie mit ihrem Geld kaufen können. Miss Alpha und Miss Stripperin würden sich auch sofort gut verstehen. Beide sind starke Frauen mit einem weichen Kern, die es in dieser harten Welt zu etwas gebracht haben, weil sie zäh sind. Miss Antoinette, die temperamentvolle Immobilienmaklerin, würde sicher mit meinen Angreiferinnen aus Essex anstoßen – alles Frauen, die sich gern vergnügen, aber wissen, dass am Ende ein sicheres Leben in der Vorstadt auf sie wartet. Ich fühle mich wie ein nicht jugendfreier Anthropologe.

Nach der Zollkontrolle lasse ich mich auf den schwarzen Ledersitz der Luxuslimousine fallen und seufze erleichtert. Das ist mein Problem – ich bin zu sehr an dieses Leben gewöhnt, um so etwas Langweiliges, wie sesshaft zu werden, wirklich in Betracht zu ziehen.

»Hey, Babe, du bist immer noch heiß«, sagt Miss Alpha und mustert mich von Kopf bis Fuß, als ich ihr Apartment betrete. Die Sonne scheint in die Fenster und erleuchtet den Raum wie ein Filmset. Miss Alpha ist so umwerfend, wie ich sie in Erinnerung hatte.

»Darling, ich bin zu Hause«, scherze ich, lasse meine Tasche fallen und schließe sie in meine Arme.

Während ich sie küsse, greife ich gekonnt unter ihre Seidenbluse und mache ihren BH auf. Ihre Brüste fühlen sich durch den Stoff atemberaubend an, und sie murmelt: »Ich habe dich vermisst.« Ich streichle ihre Nippel durch das Oberteil.

»Ich habe ein Geschenk für dich.« Sie befreit sich aus meinen Armen und geht in ihre Arbeitsecke am anderen Ende des Raums.

»Na ja, eigentlich ist es ein Geschenk für mich«, sagt sie lachend, wobei sie ihre Bluse aufknöpft.

»Was ist es? Oder sollte ich das nicht fragen?«, will ich wissen.

»Hier.« Sie zwinkert und wirft mir eine Packung Viagra zu, dann holt sie ein Paddle hinter ihrem Rücken hervor. »Das ist nicht so beängstigend, oder?« Sie wirft ihre Haare zurück, lacht unanständig und reicht mir ein Glas Champagner.

»Solange es für uns beide ist«, antworte ich lächelnd. Dann spüle ich zwei Viagra mit meinem Champagner hinunter.

»Es ist diamantbesetzt, Darling – so was findest du nicht in normalen Sexshops. Ich habe es extra anfertigen lassen.«

»Man sagt, diamantbesetzte Paddles sind die besten Freunde eines Gigolos, und ich bin gewillt, dem zuzustimmen«, sage ich, während ich ihr dabei spielerisch auf den Hintern klopfe. Irgendwie habe ich das Gefühl, dass sie nicht so sanft sein wird, wenn ich an der Reihe bin.

»Ich arbeite gerade an einem wichtigen Fall, und es läuft gut«, erzählt Miss Alpha mir und setzt sich. Ihre Bluse ist immer noch offen, ihre Brüste sind halb entblößt. »Also würde ich gern ein bisschen feiern. Nehmen wir ein Champagner-Bad. Wenn wir damit fertig sind, sollten die Pillen eigentlich Wirkung zeigen. Lass die Wanne vollllaufen – und nimm nur den besten Champagner«, weist sie mich an.

Zehn Minuten später bin ich in einem Luxusbad aus Dom Pérignon halb untergetaucht und habe dank Viagra einen riesigen Ständer.

»Komm und gesell dich zu mir«, rufe ich Miss Alpha zu, die einen wichtigen Anruf erhalten hat, gerade als sie mit mir in die Wanne steigen wollte.

Keine Antwort, also tauche ich meinen kristallenen Champagnerkelch in das Bad und trinke. Ich muss über diesen Luxus lachen, aber mir ist auch ein wenig kalt. Plötzlich erscheint Miss

Alpha in der Tür. Sie macht ein nachdenkliches Gesicht, das ich an ihr gar nicht kenne. Ihre verspielte Art von vor ein paar Minuten hat sich in Luft aufgelöst.

»Gott, sind denn alle anderen verdammte Idioten?«, wettert sie in keine bestimmte Richtung. »Ich muss dringend eine Geschäftsreise machen«, erklärt sie und reicht mir einen Bademantel.

Ich steige aus der Wanne, der süße Champagner tropft von mir herab. Ich schaue sie fragend an und habe eine künstliche Erektion, die auch durch die zerstörte Stimmung nicht weggeht.

»Der Fall, von dem ich dir erzählt habe ... Es gibt da ein Problem, um das ich mich kümmern muss. Mein Flug geht in zwei Stunden. Verdammt, gerade als wir etwas Spaß haben wollten«, sagt sie ungeduldig und wirft verärgert ihre Haare nach hinten. »Was soll's. Das Geschäft geht vor, Darling – so sind die Regeln.« Sie lacht ironisch. »Na ja, für dich ist das hier geschäftlich, nicht wahr, Babe?«

»Wir werden ein anderes Mal unseren Spaß haben«, sage ich schulterzuckend. Ich wünschte, ich hätte nicht gleich *zwei* Viagra genommen. »Ich bin dir immer zu Diensten«, füge ich hinzu und küsse sie sanft auf den Mund.

Endlich macht sich ein Lächeln auf ihrem Gesicht breit. »Du hast recht, Darling. Ich bin nur enttäuscht, das ist alles ... Dann eben nächstes Mal.«

»Wann bist du zurück?«, frage ich, während ich mir wieder meine Hose anziehe und mich auf den Wannenrand setze. Ich schöpfe noch einmal mit meinem Glas Champagner aus der Wanne. Man muss ihn ja nicht verkommen lassen.

»Wer weiß«, antwortet sie. »Meine Assistentin wird dir den ersten Flug morgen früh nach England buchen.« Dann geht sie an ihren Arbeitsplatz, um Vorbereitungen zu treffen. Ich lege mich aufs Bett und zappe durch die Fernsehprogramme auf dem Flachbildschirm, der auf meinen Befehl aus dem Bett gefahren kam.

Das Programm ist nicht ganz so interessant wie beim letzten Mal, aber so ist das nun mal.

»Fuck, fuck, fuck!« Ich lasse mich wieder aufs Bett sinken und verfluche meine eigene Unfähigkeit. Der Wecker steht teilnahmslos auf dem Nachttisch und zeigt an, dass es halb elf ist. Mein Flugzeug ging um neun. Ich schaue auf mein Handy und hatte sieben Anrufe in Abwesenheit von Miss Alphas Fahrer. Ich muss geschlafen haben wie ein Stein. Ich wusste ja, dass es ein Fehler war, sich das Champagnerbad schmecken zu lassen, das war einfach zu viel. Ich greife aus dem Bett und hole meine Geldbörse aus dem Jackett. Darin finde ich dreißig Pfund, einen Abholschein für die Reinigung und die handgeschriebene Nummer von Promi X. Miss Alpha kann ich auf ihrer wichtigen Geschäftsreise nicht anrufen. Ich bin für ihre Entspannung da und nicht, um ihr Leben komplizierter zu machen. Ein grässlicher Kater macht sich langsam bemerkbar. Ich ziehe mir ein Kissen über den Kopf und hoffe, dass sich meine Probleme in Luft auflösen. Tun sie nicht. Ich stehe auf und öffne die schwarzen Jalousien. Der helle New Yorker Sonnenschein bahnt sich einen Weg durch meinen Dunstschleier. Ein Plan muss her. Wen kenne ich in New York? Promi X. Sie ist nicht wirklich eine Option. Plötzlich wird mir klar, dass ich hier eigentlich niemanden kenne. Aber dann fällt mir noch was anderes ein: ZZ müsste wieder zurück in Miami sein. Ich rufe ihn an.

»Alter, du bist vielleicht ein dämlicher Kerl!« Er kriegt sich vor Lachen kaum ein, als ich ihm von meiner peinlichen Lage berichte.

»Vielen Dank für dein Mitgefühl«, sage ich und lache jetzt auch. »Schuld an diesem Kuddelmuddel sind nur der Jetlag, ein Champagnercocktail in der Größe einer Badewanne und ein Viagra-Ständer, der Aufmerksamkeit suchte. Aber mal im Ernst, was soll ich denn jetzt bloß machen? Ich bin blank, und ich schätze, dass American Airlines schnelle Zungenbewegungen nicht als Bezahlung akzeptiert.«

»Versuch's doch mal, man weiß ja nie – vielleicht schmuggelt dich eine der Stewardessen an Bord, wenn du bei ihr den Golden-Zauber anwendest.« Ich kann ihn am anderen Ende der Leitung kichern hören.

»Freut mich, dass du dich amüsierst«, gebe ich zurück. Ich merke, wie komisch das Ganze eigentlich ist, und bemühe mich, nicht eingeschnappt zu sein.

»Ich kann nichts dafür tun, dass du zurück nach London kommst, aber ich kann dir einen Flug nach Miami besorgen. Du kannst bei mir bleiben, bis wir eine Idee haben, wie wir dich wieder nach Hause bekommen.«

»Wirklich? Geht das?«, frage ich dankbar.

»Kein Problem. Ich bitte einfach meine Lady, mit ihrer Kreditkarte zu bezahlen. Sie beschenkt mich gern, und ohne Zweifel wirst du es ihr in Naturalien zurückzahlen müssen.«

ZZ hat einen absoluten Glückstreffer gelandet und eine wunderschöne Pornodarstellerin als Kundin, die mit ihrem Geld genauso großzügig umgeht wie mit ihren Prinzipien. Er kann allen möglichen sexuellen Ausschweifungen frönen und hat trotzdem noch ein Zuhause, in das er zurückkommen kann. Im Gegenzug sind seine freundliche Persönlichkeit und sein gutes Herz für sie ein willkommener Ausgleich zu einer Branche, in der diese beiden Eigenschaften mitunter selten sind. Nur wenige Stunden später sitze ich in der Economyclass eines Flugzeuges nach Miami – Bettler dürfen nicht wählerisch sein. Miami, die Stadt, die niemals mit der gleichen Person zweimal schläft.

Ich höre ZZ, bevor ich ihn sehe. Das laute Brummen seines Autos, des Roten Drachens – ein aufgemotzter, knallroter BMW mit Niederquerschnittsreifen und viel Schwung –, kündigt seine Ankunft jedem Menschen in seiner unmittelbaren Umgebung an. *Art For Art's Sake* von 10cc dröhnt aus dem Wagen, und ZZ hält an. Sein Arm ruht im geöffneten Fenster, und er grinst wie verrückt. »Steig ein, du Landstreicher-Gigolo«, schreit er über den Lärm des Motors hinweg.

Ich springe hinein, bin plötzlich bester Laune. Wir werden *eine Menge* Spaß haben. »Ich hätte nie gedacht, dass ich mich mal so freuen würde, dein mopsiges Gesicht zu sehen«, necke ich ihn. Dann drehe ich die Musik lauter und lasse den blauen Himmel und die weiß getünchten Häuser auf mich wirken.

»Junge, heute ist dein Glückstag«, informiert mich ZZ. »Meine Gönnerin hat ihre Freundinnen aus der Porno- und Stripperbranche mitgebracht. Bei mir zu Hause findet buchstäblich eine sexuelle Apokalypse statt. Und genau dort fahren wir jetzt hin.«

»Keine Pause für die Sünder.« Ich grinse ihn an und bin verblüfft, wie schnell sich meine missliche Lage in Wohlgefallen auflöst. Wieder scheint es, als würde alles, was ich anfasse, zu Gold werden.

»Eigentlich habe ich noch eine bessere Idee«, sagt ZZ. Er biegt von der Hauptstraße ab, die nach South Beach führt, und fährt in Richtung der ärmeren Vorstadt.

»Wo fahren wir hin?«, frage ich ihn. Ich möchte so schnell wie möglich zum versprochenen sexuellen Armageddon, und unser plötzlicher Umweg beunruhigt mich.

»Wie sieht die Konkurrenz hier in Miami aus?«, fragt ZZ ins Blaue.

»Weiß ich nicht.« Ich zucke mit den Schultern und frage mich, wo das hinführen soll.

»Okay, entweder sind es supercoole, gut aussehende Models oder extravagante Partypeople. Wir brauchen eine Strategie, um herauszustechen. Wir müssen mehr bieten.«

»Worauf willst du hinaus?«, frage ich, während wir auf den Freeway fahren. Lulus *To Sir With Love* läuft in dem Radiosender, und ich singe lauthals mit: »Taking me from crayons to perfume.«

ZZ lacht und meint: »Wir fahren zu dem verrücktesten Kostüm- und Secondhandladen auf dieser Seite der Erdkugel. Heute Abend schmeißen wir uns richtig in Schale – das wird die Ladys umhauen.«

Nach nur wenigen Minuten in dem Laden können wir uns vor Lachen kaum beherrschen. ZZ kramt einen mit Glitzersteinen besetzten, engen schwarzen Pullover hervor; ich drehe mich ihm zu und posiere in einer ulkigen Trainingsjacke mit Fledermausärmeln und goldenen Ankern – ein unglücklicher Versuch, an Versace zu erinnern.

»Perfekt!«, ruft ZZ, während er herumstolziert, als käme er geradewegs vom Set von *Denver-Clan*.

»Ich sehe aus wie Alan Partridge, der versucht, in *Miami Vice* mitzuspielen«, sage ich. Ich nehme eine enge weiße Hose aus dem Regal und sehe mir ein Paar passende Golfschuhe an. »Bist du dir sicher, dass das bei den Mädels gut ankommt?«

»Vertrau mir«, antwortet ZZ und legt einen Arm um meine Schultern. »Wir sind hier in Miami – alles geht. Je wilder, desto besser.«

»Ich weiß nicht«, entgegne ich ihm und drehe mich in meinem neuen Ensemble, das so gar nicht zu mir passt. »Ach, was soll's – warum nicht? Offensichtlich klappt es ja bei dir.«

»Wir behalten es gleich an«, sagt ZZ zu dem schmunzelnden Verkäufer, während er zwei Zehndollarscheine aus seiner Geldbörse holt und unsere Klamotten bezahlt. Was für ein Unterschied zu dem Shopping-Spektakel mit Miss Alpha.

Wir steigen wieder ins Auto, sehen aus, als würden wir aus einem billig produzierten Film der Achtziger stammen, und brausen im Roten Drachen davon. Ich kurble das Fenster runter, betrachte die vorbeirauschende Landschaft und denke über dieses neue Abenteuer nach.

Während wir uns South Beach nähern, werden die Autos, die an uns vorbeifahren, immer protziger. Lamborghinis und Porsche Boxsters fordern uns an den Ampeln zu Wettrennen heraus, und auf dem Bürgersteig laufen wunderschöne Frauen in High Heels, Miniröcken und nichts weiter als Bikinioberteilen an uns vorbei. Die Atmosphäre in Miami ist beglückend und so anders als in London oder New York. Diese Städte sind zwar echt cool, aber es fehlt ihnen dieser Hauch von Freiheit und purem, unverfälschtem Spaß. Man hat das Gefühl, in einem Urlaubsort zu sein, an dem alle vergessen haben, wieder nach Hause zu fahren. Die verrückte Zusammensetzung der Menschenmassen lässt die Stadt seltsam und unheimlich optimistisch erscheinen: wohlhabende Familien aus New York mit ihrer Urlaubsbräune; einheimische Schriftsteller und Künstler; Rock'n'Roll-Stars, die sich hier entgiften; Kubaner und Haitianer aus Lateinamerika, die auch ein Stück vom Kuchen wollen; Partypeople aus Europa, die die sonnigen Tage und die ausschweifenden Nächte genießen; und schicke Urlauber aus der ganzen Welt, die ausspannen und sich erholen wollen.

Da man hier auch ganz vorzüglich Badebekleidung vorführen kann, wirkt die Stadt wie ein Magnet auf hübsche Frauen, die zu kurvig für den Laufsteg, aber das perfekte Accessoire am Strand oder in Strandkleidung sind. Man verbinde das mit all den Millionären, deren teure Yachten im nahe gelegenen Ford Lauderdale festgemacht sind, und bekommt einen verwegenen Cocktail sexueller Spannungen, der nur darauf wartet, in Flammen aufzugehen, wenn die Sonne untergeht und die Bars öffnen.

Ich muss zugeben, dass selbst ich ziemlich begeistert davon bin. Okay, ein Gigolo zu sein ist nicht gerade das, was die meisten Menschen als harte Arbeit bezeichnen würden – ich muss nicht jeden Morgen mit der U-Bahn zur Arbeit fahren, und meine Leistung wird auch nicht überwacht –, aber man steht trotzdem ganz schön unter Druck. Wie in den meisten »kreativen« Branchen bin ich nur so gut wie mein letzter Job. Wenn ich nicht arbeite, werde ich nicht bezahlt. Meine Zukunft steht unter einem riesengroßen Fragezeichen, und jetzt hege ich auch noch diese unvertretbaren Gefühle für Charlotte, die mich von meinem Kurs abzubringen drohen. Es kommt mir in den Sinn, dass auch *ich* urlaubsreif bin. Das Schicksal wollte, dass ich hier lande, dass ZZ mein Gastgeber ist und ich die schönen Seiten der unbeschwerten Lebensart in Miami genieße. Also beschließe ich, alle Gedanken an mein Leben als Gigolo für ein paar Tage aus meinem Gedächtnis zu verbannen und mich als – schlecht gekleideter – Tourist zu geben.

Als wir in die Einfahrt von ZZs wunderschönem Art-déco-Apartment – oder besser gesagt dem seiner Gönnerin – einbiegen, läuft mir ein Schauer der Vorfreude über den Rücken. Bevor ich meine Gedanken ordnen kann, erscheint am Fenster ein bezauberndes Mädchen, winkt und ruft ZZs Namen.

»Hallo, Jungs«, grüßt sie uns, und als sie unsere Aufmachung wahrnimmt, fängt sie laut an zu lachen und summt dann die Titelmelodie von *Miami Vice*.

ZZ tänzelt perfekt im Takt der improvisierten Musik ins Haus.

Im Vergleich zu Miss Alphas Bleibe ist das Apartment nicht halb so umwerfend, aber immer noch ziemlich beeindruckend – eher elegant und charmant als auffällig und üppig. Es wirkt wie eine reizende Villa. Auf einem der riesigen Sofas sitzen vier atemberaubende Frauen, die aussehen, als seien sie einem Hochglanzmagazin entstiegen. Ich muss mich fast kneifen, um sicherzugehen, dass ich nicht träume. Sie begrüßen ZZ und sehen dann freundlich lächelnd in meine Richtung.

Eine muntere Brünette kommt herein und balanciert unsicher Cocktails auf einem Tablett. Ich gehe auf sie zu und helfe ihr, nehme ihr die Gläser ab und stelle sie auf den Glastisch in der Mitte des Raums. Sie schenkt mir ein breites Lächeln und bedankt sich.

»Hat jemand Lust auf eine Pina Colada?«, ruft sie und fängt an, die Drinks zu verteilen.

Ich nehme mir eine und nippe daran. Der Cocktail schmeckt nach Sommer, und ich erwarte fast, dass George Michael und Andrew Ridgeley jeden Moment durch die Tür kommen und *Club Tropicana* singen.

»Das ist Golden«, stellt ZZ mich den Mädchen vor und allen, die sich sonst noch im Zimmer aufhalten. »Er ist genauso ein Lebemann wie ich.«

Die Frauen grinsen, als sie hören, dass ich auch in der Branche tätig bin.

»Hallo, Golden, Babe.« ZZs Gönnerin tritt ein und umarmt mich herzlich. »Ich sehe, ihr beiden habt bereits Unfug getrieben.« Grinsend betrachtet sie unsere unpassenden Outfits.

Miss Gönnerin, wie ich sie nennen werde, ist eine eigentümliche Mischung aus purem Sexappeal und eiserner Entschlossenheit. Als Pornostar im San Fernando Valley in L.A. zu arbeiten ist eine Sache, aber um eine der erfolgreichsten Darstellerinnen in nicht jugendfreien DVDs zu werden, braucht man viel Stärke, einen guten Geschäftssinn und eine Menge Eigenwerbung. Wenn man persönliche Probleme hat, wird die Branche einen zerstören, aber wenn man einen Sextrieb hat, der die eigenen Gefühle umgeht, kann sie sehr lukrativ sein. Miss Gönnerin hat es offensichtlich geschafft und sich vor Kurzem zur Ruhe gesetzt.

Ich möchte die Brisanz ihrer Berufswahl nicht trivialisieren: Genau wie meine Branche kann auch die ihre voller Tücken stecken.

Frauen wie Miss Stripperin und Miss Gönnerin, die es geschafft haben, deren Selbstwertgefühl intakt geblieben ist und die genug Geld in ihre Tangas gesteckt bekommen haben, um sich schöne Häuser und Gigolos leisten zu können, sind nicht die Norm. Eins muss man ihnen lassen: Sie sind in einer bekanntermaßen harten Welt erfolgreich. Das erfordert Mut.

»Die Mädchen und ich haben uns gerade übers Geschäft unterhalten«, sagt Miss Gönnerin. Sie nippt an ihrem Cocktail und hat es sich in einem Polstersessel gemütlich gemacht, ihre Stilettos baumeln lässig an ihren Zehen. »Frauen brauchen heutzutage einen Doktortitel im strategischen Denken, um zu strippen. Bei euch Männern ist das anders – ihr erschafft euch eine Persönlichkeit und verfeinert diese dann euer Leben lang. Wir müssen für verschiedene Männer verschiedene Persönlichkeiten annehmen.«

»In welcher Hinsicht?«, frage ich interessiert, da ich mehr über die Tricks ihres Berufsstandes erfahren möchte.

»Na ja …« Bevor Miss Gönnerin ihren Satz beenden kann, wird sie von einer selbstsicher wirkenden Brünetten unterbrochen. Sie lacht und sagt: »Zeigen wir es ihm!«

»Klingt gut«, antworte ich mit einem verschmitzten Lächeln. »Ich habe die Praxis der Theorie schon immer vorgezogen.«

Sie gehen mit einem sexy Hüftschwung ins Schlafzimmer, der einen Laufsteg in Flammen aufgehen lassen würde. Miss Gönnerin lächelt und sagt: »Diese Mädchen gehören zu den heißesten Stripperinnen Miamis. Ich kann mir nicht vorstellen, dass sie dir ihre Geheimnisse verraten wollen.«

»Siehst du, wofür andere Männer bezahlen, das bekommen wir Gigolos umsonst«, scherze ich. Dann drehe ich mich gerade rechtzeitig zur Tür um, als eines der Mädchen wieder ins Zimmer tritt. Sie trägt nichts außer einem goldenen Lamé-Netz-Bodysuit. Ich verschlucke mich fast an meiner Pina Colada, so faszinierend ist der Anblick.

»Okay, Golden, das ist der Look ›heiße Sexbombe‹«, erklärt sie mir. Sie macht einen provokativen Schmollmund und windet ihren Körper um mich wie ein nicht jugendfreies Bond-Girl. »Was sagst du?«

»Ich find's klasse«, antworte ich. »Für welche Männer ziehst du das an?«

»Das ist für die reichen Geschäftsleute, die volle Stimulation wollen, ohne eingeschüchtert zu werden«, sagt sie. »Es ist sehr sexy, ohne zu anrüchig zu wirken.«

Als sie ihre Vorführung beendet hat, kommt ein anderes Mädchen hereingewirbelt. Sie trägt ein weißes Mieder und passende Strümpfe und Strapse. Schüchtern tanzt sie vor mir herum, ein keckes Leuchten in den Augen.

»Der Look gefällt mir«, sage ich anerkennend. »Lass mich raten – der ist für den verheirateten Mann mittleren Alters?«

»Genau«, sagt sie lachend, während sie ein Bein auf die Armlehne meines Sessels stellt und anfängt, den weißen, spitzenbesetzten Strumpf herunterzurollen, sinnlich wie eine Nymphomanin in ihrer Hochzeitsnacht. »Sie wollen sich vorstellen, dass sie das Ehebett mit einer Sirene teilen, die für sie zur Schlampe wird, und nicht mit ihrer Ehefrau, die mit einer Gesichtsmaske und einem guten Buch ins Bett geht.«

Eine Blondine stolziert herein, unglaublich sexy, mit einem sträflich knappen roten Tanga sowie einem nippelfreien BH und passenden roten Nippelquasten bekleidet. Sie nimmt einen Schluck von ihrem Cocktail, wobei ihre stark geschminkten Lippen an dem Strohhalm ziehen, und wirbelt gleichzeitig hingebungsvoll ihren Nippelquasten herum. »Ich bin der Vamp«, sagt sie und zwinkert. Sie kneift lasziv die Augen zusammen und beugt sich nach vorn, ihre Beine bleiben gerade, um ihre Flexibilität zu zeigen. »Die Jüngeren stehen darauf«, erzählt sie mir. »Besonders die Collegeboys, die mit ihren Freunden einen drauf machen.

Sie wollen Sexappeal mit einem Schuss Gefahr. Schnelle Autos, schnelle Mädchen – hinter solchen Dingen sind sie her.«

»Wow«, sage ich, beeindruckt von den vielen Ideen, die sie in die Manipulation der männlichen Fantasien fließen lassen. Dann lehne ich mich zu ZZ und füge hinzu: »Wenn wir Gigolos uns plötzlich in Stripper aus Miami verwandeln würden, wette ich, dass ich die wenig bedrohliche Sexbombe wäre, Johan die verdorbene, errötende Braut und Rochester der gefährliche Vamp.«

»Du hast ja so recht«, stimmt ZZ mir zu. Er versucht, Luft unter seinen dicken schwarzen Pullover zu fächeln. Sein spaßiger Aufzug hat anscheinend wirklich mehr zu bieten, vor allem eine höhere Temperatur. »So toll dieses Seminar hier auch ist, wir müssen los – wir treffen uns in einer halben Stunde mit Sharky in der Rok Bar. Wir müssen uns zeigen und mit unseren Outfits angeben. Ganz Miami soll doch etwas von diesen Babys haben.«

Sharky ist ein Freund, aber keiner von uns – er besitzt nicht dieses spezielle Gigolo-Chromosom, und er möchte es auch nicht entwickeln. Es genügt ihm, mit uns rumzuhängen und uns zu beobachten, in dem Wissen, dass er wieder in sein normales Leben zurück kann. Natürlich liebt auch er Partys und Frauen; er wollte aber nie einen Schritt weiter gehen.

Wir verabschieden uns von Miss Gönnerin und den Mädels, die immer noch ihre Kostüme anhaben und jetzt über Klamotten und Schuhe reden und ihre Cocktails trinken. Sie winken uns zu und unterhalten sich weiter über Schnäppchen, jetzt, da sie uns nicht mehr unterhalten müssen.

ZZ und ich gehen zum Auto, wie die modernen Crockett und Tubbs, und brausen davon in die abenteuerliche Nacht. 15 Minuten später kommen wir an der Rok Bar an, einem von Miamis coolsten Läden.

Als wir hineingehen, habe ich wieder das Gefühl, ein Filmset zu betreten – besonders in unseren scherzhaften Klamotten. Die Ausstattung erinnert stark an die späten Achtziger. Die hintere Wand ist mit verspiegelten Fliesen dekoriert, aus denen Kreise herausgeschnitten sind. An der Decke hängen rote Lampen, die in unterschiedlichen Sequenzen aufleuchten, und drei Kronleuchter in roten Plexiglaswürfeln. Eine andere Wand schmücken Bilder von Mädchen in Hotpants und Netzstrumpfhosen, die E-Gitarre und Schlagzeug spielen. Hier ist alles extrem auf Rock'n'Roll gemacht und eine willkommene Abwechslung zu der exklusiven Dandy-Welt, in der ich mich normalerweise bewege. Es wird erzählt, dass Rochester in dieser Bar Donatella Versace aufgefallen ist, und ich kann verstehen, warum. Das ist genau seine Umgebung.

Wir schlendern zur Bar – ich dank meiner engen Hose sehr behutsam – und bestellen eine Flasche Champagner auf Miss Gönnerins Rechnung. Mit ihrer Erlaubnis natürlich. ZZ scherzt: »Gigolos sind Draufgänger, keine Draufzahler.«

Ein hübsches, durchtrainiertes Mädchen läuft an mir vorbei und kneift mir in den Hintern. Sie zwinkert und sagt: »Ich liebe deinen Stil.« Ich drehe mich für sie, und sie bleibt stehen und lächelt mich mit ihrem Zahnpastalächeln an.

»Ich würde ja einen Moonwalk hinlegen«, sage ich zu ihr, »aber ich glaube, der Schnitt meiner Hose erlaubt mir das nicht. Ich möchte anständig bleiben.«

»Auch ein schöner Akzent«, sagt sie zu mir. »Wo kommst du her?«

»London«, antworte ich. Mir fällt auf, wie sauber verglichen mit ihrem breiten Akzent meine Aussprache wirkt.

Die Barkeeperin unterbricht uns, um mir ein Champagnerglas zu reichen, und sagt zu dem Mädchen verschwörerisch: »Süße, ich würde ihn allein wegen seiner Schuhe vögeln.«

Wir brechen alle in schallendes Gelächter aus, und ZZ erklärt, dass dies das beste Kompliment war, das er je gehört hat. »Ich kann nicht glauben, dass die Mädels von deinen ›Nimm mich‹-

Schuhen angeturnt sind – du bist die männliche Carrie Bradshaw!«

»Ha ha«, antworte ich. »Du bist doch bloß neidisch, weil meine Schuhe schicker sind als deine.«

»Mädels, Mädels, lasst uns nicht darüber streiten, wessen Schuhe schöner sind«, sagt das Mädchen und lädt uns zu sich an den Tisch ein, an dem noch fünf Freundinnen von ihr sitzen.

Sie sind die typischen Miami-Girls mit einem hübschen Lächeln, einer schönen Bräune und unglaublichen Bauchmuskeln, die zwischen den bauchfreien weißen Westen und den tiefsitzenden Hüftjeans zum Vorschein kommen.

Plötzlich steht Sharky mit einem breiten Grinsen vor uns und schüttelt energisch meine Hand. »Schön, dich wiederzusehen.« Dann beugt er sich zu mir und flüstert: »Umgeben von schönen Frauen – es hat sich also nichts geändert!«

Als ein kitschiger Song erklingt, schnappt sich ZZ zwei der Mädels und zieht sie auf die Tanzfläche. Mit seinen übertriebenen Bewegungen bahnt er ihnen einen Weg.

»Ich habe noch nie jemanden wie euch zwei kennengelernt«, sagt eines der Mädels lachend. »Ihr habt anscheinend keine Angst davor, albern zu sein – das finde ich toll. Die meisten Männer hier sind so verklemmt.«

»Es ist schwierig, von sich eingenommen zu sein, wenn man ein Jackett mit Fledermausärmeln trägt«, bemerke ich. Ich kippe mein Glas Champagner hinter und ziehe sie auf die Tanzfläche zu ZZ und den anderen.

Ich wirble sie im Takt der Musik herum und lege eine ziemlich geschickte Imitation von Michael Jacksons Tanzschritten aufs Parkett, um sie zu unterhalten.

Nach ein paar Stunden verrückten Tanzens und nach zu vielen Cocktails erhält ZZ einen Anruf von Miss Gönnerin, die möchte, dass wir wieder zu ihr kommen. Die Mädels wundern sich darüber, dass wir sie verlassen wollen, wo wir doch so viel Spaß hatten. Sharky ist das egal, er sagt: »Warum bleiben wir nicht noch eine halbe Stunde?« Er ist entspannt und versteht nicht, dass man springen muss, wenn eine Lady anruft, die für ihren Spaß bezahlt.

»Wir sollen zurückkommen, um Party zu machen – alle sind eingeladen«, versichert ZZ. Er macht eine ziellose Bewegung, und einige seiner Applikationen verfangen sich in einem meiner goldenen Anker. »Ups«, sagt er kichernd, während eines der Mädels versucht, uns zu trennen. Sie schüttelt lachend den Kopf, die Situation ist auch einfach zu komisch.

Bei Miss Gönnerin ist die Party bereits voll im Gange. Als wir ankommen, schwappt uns eine Welle aus lauter Musik und Hitze entgegen. Dann bemerken wir, dass viele der Gäste entweder nackt oder halbnackt sind. Die Miami-Girls erstarren in Ehrfurcht. »ZZs Gönnerin ist ein Pornostar«, erkläre ich, und sie nicken, als ob nun alles wirklich einen Sinn ergeben würde.

Gerade als ich ihren Namen erwähne, kommt Miss Gönnerin auf uns zu. »Meine kleine Zusammenkunft für die Mädchen ist irgendwie außer Kontrolle geraten«, erklärt sie uns mit einer lässigen Geste. »Ich dachte, ich hol euch Jungs besser zurück – ich wollte nicht, dass ihr den ganzen Spaß verpasst.«

Ich schlängele mich durch das Gewühl von Menschen, die tanzen, sich küssen, umarmen und *vieles* mehr. Die Mädels folgen mir alle in die Küche und plaudern aufgeregt, während ich ihnen Cocktails bereite.

»Habe ich nicht gesagt, dass es wild werden wird?«, frage ich lachend. »Aber keine Sorge, ihr müsst nicht mitmachen – betrinkt euch und tanzt, wenn das alles ist, wonach euch zumute ist.«

Sie sehen erleichtert aus, dass sie das Abenteuer dieser Nacht zu ihren Bedingungen angehen können. Wir stehen in der Küche, quatschen, trinken Cocktails, und ich lasse sie nacheinander mein Jackett anprobieren und eine *Miami Vice*-Drehung machen.

Nach zehn Minuten ist die Stimmung so entspannt, dass sie beschließen, sich unter die anderen Gäste zu mischen. »Auf so einer Party war ich noch nie«, sagt eine von ihnen, als wir wieder in die Lounge gehen. »Ich bin irgendwie gerne Voyeurin«, fügt sie beichtend hinzu.

Als sie in der Menge verschwinden, mache ich mich auf den Weg in ZZs Schlafzimmer, um mich umzuziehen. So lustig mein Outfit auch ist, sehne ich mich jetzt doch nach etwas Schickerem. Es ist nicht gut, einen Witz zu sehr in die Länge zu ziehen. Das ist vielleicht ZZs Art, aber für mich war das eine Ausnahme.

»Tut mir leid«, entfährt es mir, als ich ins Schlafzimmer trete und ZZ und Miss Gönnerin *in flagranti* ertappe. Miss Gönnerin ist auf allen vieren, ihre herrlichen falschen Brüste hängen herunter, und ZZ, jetzt als ägyptischer Pharao verkleidet, nimmt sie von hinten. »Sorry«, murmle ich noch einmal, gehe hinaus und sehe höflich weg.

»Süßer, du schuldest mir einen Flug. Beweg deinen Hintern wieder hier rein!«, ruft Miss Gönnerin.

Ich habe das Gefühl, dass meine Anwesenheit für mehr als eine Unterhaltung erforderlich ist, was für mich in Ordnung ist, und ZZ scheint meine Ankunft auch nicht weiter zu stören. So ist Miami – in San Francisco wurde die freie Liebe vielleicht erfunden, aber Miami ist ihr endgültiger Bestimmungsort. Manchmal frage ich mich, ob sie das Wasser hier nicht aus Versehen mit Viagra anreichern statt mit Fluoriden. Ich grinse entspannt, werfe mein Fledermausärmel-Jackett aufs Bett und knöpfe mein Hemd auf.

»Gott sei Dank erwähnst du das«, antworte ich. »Ich halte nichts von Schulden – ich zahle sie lieber vollständig zurück.« Ich gehe zu ihnen und drücke Miss Gönnerins Schultern sanft zurück, sodass sie jetzt nicht mehr auf allen vieren ist, sondern auf ZZs

Schoß sitzt, wodurch ich es viel leichter habe, Oralsex als Rückzahlung einzusetzen.

»Sie ist der Boss«, sagt ZZ schulterzuckend, während ich meiner Pflicht nachgehe und er seiner. Das Letzte, was ich sehe, als ich mich nach unten beuge, ist sein ägyptischer Kopfputz, der im Rhythmus auf und ab hüpft. Während Miss Gönnerin immer heftiger stöhnt und ich mein Tempo erhöhe, um sie zu befriedigen, ist das Bild dieser Perücke in mein Gedächtnis eingebrannt, was dem Ganzen eine unbeschwerte Note verleiht. Beim Finish schaue ich auf und sehe, dass die Perücke in den letzten ekstatischen Augenblicken unter ZZs Kinn gerutscht ist und jetzt wie ein falscher Bart aussieht.

»Erinner mich daran, dafür zu sorgen, dass du öfter Schulden bei mir hast«, sagt Miss Gönnerin mit einem zufriedenen Lächeln, als sie sich aufs Bett fallen lässt.

Ich lege mich auf einer Seite neben sie und ZZ auf der anderen. Genau in diesem Moment stolpern die Miami-Girls aus Versehen in das Zimmer, so wie ich vorhin. Sie entschuldigen sich, sehen geschockt aus.

»Schon okay, Mädels. Kommt her und setzt euch aufs Bett«, sagt Miss Gönnerin und klopft mit der Hand auf die Decke.

Sie treten zögernd näher und setzen sich auf die Kante, zwei auf jeder Seite des Betts.

Nachdem wir ein wenig plump miteinander geplaudert haben, meldet sich eines der Mädels endlich zu Wort. »Stimmt es, dass du ein Pornostar bist?«, fragt sie Miss Gönnerin.

»Ich bin vor Kurzem in Ruhestand getreten«, erzählt sie ihnen, »aber davor war ich zehn Jahre in der Branche tätig.«

»Wow«, sagt eines der Miami-Girls. »Ich habe noch nie einen Pornostar kennengelernt …« Sie verstummt, obwohl sie offensichtlich noch mehr Fragen hat, aber nicht unhöflich erscheinen möchte.

»Süße, du kannst mich alles fragen, was du möchtest.« Miss Gönnerin lächelt freundlich, als sie merkt, dass das Mädel zögert. »Wenn man Sex am Set hatte, verliert man alle Hemmungen.«

»Wie war das, Sex vor all diesen Menschen zu haben?«, fragt das Miami-Girl neugierig.

»Wie fühlst du dich, wenn du in einem Café frühstückst?«, antwortet sie. »Du isst einfach. Du machst dir keine Gedanken darum, wer dir zusieht.«

»Hattest du eine Spezialität?«, fragt ein anderes Mädel. »Du weißt schon ...«

»Nur nicht schüchtern sein, spuck es aus«, sagt Miss Gönnerin lachend. »Im wahrsten Sinne des Wortes! Ja, meine Spezialität ist Deep Throat. Ich bin die Königin des professionellen Blowjobs.«

»Cool«, sagen alle Mädels auf einmal. »Kannst du uns irgendwelche Tricks verraten?«, fragen sie erwartungsvoll.

Miss Gönnerin hält für eine Minute inne, denkt nach und sagt dann: »Taten sagen mehr als Worte. Eine praktische Demonstration ist viel besser.« Sie sieht verschmitzt in meine Richtung und bittet mich, meine Hose aufzumachen.

Natürlich komme ich dieser Aufforderung gern nach. Ich kann kaum glauben, was hier gleich passieren soll, aber mir gefällt, welche Wendung das Geschehen nimmt. Als Miss Gönnerin mich auf dem Bett positioniert und die Mädels sich um uns scharen, um zuzusehen, die Köpfe wie fleißige Schülerinnen in die Hände gestützt und begierig, etwas zu lernen, wird mir klar, dass ich wirklich so was wie ein Oralsex-Dummy sein soll.

Während Miss Gönnerin sich mit einer offen gesagt überwältigenden Kombination aus Schmetterlingsschlägen und einem unzüchtigen Deep Throat an die Arbeit macht, sehe ich mir die zuschauenden Miami-Girls an und stelle fest, dass ich eine exhibitionistische Veranlagung habe. Genau in diesem Moment platzt Sharky herein und fängt an zu lachen, als er sieht, was vor sich geht.

»Keine Sorge«, ruft ZZ, »Golden ist nur das Versuchskaninchen für die heutige Unterrichtsstunde.«

Sharky sieht zu mir rüber und schüttelt lächelnd den Kopf. »Das kann auch nur einem Gigolo passieren«, merkt er an. »Ich lach mich tot. Wie auch immer, ich wollte nur fragen, ob jemand noch mit auf eine weitere Veranstaltung kommen möchte. Auf der anderen Seite der Stadt findet eine heiße Modeparty statt.«

Die Miami-Girls springen auf und sind dabei. Sie hatten Spaß an der Demonstration, aber genau wie Sharky freuen sie sich doch darauf, sich wieder auf bekannteres Terrain zu begeben. Ich sage ihm, dass ich hier bleiben und mich ums Geschäft kümmern werde. Ich mache vielleicht gerade Ferien von meinem Gigolo-Leben, aber trotzdem fühle ich mich genötigt, meinen Vertragsverpflichtungen nachzukommen. Ich kann sehen, dass Miss Gönnerin und ihre Mädchen mich unbedingt in Bereitschaft brauchen.

»Okay, treffen wir uns morgen auf ein Bier«, sagt Sharky, als er geht, umgeben von den Miami-Girls. Fast beneide ich ihn um die Einfachheit seines Lebens – bis die selbstsichere Brünette von vorhin reinkommt und fragt, ob ich eine Privatvorstellung ihrer Darbietung möchte.

Kapitel 12

Wenn ein Mann zur Mätresse wird

So sehr ich meinen wohlverdienten Urlaub auch genieße, habe ich doch das quälende Gefühl, dass die wirkliche Welt auf meine Rückkehr wartet. Miami ist wie ein wunderbares Hologramm, das jeden Moment verschwinden könnte. Ich bin Miss Gönnerin für ihre Gastfreundschaft dankbar, aber ich sehne mich nach meinen eigenen Gönnerinnen, oder zumindest nach meiner eigenen Wohnung, mit Charlotte auf der anderen Straßenseite. Da ich in dieser verrückten Stadt, in der ich von wunderschönen, emanzipierten Frauen umgeben bin, immer noch an Charlotte denke, muss ich mir doch wohl eingestehen, dass ich tiefe Gefühle für sie hege. Wenn man von atemberaubenden Stripperinnen in goldenem Lamé unterhalten wird und sich immer noch nach einer Frau sehnt, die Pferdeschwanz trägt und in einer Schürze mit Kaffeeflecken arbeitet, weiß man, dass es ernst ist. Die Gedanken an meine komplizierte Situation hängen wie dunkle Wolken am blauen Himmel Miamis über mir und verderben mir die Laune. Beim Frühstück mit Orangensaft und Bagels kriege ich die Krise und denke darüber nach, wie ich wieder nach Hause kommen könnte – und was passieren wird, wenn ich es geschafft habe.

»Alter, die Stadt ist auf Prozac – du kannst hier kein Beruhigungsmittel nehmen«, schimpft ZZ mit mir. Er trommelt mit seinen Fingern auf dem Tisch und sucht nach einer Lösung. »Du wirst schon irgendwie wieder zurück nach London kommen. Bis dahin genieß die Party.«

»Ich schätze, du hast recht«, sage ich aufgemuntert. »Was steht heute auf dem Abenteuerprogramm? Ich glaube nicht, dass die letzte Nacht noch zu übertreffen ist.«

»Ich weiß. Lass uns zum Delano Hotel fahren und am Pool abhängen«, schlägt ZZ enthusiastisch vor. Er springt auf wie ein Springteufel.

Ein bisschen Sonne und Erholung kann ich gut gebrauchen, also kommt mir der Vorschlag gerade recht. Das macht den Reiz von Miami aus: Es ist schwierig, vor dem Hintergrund des blauen Himmels trübsinnig zu sein. Man kann sein Leben und seine Sorgen einfach vertrödeln – natürlich nur so lange, bis der Gerichtsvollzieher kommt und man obdachlos ist. Doch hier scheinen wohl sogar die Penner glücklich zu sein. Es ist sonnig, am Strand kann man kostenlos duschen – was könnte sich ein Landstreicher mehr wünschen?

Im Roten Drachen fahren wir an Cafés und Menschentrauben vorbei. Es ist früher Nachmittag, und ein Hauch freudiger Erwartung liegt in der Luft. Ich schaue zu ZZ, der das Lied im Radio mitsummt und das Leben durch seine rosarote Sonnenbrille betrachtet. Er analysiert Situationen nicht, er genießt sie einfach. Nie würde er in die Verlegenheit kommen, eine intellektuelle Verbindung zu einem Mädchen wie Charlotte aufzubauen, aber er ist ja auch nicht ich. Dass ich kein instinktmäßiger Hohlkopf bin, macht ja schließlich auch einen Teil meines Charmes aus – ich wünschte nur, ich könnte meine Gedanken manchmal verdrängen. Ich merke auch, dass ich mich überflüssig fühle, wenn ich gerade keine Klientin unterhalte. Meine Arbeitsmoral lässt mir keinen Moment Ruhe.

»Neiiiiiiiin!«, quietscht ZZ, als wir uns dem Delano nähern. »Ich habe meine Badehose vergessen.«

»Du Idiot«, schelte ich ihn lachend, während er vergeblich auf dem Boden des Autos nach seiner Badehose sucht.

»An meine habe ich gedacht«, sage ich. »Du wirst nackt schwimmen müssen.«

»Nein, werde ich nicht«, ruft er aus und hebt einen Finger in die Luft.

Sein plötzlich irrer Gesichtsausdruck amüsiert und erschreckt mich gleichermaßen. Ich befürchte, er hat wieder eine hirnverbrannte Idee ausgebrütet, die auf der Überholspur zu einer Demütigung führen wird, bei der ich gezwungen sein werde, seine Schmach zu teilen.

»Okay, wie sieht dein Plan aus?«, frage ich ängstlich. Ich kann im weiteren Umkreis nichts entdecken, das auch nur entfernt an eine Badehose erinnert. Mir bleibt nichts als zu beten, dass er nicht in einem der elegantesten und exklusivsten Hotels Miamis der Freikörperkultur frönen will.

»Wart's ab«, sagt er vergnügt. »Du wirst es *unheimlich* toll finden. Wenn du vorher nicht gelacht hast, wirst du es danach garantiert.«

Wir halten vor dem Delano, und ein freundlicher Mann vom Parkservice nimmt die Schlüssel entgegen und fährt das Auto auf den Parkplatz. Ich vermute fast, dass man all den Angestellten einen Mikrochip eingepflanzt hat, damit sie ihre Arbeit enthusiastisch und mit einem Lächeln tun. In London wird man dagegen normalerweise nur mürrisch angesehen oder spöttisch angelächelt.

Ein paar Minuten später komme ich als Erster aus der Umkleidekabine. Ich trage eine enge rote Badehose von Armani, die schmeichelhaft ist, ohne widerlich eng zu sein. Mein Oberkörper und meine Arme sind durchtrainiert und muskulös, aber nicht zu herausgearbeitet. Ein schöner Körper sollte immer mühelos erscheinen – nicht so, als ob man dafür jeden Tag stundenlang im Fitnessstudio schwitzen müsste. Das ist nicht sexy, weder an einem Mann noch an einer Frau. Aber immer noch besser als ein Bierbauch, schätze ich!

Anstatt zum Pool zu gehen, lehne ich mich an einen Stuhl und warte auf ZZs großen Auftritt. Unterdessen bekomme ich ziemlich viel Aufmerksamkeit von den Damen. Viele schöne Frauen werden eilig von Männern mit Speckbäuchen und grauen Brusthaartoupets an mir vorbeigeführt, die nicht wollen, dass sich ihre pflegeaufwändigen Partnerinnen anschauen, was sie nebenbei haben könnten. Ich spüre, dass die Blicke der Frauen sehnsuchtsvoll in meine Richtung schweifen, während ihr Pragmatismus sie zur Bar zieht, an der ihre Begleiter keine Kosten scheuen werden. An ihrer Stelle würde ich mich genauso verhalten.

Plötzlich werde ich durch den unglaublichsten Anblick aller Zeiten aus meinen Gedanken gerissen. Ich beobachte zunächst, dass die Hotelgäste, die an mir vorübergehen, ungläubig gucken, bevor ich das Vergnügen habe, selbst einen Blick auf den Grund dafür zu werfen.

ZZ besitzt einen bewundernswerten Erfindergeist. Er hat sich aus einer Wal-Mart-Einkaufstüte einen Badeanzug gebastelt, indem er zwei Löcher in den Boden der Tüte geschnitten hat, durch die er seine dicken, kurzen Beine gesteckt hat. Dann hat er sich einen Henkel über jeden Arm gezogen und damit aus seinem kompakten Körper eine Tugend gemacht. Nie im Leben hätte ich gedacht, dass es möglich ist, eine Einkaufstüte auf diese Weise zu tragen, aber ZZ hat es geschafft. Gemeinsam mit allen anderen in unserer Umgebung breche ich in schallendes Gelächter aus, Tränen laufen mir über die Wangen.

ZZ stolziert auf mich zu und fordert mich mit arroganter Erhabenheit auf, ihm zu folgen. Gemeinsam gehen wir durch die Glastür nach draußen an den überfüllten Pool. Dort halten sich die Schönen, Erfolgreichen und Reichen Miamis auf. Kinnladen fallen, und ZZ macht eine Verbeugung – was ein ziemliches Risiko ist, wenn man bedenkt, dass nur eine dünne Wal-Mart-Tüte seine Würde wahrt. Falls man davon unter den gegebenen Umständen überhaupt sprechen kann.

Wir finden ein paar Liegestühle und besetzen sie. ZZ bekommt schließlich einen Lachanfall, den er seit seinem großen Auftritt unterdrückt hat. »Was habe ich dir gesagt?«, triumphiert er kindisch grinsend, während er seine Tüte zurechtrückt, die an einer recht delikaten Stelle hochgerutscht ist. »Hat das nicht ein Lächeln in dein Gesicht gezaubert?«

»Auf jeden Fall«, antworte ich. Ich schaue mich verblüfft um und merke, dass wir von vielen heißen Frauen abgecheckt werden.

ZZ erhascht meinen Blick und meint: »Diese Mädels wollen ein bisschen Wal-Mart-Action! Sie sitzen bei ihren langweiligen, reichen Typen fest und sollen lächeln, hübsch aussehen und den Mund halten. Ich wette, sie wären lieber hier bei uns und hätten gern ein bisschen guten, altmodischen Spaß.«

»Du hast ja so recht. Ich weiß gar nicht mehr, worüber ich mir überhaupt Sorgen gemacht habe. Das ist das perfekte Szenarium für meine Dienste – Frauen, die das Geld ihrer Ehemänner ausgeben können und einen unerfüllten Sextrieb haben, um den man sich kümmern muss.«

»Ich hab's!«, ruft ZZ aus, als hätte er einen grandiosen Geistesblitz. »Das ich daran nicht schon früher gedacht habe. Ich kenne die *perfekte* Frau für dich. Ihre Nummer habe ich in meinem kleinen schwarzen Buch – na ja, in meinem kleinen Handy. Ich ruf sie mal an und frage, ob ihr Mann vielleicht gerade nicht in der Stadt ist.« Er wählt, steht auf und posiert, während er mit der geheimnisvollen Lady spricht. In seinem Badeanzug sieht er aus wie ein Rettungsschwimmer für Arme.

»Sie kommt her«, sagt er triumphierend, nachdem er aufgelegt hat. »Ihr Göttergatte ist wirklich nicht in der Stadt, und sie meint, sie könne ein wenig Abwechslung gut gebrauchen. Sie wird gleich hier sein. Aber eins solltest du wissen ... Oh nein, vielleicht sollte ich dir das besser nicht sagen«, zaudert ZZ.

»Sag's mir«, fordere ich. Mich überkommt plötzlich ein wenig Angst vor dem, was auf dem Weg hierher ist. »Ist sie seltsam?«

»Nein, überhaupt nicht. Sie ist nicht das Problem. Der psychopathische Ehemann gibt eher Anlass zur Sorge.«

»Oh, um den mach ich mir keine Sorgen«, sage ich herablassend. Besitzergreifende Ehemänner gehören für einen Gigolo zum Geschäft. Für solche Dinge erhalten wir eine Gefahrenzulage. Je eifersüchtiger ein Ehemann ist, desto weniger erfüllt er normalerweise die Erwartungen im Bett. Daran gewöhnt man sich.

Selbstverständlich wollen Frauen Sicherheit von einem Mann, aber eben auch heißen Sex. Dann haben sie meist keine Angst davor, sich selbst um ihre Sicherheit zu kümmern und ein kleines, schmutziges Geheimnis zu bewahren. Manchmal glaube ich, dass das Verbotene an solch einem Rendezvous einen Teil des Reizes ausmacht, und das könnte nicht einmal der aufmerksamste Ehemann bieten. Betrug ist wie Raketentreibstoff für eine sexuelle Zündung. Ein Gigolo ist das ultimative, unanständige Geschenk.

»Dieser steht aber wirklich unter Strom«, fügt ZZ hinzu. »Sagen wir einfach, ich habe dich gewarnt.«

Mit einem Axt schwingenden Ehemann werde ich fertig, wenn es sein muss. Ich bitte ZZ, mir mehr über Miss Ehefrau zu erzählen, damit ich mich auf sie einstellen kann, und mir gefällt, was er mir erzählt.

»Oh, du wirst sie *lieben*. Sie ist durch und durch eine amerikanische Traumfrau – schlank und blond mit großen Brüsten. Und sie ist auch unheimlich nett. Sie stammt aus Ohio und hat eine sanfte Stimme und liebenswürdige Eigenarten. Aber lass dich davon nicht täuschen – sie ist eine zielstrebige Lady. Ein Mädchen, das aus seinem Kaff raus wollte und es geschafft hat, in Miami als Model groß herausgekommen ist und reich geheiratet hat. Sie ist wirklich ein Wolf im Schafspelz. Aber sie ist anders als Miss Gönnerin, nicht kompromisslos oder tough. Sie ist einfach clever. Da sie weiß, dass sie gut aussieht, weiß sie das auch zu nutzen. Aber in ihrem Inneren ist sie immer noch das süße, sensible Mädchen vom Lande. Eine schöne Mischung. Du bist perfekt für sie geeignet. Ich wäre zu verrückt, und Rochester würde ihr Angst machen. Sie wird begeistert sein von deinem britischen Charme und deinem gentlemanhaften Benehmen – das wird unglaublich verführerisch auf sie wirken. Besonders, da ihr Ehemann nach allem, was man so hört, ein sturer Geschäftsmann ist, der glaubt, dass man eine Frau dadurch bezaubert, dass man nach der Rechnung schreit.«

»Das klingt absolut perfekt«, sage ich, lehne mich auf meiner Liege zurück und trinke meinen Cocktail. Ein breites Grinsen macht sich auf meinem Gesicht breit. »Genau dafür bin ich nach Miami gekommen.«

»Hi, ZZ.« Eine hübsche, langbeinige Frau kommt flotten Schrittes auf uns zu. Sie trägt ein einfaches Sommerkleid und einen riesigen Hut.

Ich stehe auf und begrüße sie. »Ich bin Golden. Schön, dich kennenzulernen«, sage ich und schüttle Miss Ehefrau die Hand. Mit der anderen führe ich sie dorthin, wo wir sitzen. Ich ziehe ihr einen Stuhl heran und richte den Sonnenschirm so aus, dass sie ihren Hut absetzen kann – Models können es sich oft nicht leisten, Sonne zu tanken, nicht einmal Bademodenmodels.

Als sie ihren Hut abgenommen hat, muss ich tief durchatmen – sie sieht aus wie ein zartes Bambi. Ihre Stimme ist ein wenig rau, und sie besitzt einen sanften Tonfall. Sie ist selbstbewusst, aber nicht aggressiv, und sie überlässt mir die Führungsrolle, was ja heutzutage nicht die Regel ist. Ihre Femininität ist vergänglich und sehr ansprechend. Ich verstehe, warum sie es geschafft hat, während viele andere genauso hübsche Mädchen gescheitert sind. Sie ist genauso, wie ZZ sie beschrieben hat.

Ich plaudere mit ihr über Miami, besonders über die Art-déco-Gebäude.

»Oh, ich liebe die Architektur hier«, sagt sie und lächelt mich bezaubernd an. »Genau das hat mich an diesem Ort gereizt. Ich fahre gern herum und sehe mir all die pastellfarbenen Gebäude an. Die sind so einzigartig. Wusstest du, dass die ersten Art-déco-Gebäude hier in den Zwanzigern während der Prohibition entstanden sind?«, fragt sie mich und taucht den Strohhalm in ihre Pina Colada. »Al Capone hat viel Zeit hier verbracht, und der Ort war berühmt dafür, dass man hier trinken und spielen konnte.«

»Dann ist also immer noch alles beim Alten«, sage ich lachend und schaue ihr aufmerksam in die Augen.

»Manchmal laufe ich einfach den Ocean Drive entlang und lasse es auf mich wirken, sehe mir die verrückten Leute an – und das bringt mich zum Lachen«, fährt sie fort. Sie schaut sehnsuchtsvoll zum Pool.

Ich streiche ihr eine Haarsträhne aus dem Gesicht. Sie schaut mir tief in die Augen und dann wieder in ihren Cocktail, als ob sie etwas darin suchen würde.

Mir fällt auf, dass sie sich noch gar nicht über ZZs Wal-Mart-Aufzug geäußert hat, obwohl er gerade vor einer Traube Mädchen den Alleinunterhalter spielt. Ich winke sie zu mir auf meine Liege, und sie kommt, kniet sich hin wie ein neugeborenes Fohlen und schmiegt den Kopf an meine Schulter, während ich einen Arm um sie lege.

»Was hältst du von ZZs Outfit?«, frage ich sie schließlich.

Miss Ehefrau schaut, als ob es unhöflich wäre, das zu erwähnen – was den schnatternden Frauen, die ihn wegen seines Kostüms necken, nicht in den Sinn gekommen wäre. Dann grinst sie und sagt: »Ja, ich finde es irgendwie komisch, aber ich wollte nichts sagen – ich meine, es ist ja total peinlich, wenn man eine Wal-Mart-Tüte trägt und keine von Wholefoods.«

Ich muss über ihre Bemerkung lachen und antworte: »Genau. Ich habe ihm gesagt, dass er wenigstens eine exklusivere Tüte nehmen soll, aber er würde alles tun, um die Aufmerksamkeit auf sich zu ziehen.«

»Das kann ich mir gut vorstellen«, stimmt sie mir zu. Sie lacht und schaut zu ZZ hinüber.

Als der merkt, dass sie ihn ansieht, rudert er mit den Armen und springt in den Pool. Seine Bewunderinnen tun es ihm nach – obwohl sich seine Tüte unvorteilhaft mit Wasser gefüllt hat.

Der Nachmittag driftet so dahin. Wir trinken Cocktails, plaudern locker, machen Witze auf ZZs Kosten und liebkosen uns heimlich, als ob wir Liebende wären.

»Wenn mein Mann sehen würde, dass du den Arm um mich gelegt hast, würde er uns beide umbringen«, gesteht Miss Ehefrau. Sie kuschelt sich noch dichter an mich und genießt offenbar den Nervenkitzel. »Was für ein Auto fährst du?«, frage ich.

»Einen schwarzen Mercedes«, antwortet sie verwirrt. »Warum?«

»Wollte nur sichergehen, dass wir ein schnelles Fluchtauto haben«, scherze ich und streichle ihre Schulter.

Schließlich geht die Sonne unter, und der Himmel über den Palmen färbt sich orange. Die Cocktails, die wir getrunken haben, lassen uns die Nacht sanft und warm erscheinen.

»Wir sollten die Party irgendwohin verlegen, wo es etwas intimer ist«, flüstere ich Miss Ehefrau ins Ohr. Die Spannung steigt, als die Sinnlichkeit der Nacht sich langsam ausbreitet.

»Lass uns zu mir fahren«, flüstert sie zurück. »Aber wir müssen noch ein paar andere Leute mitnehmen.«

»So hatte ich mir das eigentlich nicht vorgestellt«, sage ich sanft, die Innenseite ihres Beins streichelnd.

»Ich weiß, es ist ein Albtraum. Mein Ehemann besticht den Concierge, damit er mich bespitzelt, also kann ich dich nicht allein reinschmuggeln – wir müssen uns mit einer Menschenmenge tarnen.«

»Eine Party bei dir also«, sage ich lachend. »Dein Mann muss wirklich sehr eifersüchtig sein – und das kann ich ihm nicht verdenken.«

»Du hast ja keine Ahnung, wie er ist. Er ist besessen. Weil er oft auf Geschäftsreisen ist, kann er mich nicht immer im Auge behalten – darum besticht er auch den Concierge.«

»Du schaffst es aber trotzdem, nebenbei ein paar Leckerbissen reinzuschmuggeln«, sage ich, während sie der Kellnerin ihre Kreditkarte reicht, um unsere Rechnung zu begleichen.

»Natürlich.« Sie lächelt verschmitzt. »Ich brauche auch mal eine Pause von der perfekten Ehefrau.«

ZZ kommt zu uns, und ich erkläre ihm, dass Miss Ehefrau in ihrem Haus eine Party geben wird, um mich hineinzuschmuggeln, und dass wir ein paar Leute brauchen, die mitkommen. »Es muss so aussehen, als ob wir spontan zu ihr gehen, um ein bisschen zu feiern. Wir dürfen nicht zu viel Aufmerksamkeit erregen«, erkläre ich ihm. »Aber irgendwie habe ich das Gefühl, dass der Concierge bei deinem Anblick nicht nur den Ehemann alarmieren, sondern auch die Polizei und die Psychiatrie verständigen wird!«

ZZ versichert mir, dass es kein Problem geben wird, und verspricht, sich umzuziehen, bevor wir das Hotel verlassen. Die Mädels, die sich mit ZZ im Pool amüsiert haben, wollen uns begleiten. Und ich rufe Sharky an, damit er mit einigen seiner Kumpel vorbeikommt.

Als Miss Ehefrau und ich durch die Hotellobby laufen, geht Donatella Versace rechts an uns vorbei, und ich sehe, dass eine Menge Autos darauf warten, vom Hoteldiener abgeholt zu werden, darunter ein brandneuer Porsche und ein rotes Cabrio Porsche Carrera. ZZ wartet mit den Mädels auf den Roten Drachen. Das Auto von Miss Ehefrau, ein schnittiger schwarzer Mercedes, der Panther unter den Autos, wird vorgefahren. Ich halte meiner Lady die Beifahrertür auf, bevor der Hoteldiener zur Stelle ist. Währenddessen geht eine hübsche Frau an uns vorbei und stolpert fast, weil sie mich anstarrt.

Miss Ehefrau setzt ein siegessicheres Lächeln auf und sagt: »Schön, einmal einen reizenden Begleiter zu *haben* und nicht die reizende Begleitung zu *sein.*«

Ich setze mich auf den Fahrersitz und trete fest aufs Gaspedal. Es ist ein berauschendes Gefühl, solch ein schönes Auto zu fahren, und Miss Ehefrau schaut zufrieden aus dem Fenster, während ich um die Kurven biege, als würde das Auto auf Schienen liegen.

Miss You von den Rolling Stones läuft im Radio, und sie stellt es lauter und singt mit. »Von jetzt an werde ich an dich denke, wenn dieser Song im Radio läuft«, sagt sie liebevoll.

Sie bittet mich, ein paar hundert Meter von ihrem Apartment entfernt zu halten, sodass sie allein dort ankommt, ohne sich verdächtig zu machen.

Ich spaziere den Bürgersteig entlang und schaue nach oben, als ich das Hochhaus mit den Luxusapartments erreiche, das sie ihr Zuhause nennt. Das Haus ist supermodern, und ich denke traurig an Miss Ehefraus Faible für die verblasste Eleganz der Art-déco-Gebäude auf dem Ocean Drive und deren Hauch von Zeitgeschichte. In der Ehe wie im Gigolo-Dasein geht es selten um Kompromisse, wenn nur die eine Hälfte das Geld hat.

Ich komme gerade an der Glastür an, als ZZ im Roten Drachen vorfährt und gemeinsam mit den Mädels aussteigt. Zum Glück trägt er jetzt normale Klamotten. Miss Ehefrau unterhält sich bereits freundlich mit dem Concierge und sieht ganz und gar entspannt und unschuldig aus. Was für eine tolle Schauspielerin! Ohne Zweifel macht sie das nicht zum ersten Mal. Nur dass sie ihre Handtasche etwas zu fest an sich drückt, könnte sie verraten, aber der Spion ist zu sehr mit der Unterhaltung beschäftigt, als dass ihm so ein Detail auffallen würde. Er wird zum Narren gehalten. Besonders, da eines der Mädchen, wahrscheinlich auf ZZs Geheiß, einen Arm um Miss Ehefrau legt und sich an dem belanglosen Gespräch beteiligt. Es sieht für alle Welt aus wie ein unschuldiges Treffen mit ein paar Freundinnen und deren männlichen Begleitern.

Als wir am Concierge vorbei sind, rennen wir kichernd die Treppe hoch wie ungezogene Kinder, die einen Schabernack im Kopf haben, und platzen in das Apartment. Wie in den meisten dieser modernen amerikanischen Gebäude gibt es eine Glasfront. Fantasie bekommt man anscheinend auch nicht für Geld, aber das Dekor ist vornehm und der Blick atemberaubend. Wir befinden uns im dreizehnten Stock, und von hier aus kann man das Zentrum von Miami in der Ferne funkeln sehen. Unter uns gibt es einen beleuchteten Pool und einen Parkplatz, an dem sich Palmen sanft wiegen.

Ich habe bereits einen Plan ausgeheckt, wie wir allein sein können. »Hast du einen Whirlpool?«, frage ich Miss Ehefrau, als sich die anderen Drinks einschenken, die Stereoanlage einschalten und anfangen zu tanzen.

»Natürlich. Lass uns hingehen, das ist eine gute Idee«, sagt Miss Ehefrau ganz aufgeregt und außer Atem wie ein kleines Mädchen, das gleich sein Lieblingsgeschenk auspacken wird.

Wir schlüpfen in Bademäntel und machen uns auf den Weg. Ich weise ZZ an, dass er die Party sobald wie möglich an einen anderen Ort verlagern soll, ohne dass der Concierge mitbekommt, dass ich nicht mit den anderen gehe. Ich vertraue darauf, dass er mein Fehlen nicht bemerkt, wenn sie leise verschwinden.

In dem schummrig beleuchteten Saunaraum ziehe ich Miss Ehefrau den Bademantel aus, und dann trage ich sie zum Whirlpool. Wir küssen und berühren uns. Das sprudelnde Wasser und die Blasen bilden eine sinnliche Kulisse. Ich spreize ihre Beine, und meine Finger bringen sie zusammen mit dem pulsierenden Wasser zu einem intensiven Höhepunkt.

»Für solche Momente waren drei Jahre Ehe die Mühe wert«, flüstert sie mir danach ins Ohr, immer noch schwer atmend.

»Dann müssen wir jetzt dafür sorgen, dass du auch die nächsten drei Jahre überstehst«, sage ich zu ihr und führe sie ins Schlafzimmer. Das Apartment ist jetzt leer, und es ist ganz still. All die Nachtschwärmer wurden von ZZ, dem Rattenfänger von Miami, weggeführt.

Bei einer neuen Klientin sind die ersten Momente beim Sex äußerst wichtig, um ihre Vorlieben zu entschlüsseln. Obwohl Miss Ehefrau eine seltene, zarte Blume zu sein scheint, zeigen mir meine anfänglichen Nachforschungen, dass sie es gern etwas leidenschaftlicher und animalischer hat als die meisten. Schließlich finde ich genau die richtige Stellung für sie: von hinten, an ihren Haaren ziehend, sodass sie es gerade so spürt, es ihr aber nicht wehtut. Sie reagiert eher auf einen schnellen und wilden Rhythmus und auf Höhlenmenschengrunzen als auf verführerische Worte. Sie presst sich heftig an mich und lässt sich gehen, macht dabei wilde, kehlige Laute. Beim Höhepunkt knurrt sie mich fast an, dass ich auf ihrem Rücken kommen soll. Also ziehe ich meinen Schwanz raus, entferne das Kondom und spritze auf ihrem wunderschönen Rücken ab, den sie voller Lust krümmt.

Da ich wie immer die Diskretion in Person bin, rede ich nicht über ihre Vorliebe für etwas raueren Sex, aber leicht beschämt kommt sie selbst auf das Thema zu sprechen, als wir zusammen im Bett liegen.

»Sorry, dass ich so wild war.« Ihre Stimme klingt jetzt wieder gedämpft und sanft. »Mein Mann behandelt mich wie eine Prinzessin. Als ich ihn geheiratet habe, wusste ich, dass ich für ihn eine Trophäenfrau war, aber es schien mir das Beste zu sein, was ich tun konnte – so viele andere Mädchen sind wieder nach Hause gefahren, nachdem es mit dem Modeln hier nicht geklappt hatte – und das mit dem Bus. So wollte ich nicht enden. Glaub mir, da, wo ich herkomme, gibt es nichts, wofür es sich gelohnt hätte, zurückzukehren, außer vielleicht einem fetten Ehemann, ein paar Kindern und einem Halbtagsjob in einem Café.

Ich dachte, ich könnte damit umgehen, dass er mich wie seine Lieblingspuppe behandelt. Wir haben nicht einmal häufig Sex, und wenn, dann tut er so, als könnte ich entzweibrechen. Manchmal wünsche ich mir einfach einen Mann, der mich hart rannimmt und mir das Gefühl gibt, eine Frau zu sein und kein kleines Mädchen.« Bei dieser Aussage fängt sie an zu kichern und zieht sich die Decke über den Kopf. Ich staune, wie einzigartig unsere sexuellen Vorlieben doch sind.

Arm in Arm schlafen wir ein. Ich verstehe, dass es für ihren ungehobelten Mann schwierig sein muss, sie als realen Menschen und nicht als idealisiertes Fantasiegebilde zu betrachten, aber ein unverzeihlicher Fehler bleibt es dennoch. Ich bin fast geneigt zu denken, dass die Charakterstärke von Frauen wie Miss Ehefrau erst zum Tragen kommt, wenn ihre Schönheit verblasst ist.

Am nächsten Morgen beschließen wir, im Ritz Mittag zu essen.

»Wie lösen wir das Problem mit dem Concierge?«, frage ich Miss Ehefrau. Sie runzelt die Stirn und geht dann zu einem verschlossenen Schubfach. »Zu diesem Mittel greife ich normalerweise nur im Notfall, aber das könnte jetzt einer sein«, sagt sie und holt ein Bündel mit Fünfzigdollarscheinen hervor. »Ich bin gleich wieder da.«

Als sie wiederkommt, frage ich sie, was sie vorhatte. »Den Concierge bestechen«, sagt sie mit einem vielsagenden Blick.

»Wenn ich meinen Ehemann überbiete, kann ich machen, was ich will. Der Concierge ist nicht meinem Mann, sondern nur seiner Brieftasche ergeben.«

Ich küsse sie und lache. »Was für ein seltsames Leben du doch führst«, merke ich an.

In den schwarzen Mercedes zu steigen, um ins Ritz zu fahren, erscheint mir jetzt schon als das Normalste von der Welt. Hier in Miami bin ich voll in meinem Element, als ob mich die pastellfarbene Stimmung angesteckt hätte.

Beim Essen halten wir unter dem Tisch Händchen und benehmen uns so, als wäre ich der romantische Partner, den sich Miss Ehefrau anstelle des Kontrollfreaks von einem Ehemann wünscht. Das Ritz ist mit seinen eleganten Kronleuchtern auf eine gute Weise pompös, aber wir suchen uns einen Platz unter dem Vordach auf der Terrasse im Garten. In der Ferne sieht man Palmen und den zitronengelben Sandstrand.

Leider ist unsere Affäre nicht für die Ewigkeit bestimmt. Nachdem wir uns eine Woche lang gemeinsam treiben ließen, unsere Tage am Strand und unsere Champagner- und Pheromon-gefüllten Nächte im Whirlpool verbracht haben, nimmt unsere gemeinsame Zeit ein jähes Ende.

»Hast du das gehört?«, flüstere ich Miss Ehefrau zu. Wir liegen gemeinsam im Ehebett, das wir gerade mit wildem Sex entweiht haben. »Oh, mein Gott! Oh, mein Gott! Das ist *er*. Warum ist er schon zurück? Er muss etwas wissen! Scheiße, er muss dem Concierge ein höheres Angebot gemacht haben.«

Sie redet weiter verrücktes Zeug, bis ich ihr eine Hand auf den Mund lege und frage: »Gibt es einen Fluchtweg?«

»Ja«, ruft sie. »Da drüben ist ein Notausgang. Schnell, hau ab!«

Ich schnappe mir meine Klamotten und rase davon, als die Schlafzimmertür geöffnet wird.

Vor dem Haus ruft mir der Concierge, der jetzt wohl ein schlechtes Gewissen hat, ein Taxi, und ich düse zu ZZ.

»Alter, du kannst froh sein, dass du noch am Leben bist«, sagt ZZ und lacht, als ich ihm die Geschichte erzähle.

»Ich hoffe nur, dass es ihr gut geht.« Als mir einfällt, was für ein eifersüchtiger Psycho ihr Mann ZZ zufolge sein soll, mache ich mir Sorgen. Im Eifer des Gefechts bin ich verschwunden, weil ich nicht wollte, dass sie erwischt wird, aber jetzt wünschte ich, ich wäre dort geblieben, um sie vor ihrem verrückten Ehemann zu beschützen.

»Ihr geht's gut. Seine Prinzessin würde er niemals anrühren«, versichert mir ZZ. »Aber dich hätte er auf jeden Fall in Stücke gerissen.«

Am nächsten Morgen erreicht mich eine Nachricht von Miss Ehefrau, die weiß, dass ich keine Ahnung habe, wie ich wieder nach England kommen soll. »Schlag deine Hacken dreimal aneinander, Dorothy, oder benutze dieses Flugticket«, steht in der Nachricht. »Du hast es dir verdient. Ich hatte so viel Spaß. *Miss You*. xxx.«

Endlich auf dem Weg nach Hause, seufze ich. Jetzt, da ich weiß, dass es Miss Ehefrau gut geht und sie unsere gemeinsame Zeit nicht bereut, kann ich mich entspannen. Ich hatte meinen Spaß, aber London wartet auf mich.

Kapitel 13

Wenn Gigolos häuslich werden

Als sich das Taxi meinem Zuhause nähert, bin ich verblüfft, wie froh mich der vertraute Anblick macht. Die elegante Architektur der Gegend passt seltsam gut zu dem Spätsommertag, und die weißen Stuckgebäude setzen sich wunderschön von dem kalten blauen Himmel ab. Auf dem Weg zu meiner Haustür knirscht das Laub unter meinen Füßen. Man spürt förmlich, dass ein Jahreszeitenwechsel ansteht.

Kaum bin ich aus Miami weg, kreisen meine Gedanken wieder um Charlotte. Zu dieser Jahreszeit ist es besonders gemütlich im Literary Café. Man kann am Fenster sitzen und die Leute beobachten, die im herbstlichen Licht vorbeilaufen. Es gibt keine schönere Zeit, um sich am Kamin zu wärmen, einen leckeren Rotwein zu trinken und ein paar alte Melodien am Klavier zu spielen. Ich nehme mir vor, gleich nach dem Auspacken ins Café zu gehen, Charlotte hallo zu sagen, mich ans Klavier zu setzen und mir mein Abendbrot zu verdienen. Schließlich herrscht in meinem Kühlschrank gähnende Leere. Die Bleibe eines Gigolos hat nur das Allernötigste zu bieten.

Eine Nachricht von Rochester erreicht mich. Er gibt heute Abend eine Party für Lebemänner und Dandys. Perfekt, genau die richtige Wiedereinführung in die Gesellschaft.

Ich schlage den Kragen meines Jacketts hoch und lächle in mich hinein, als ich an die verrückten Sachen denke, die ich erlebt habe, aber auch daran, dass ich mich auf den dekadenten Hauch freue, den London allen Ausschweifungen verleiht.

Ich werfe meine Taschen ins Schlafzimmer, und keine halbe Stunde später eile ich über die Straße ins Literary Café. Wie immer steht Charlotte hinter dem Tresen, ihre Haare sind zurückgebunden und sie hat eine schwarze Schürze umgebunden.

»Hallo, Fremder.« Sie lächelt mich herzlich an und umarmt mich. Ich drücke sie fest an mich, und es fällt mir seltsam schwer, mich von ihr loszureißen. Nach ein, zwei Augenblicken schaffe ich es aber doch, denn ich möchte keinen Alarm bei ihr auslösen. »Wo warst du?«, fragt sie ohne Argwohn – es ist nur eine unschuldige, freundliche Frage.

Ich schäme mich ein bisschen und antworte: »Ich hatte ein paar Gigs woanders, nichts Besonderes.«

»Ach, das klingt aufregend«, sagt sie gespannt. Sie öffnet eine Flasche von dem Bordeaux, von dem sie weiß, dass ich ihn mag, und schenkt mir ein Glas ein. »Erzähl mir davon.«

In Momenten wie diesem verzweifle ich an unserer Freundschaft und all den indirekten Lügen. Was kann ich sagen? Oh, du weißt ja, ich war in meiner Funktion als internationaler Botschafter der Lust im Ausland, hatte Orgien mit angesagten amerikanischen Pornostars und Sexabenteuer mit verheirateten Frauen? Das wäre wohl das Ende unserer Unterhaltung, wenn nicht gar unserer Freundschaft. Ich hasse es, sie als Freund anzulügen, und meine größte Angst ist, dass etwas zwischen uns passieren wird – nicht, weil ich nicht mir ihr zusammen sein will, sondern weil ich nicht gezwungen sein will, sie anzulügen. Ich weiß nicht, ob ich den Mut hätte, ihr die Wahrheit über mich zu sagen. Natürlich wäre ich gern ehrlich, aber ich weiß, dass gute Absichten oft nichts Gutes nach sich ziehen.

»Ach, das war ziemlich langweilig«, antworte ich. »Aber, hast du unseren Song geübt?«, frage ich, um das Gespräch in eine andere Bahn zu lenken. Ich bemühe mich, nicht nervös an mein Weinglas zu klopfen.

»Natürlich. Es ist ein so schönes Stück. Und es war auch ganz einfach zu lernen.«

»Wollen wir es mal spielen?«, frage ich. Der Wein wärmt mich von innen. »Ich bin mir sicher, dass die anderen Kunden nichts dagegen hätten«, füge ich lachend hinzu und deute in Richtung eines alten Herrn, der kurz davor ist, einzunicken.

»Okay, warum nicht? Der Chef wird noch eine Weile weg sein«, sagt Charlotte, nimmt die Schürze ab und geht zum Klavier.

Wir sitzen nebeneinander, unsere Schultern berühren sich, und unsere Schenkel streifen aneinander, als wir in die Tasten greifen. Keiner von uns sagt etwas, aber ich spüre, dass sie die Spannung auch fühlt. Bisher hat es in unserer Freundschaft kaum körperlichen Kontakt gegeben, aber jetzt, da sich unsere Beine berühren, ist die Atmosphäre elektrisch aufgeladen. Ich bin überrascht, dass sich das intimer anfühlt als die explizitesten Sexpraktiken.

Die Töne strömen durch das Café, und ich fühle mich vollkommen entspannt, während unsere Finger harmonisch über die Tasten gleiten und die Musik intuitiv spüren. Ich schaue Charlotte an und stelle fest, dass sie die Augen geschlossen hat. Sie gleicht beinahe einem Engel. Als ob sie meine Blicke spürt, öffnet sie die Augen und schaut mich an. Wir sehen uns direkt in die Augen, während wir spielen – so intensiv, als wäre die Zeit stehen geblieben –, bis sie schließlich ihren Blick abwendet. Ich glaube ehrlich, wenn diese Stimmung nur eine Sekunde länger angehalten hätte, wären wir von magnetischen Kräften dazu gezwungen worden, uns zu küssen, ohne dass sich einer von uns bewusst dafür entschieden hätte.

Danach trinke ich meinen Wein, und sie bindet sich wieder ihre Schürze um und wischt den Tresen sorgfältig ab. Ich weiß, dass die Zeit reif ist, aber ich kann mich einfach nicht überwinden. Mein Leben ist zu kompliziert, und ich will sie nicht verletzen.

»Ich geh dann mal besser«, sage ich resignierend. »Ein Freund von mir schmeißt eine Party, und ich habe versprochen vorbeizukommen.«

Wir schweigen uns an, und ich frage mich, ob ich sie nach der Arbeit einladen soll. Dann sehe ich Rochester vor mir. Keine Gute Idee, denke ich. Widerwillig stehe ich auf, gebe ihr ein Küsschen auf die Wange, beinahe zärtlich, und trete hinaus auf die Straße, in die Kälte und den Nebel.

Ich beschließe, zu Fuß zu dem Club zu gehen, in dem Rochester seine Party veranstaltet, um einen klaren Kopf zu bekommen. Der Gedanke an Charlotte will einfach nicht verschwinden. Was ist bloß los mit mir? Ich laufe schnell und schaffe es endlich, den Kopf frei zu kriegen – wenn auch nur mit Mühe.

Eine halbe Stunde später komme ich im West End an. Mir ist ziemlich kalt, aber ich bin bereit für die Party. So verrückt Rochester auch sein mag, jetzt freue ich mich tatsächlich auf ihn und auf seine unkomplizierte Lebenseinstellung. Manche Leute nehmen Prozac, meine Droge heißt Hedonismus.

Als ich an dem Türsteher vorbei in den Club eintrete, läuft mir sofort Rochester über den Weg. Er telefoniert aufgeregt, gibt mir ein Zeichen, dass ich warten soll, und reicht mir sein Glas Champagner.

»Heute Nacht wird es ordentlich abgehen«, sagt er vergnügt, nachdem er aufgelegt hat. »Das wird *eine dieser Nächte* werden.«

»Warum?«, frage ich erwartungsvoll, während ich die Treppe hinuntergehe.

»Promi Z ist hier – kannst du das glauben? Sie muss von meiner Party gehört und mich ausfindig gemacht haben.«

»Ich bewundere deinen Glauben an dich selbst wirklich sehr, aber vermutlich hat ihre Anwesenheit wohl eher damit zu tun, dass ihre Assistentin weiß, dass hier die heißeste Party der Stadt stattfindet«, sage ich lachend.

»Jaja – wie auch immer! Johan kommt jedenfalls auch, und er bringt die Geschiedene mit, damit wir sie kennenlernen können. Sie hat oben ein Zimmer gebucht, wo wir zusammen rumhängen, Cocktails trinken und uns beschnuppern können. Wie cool ist das denn? Angeblich soll sie Audrey Hepburn wie aus dem Gesicht geschnitten sein, absolut wunderschön.«

»Es ist also wirklich was Ernsthaftes? Ich hatte schon Angst, dass sie ihn mittlerweile satt haben würde. Ich kann es kaum erwarten, sie zu treffen und herauszufinden, wie sie so ist«, antworte ich. Ich freue mich wirklich darauf, die beiden zusammen zu sehen.

Als wir die Bar erreichen, kommt Promi Z auf uns zu, zwinkert Rochester zu und legt ihm ihre Arme um den Hals. Dann befreit sie sich von ihm, um mir die Hand zu geben und hallo zu sagen. Offensichtlich ist sie »erfrischt« und genießt es, dass sie Rochester, den Gastgeber der Party, persönlich kennt. So schnell sie aufgetaucht ist, verschwindet sie wieder auf die Tanzfläche, als ein Floorfiller gespielt wird. Sie fuchtelt wie wild mit den Armen und kommt mir vor wie eine verrückte Prinzessin.

»Sie hat auf jeden Fall bessere Laune als das letzte Mal, dass ich sie gesehen habe«, sagt Rochester grinsend und fährt sich mit den schwarz lackierten Fingernägeln durchs Haar. »Ich habe das Gefühl, dass ich mich heute Abend gut amüsieren werde – auch wenn sie sich nur im betrunkenen Zustand über mich hermacht.«

»Sieh mal, da kommt Johan«, sage ich und zeige zur Tür, während er seine 1,80 Meter die Treppe herunterschwingt. Er trägt einen teuren Mantel und einen passenden Filzhut – ein erwachsenes Outfit, das einen starken Kontrast zu seinem hübschen Babyface bildet.

Hinter Johan geht die Geschiedene, in ein blaues Licht gehüllt. Sie hält den Kopf etwas gesenkt, während sie ihm folgt, und achtet darauf, wo sie hintritt. Ihre Haut ist blass olivenfarben, und das Licht im Club verleiht ihr einen leicht gespensterhaften Teint. Das kastanienbraune Haar ist zu einem kunstvollen Dutt aufgesteckt. Sie hat hohe Wangenknochen, die nur von einem Hauch Rouge betont werden, und trägt ein elegantes, einfaches schwarzes Cocktailkleid und dazu Stiefeletten. Als sie näher kommen, entdecke ich, dass sie im Licht blinzelt wie ein junges Fohlen. Eine geschmeidige schwarze Linie betont die Lider ihrer wunderschönen braunen Augen. Sie hat volle, sinnliche Lippen und trägt nur ein wenig getönten Lipgloss. Sie ist absolut umwerfend und entspricht ganz und gar nicht meinen Erwartungen. Da ich wusste, dass sie eine geschiedene Millionärin ist, habe ich sie mir irgendwie älter und kantiger vorgestellt. Sie ist wunderschön und feminin, und sie hat Millionen auf dem Konto. Kein Wunder, dass sich Johan Hals über Kopf in sie verliebt hat. Er hat einen romantischen Salto gemacht und ist auf den Füßen gelandet. Das erklärt auch seine Paranoia. Bevor ich sie gesehen habe, dachte ich, dass sie das Finanzielle in die Beziehung einbringen würde und er das hübsche Gesicht, sodass er nie befürchten muss, dass sie sich anderweitig umsieht. Aber jetzt ist mir klar, dass sie mit oder ohne Geld von allen Männern begehrt werden würde, die Gefahr für Johan ist also doppelt groß.

Anstatt zu uns zu kommen und sie uns vorzustellen, führt Johan seine Geschiedene, einen Arm besitzergreifend um ihre Taille gelegt, zur anderen Treppe, um sie nach oben zu den Zimmern der Privatmitglieder zu geleiten.

»Sollen wir hinterhergehen?«, fragt Rochester, der unbedingt vorgestellt werden will.

»Warum nicht?«, antworte ich und mache mich auf den Weg zur Treppe. Ich freue mich auf diese kleine Soiree.

Wir betreten das Zimmer, und unseren Augen bietet sich ein entzückender Anblick. Im Gegensatz zu dem chaotischen Gewusel unten ist es hier ruhig und elegant. Das Licht ist warm und gelblich, und ein Kellner schenkt aus einer Magnumflasche Champagner ein, während eine weitere Flasche neben dem riesigen Eichentisch gekühlt wird.

Die Geschiedene sitzt in der Mitte und hält Hof. Johan ist an ihrer Seite und betrachtet sie bewundernd, während sie sich angeregt mit Byron und Valentino unterhält, die Champagner trinken und aussehen, als ob sie bereits dem Charme und der klugen Unterhaltung der Hauptattraktion erlegen sind.

Als Johan uns sieht, steht er auf und stellt uns stolz vor. Wir geben uns die Hand und küssen uns einmal auf jede Wange, wobei uns die Geschiedene ein hinreißendes, herzliches Lächeln schenkt.

»Schön, euch kennenzulernen«, sagt sie, während wir uns setzen. »Johan hat mir schon so viel von euch erzählt.« Sie gibt dem Kellner ein Zeichen, damit er uns beiden ein Glas Champagner reicht.

»Schön, dich kennenzulernen«, antworte ich, und Rochester versucht, ihr Lächeln zu erwidern.

»Ich möchte eine Mitteilung machen«, sagt Johan und steht auf. Dann verkündet er: »Wir werden uns verloben.« Dazu erhebt er sein Glas.

Überrascht stehen wir alle auf, stoßen an und gratulieren ihnen. Dann umarmen wir die beiden nacheinander.

»Wir lieben uns wirklich, und ich hoffe, dass ihr als meine besten Freunde unsere Beziehung unterstützt.« Johan lächelt ein wenig nervös.

»Hey, das ist ja wie ein Staffellauf – hat dein Exmann den Verlobungsring gespendet?«, fragt Rochester die Geschiedene scherzhaft. Johans Gesicht verfinstert sich, weil er sich über diesen Kommentar ärgert.

»Sehr witzig«, erwidert die Geschiedene lachend und beweist damit ihren Sinn für Humor. »Du kennst meinen Ex ganz offensichtlich nicht – er würde nämlich niemals etwas spenden, selbst wenn sein Leben davon abhinge. Gegen ihn ist Scrooge ein verschwenderischer und großzügiger Mensch.«

»Warum hat er dir dann bei der Scheidung Millionen überlassen?«, fragt Rochester neugierig. Er besitzt leider nicht das Taktgefühl, über Geldangelegenheiten nur diskret zu sprechen.

»Er hat mir das Geld nicht einfach *überlassen*. Ein Gericht hat ihn dazu *gezwungen*«, antwortet sie offen. »Er würde mich eher in der Gosse verrotten lassen, als mir auch nur einen Penny zu schenken – besonders, da ich jetzt mit einem 22-jährigen Dior-Model zusammen bin. Das ist ein ziemlicher Schlag für sein Riesenego.«

»Hast du ihn verlassen, weil er so ein Geizkragen ist?«, fragt Rochester, wieder einmal die gute Sitte außer Acht lassend.

»Rochester, sei nicht so neugierig«, mischt Johan sich empört ein. Er versucht, seine Verlobte vor den bohrenden Fragen zu schützen.

»Ist schon okay – es macht mir nichts aus, ihm davon zu erzählen«, beruhigt sie Johan. Dann lächelt sie Rochester an. »Es lag nicht daran, dass er geizig war. Aber er benutzte sein Geld, um die Leute zu manipulieren – auch mich. Reiche Männer sind häufig arrogante Tyrannen, wirklich. Nachdem ich beides kenne, denke ich ernsthaft, dass es für Frauen besser ist, mit jüngeren Männern zusammen zu sein. Reiche ältere Männer sind Kontrollfreaks. Ich will ehrlich sein, zuerst war Johan für mich nur eine nette Abwechslung nach der Scheidung, aber als mir klar wurde, dass wir trotz des Altersunterschiedes Seelenverwandte sind, merkte ich, dass Beziehungen *so sein sollen*.«

Ihre Ehrlichkeit berührt mich, und einige meiner Befürchtungen lösen sich in Luft auf. Es ist ziemlich schwer für mich zu glauben, dass sich unter so ungewöhnlichen Umständen Liebe entwickeln kann, aber die Zuneigung, die sie offensichtlich füreinander empfinden, überzeugt mich allmählich.

Sie zusammen zu sehen – nicht nur für ein bisschen flüchtigen Spaß, sondern mit der Absicht, das Leben gemeinsam zu verbringen und sich ein Zuhause zu teilen – erinnert mich wieder an das Komplizierte meiner Beziehung zu Charlotte. Aber für uns wäre es sogar noch schwieriger, denn keiner von uns beiden hat die Millionen auf dem Konto, die uns ein Leben in Luxus garantieren würden. Und ich bin mir nicht sicher, ob ich es fertigbringen würde, meinen Lebensstil für die Liebe aufzugeben. Eigentlich will ich mir das nicht eingestehen, denn im Herzen bin ich ein hoffungsloser Romantiker, der glaubt, er könnte für die Liebe sterben. Ob ich aber auch ein trostloses Dasein für die Liebe fristen könnte – ein Leben in einem Vorort, müde von einem Job, in dem es im Kampf ums tägliche Geld nicht auf meine Wangenknochen ankommt –, das weiß ich nicht. Kann die Liebe das überstehen? Besonders, nachdem ich Dinge erlebt habe wie: Sonnenuntergänge in Miami, Orgien, Hotelsuiten von Prominenten, in denen man so von der Realität abgeschirmt ist, dass man alle seine Fantasien ausleben kann. Wie ein fauler Prinzregent wurde ich über alle Maßen verwöhnt. Aber der Segen ist schließlich auch mein Fluch, denn ein dunkler Schatten liegt über meinem Liebesleben.

»Wo werdet ihr wohnen, wenn ihr verheiratet seid?«, fragt Rochester und reißt mich damit aus meinen Gedanken.

Ich sehe die beiden an. Unterm Tisch halten sie Händchen, und ich stelle mir mit liebevollem Lächeln vor, wie sie Mutter-Vater-Kind spielen, ihre Schönheit und ihren Reichtum zum perfekten Rezept für das Glück machen – und der Welt, die gern behauptet, dass man nicht alles haben kann, den Stinkefinger zeigen.

»Vor Kurzem habe ich ein georgianisches Stadthaus in Hampstead gekauft«, erklärt die Geschiedene. »Ich wohne schon seit ein paar Monaten dort, und morgen wird Johan einziehen. Warum kommt ihr nicht alle zum Abendessen vorbei? Das wäre dann so was wie eine Einweihungsparty für Johan, eine Willkommensparty für ihn in seinem neuen Zuhause.«

Clever, denke ich bei mir. Sie muss ihn wirklich lieben. Indem sie uns an seinem ersten Abend zu Gast hat, erleichtert sie ihm seine Verwandlung von einem von uns in einen sesshaften Menschen. Es wird eine weiche Landung werden, sodass er nicht das Gefühl bekommt, plötzlich ein Erwachsener in einem großen Haus sein zu müssen. So kann er Kind und Hausherr in einem sein.

»Klingt großartig. Ich komme gern zum Abendessen«, antworte ich, und auch alle anderen nehmen die Einladung dankbar an.

»Keine Sorge, Rochester.« Er wirkt weniger überzeugt als wir anderen, und die Geschiedene lehnt sich vor und legt ihre Hand auf die seine, als sie weiterredet: »Wir fangen nicht zu früh an. Ich weiß, dass du ein Nachtschwärmer bist – Johan hat mir alles über dich erzählt.«

Wir lachen, und Rochester lehnt sich zufrieden zurück. Er sieht gleich viel entspannter aus. Beim letzten Mal, als er Tageslicht gesehen hat, saß er wahrscheinlich in der Schule in einer Prüfung. Frühe Verabredungen sind überhaupt nicht seine Sache.

So wie ein Hund nicht vom Knochen lassen kann, kann er das heikle Thema der früheren Ehe der Geschiedenen nicht ruhen lassen und nimmt sein Verhör wieder auf: »Wenn dein Ex so ein Bastard war, warum hast du ihn dann überhaupt geheiratet?«

Johan stöhnt wegen Rochesters Taktlosigkeit auf und wirft seinen Kopf verzweifelt in den Nacken.

»Als ich ihn kennenlernte, war ich jung und unschuldig, und ich hatte noch keine anderen Beziehungen gehabt. Er liebte in mir das naive kleine Ding, das er kontrollieren konnte und das zu ihm aufsah«, beantwortet die Geschiedene seine Frage. Ihre Aufrichtigkeit ist unglaublich, aber ich denke, sie ist auch um die Wirkung bemüht, als würde sie keine Geheimnisse haben. Ich sehe mir Johans süßes Gesicht an und will eigentlich keine

Parallelen ziehen. Die Geschiedene nimmt meinen Blick wahr, schaut mich vielsagend an und fährt fort: »Es ist kein Verbrechen, mit jemand Unschuldigem zusammen sein zu wollen, wenn man selbst viel welterfahrener ist, solange man den anderen gut behandelt«, sagt sie und drückt Johans Hand. »Aber als der Kontostand meines Exmannes wuchs, tat das auch sein Ego, und er ist mit mir umgegangen, als würde ich ihm gehören. Wenn er der Meinung war, ich sei ›böse‹ gewesen, bestrafte er mich, indem er meine Kreditkarten sperrte und mir kein Geld mehr gab. Einmal zu Weihnachten hat er mir mein Auto weggenommen, sodass ich nicht zu meinen Eltern fahren und ihnen ihre Geschenke überreichen konnte. Aber was sollte ich machen? Ich konnte ja wohl kaum wieder in mein enges Kinderzimmer bei meinen Eltern ziehen – seit 15 Jahren hatte ich nicht mehr bei ihnen gelebt, und das wieder zu verändern wäre meiner Mum und meinem Dad gegenüber nicht fair gewesen … « Die Geschiedene verstummt und blickt traurig ins Leere. Ich habe Mitleid mit ihr, und all meine Bedenken, dass sie vielleicht eine Zicke sein könnte, die viel Aufmerksamkeit braucht, verfliegen.

»Das ist furchtbar«, sage ich. »Wie kann einer nur so grausam sein?«

»Ja, gemeiner Hund – ich hasse ihn!«, ruft Rochester.

»Wie bist du entkommen?«, frage ich. Wir alle sind näher gerückt und gespannt, wie ihre Geschichte enden wird. Mitgefühl macht sich auf unseren Gesichtern breit.

»Heben wir uns die Fortsetzung für unsere Dinnerparty morgen Abend auf«, sagt sie lachend und nippt an ihrem Champagner. »Wir wollen uns doch von bösen Exehemännern nicht den Spaß verderben lassen.«

»Einverstanden«, sagt Johan. Er küsst sie zärtlich und sieht aus, als wünsche er sich, dass sie nie wieder ein Wort über den Ex verlieren würde.

Später sagt Johan zu mir: »Er besitzt mindestens zwanzig Millionen. Potthässlich, aber stinkreich. Du denkst doch nicht, dass sie mich für nicht erfolgreich genug hält, oder?«

»Auf keinen Fall«, versichere ich ihm. »Sie ist eindeutig verrückt nach dir. Ich gebe zu, dass ich zuerst meine Bedenken hatte, aber ihr überzeugt mich immer mehr. Allerdings solltest du trotzdem eine Lehre aus ihrer Geschichte ziehen.«

»Wie meinst du das?«, fragt er besorgt.

»Ich bin mir sicher, dass sie sich gut um dein Herz kümmern wird, aber deshalb musst du es ihr trotzdem nicht eingepackt und mit einer Schleife versehen schenken. Du solltest schon ein wenig die Kontrolle behalten, oder eure Beziehung wird unausgeglichen sein.«

Johan sieht nachdenklich aus und antwortet mir dann: »Ja, du hast recht. Aber was soll ich machen? Ich bin einfach verrückt nach ihr.«

»Sie sagt, dass ihr Ex sie nie ihre Träume verwirklichen lassen hat, weil er die Kontrolle haben wollte, aber sie ist anders. Nimm diese Beziehung als Gelegenheit, aus deinem Leben zu machen, was du dir schon immer erträumt hast.«

»Du hast recht. Weißt du eigentlich, dass ich immer gern gemalt habe? Das würde ich gern wieder mehr tun und vielleicht sogar einmal meine Bilder ausstellen. Das werde ich machen! Und wenn ich dann ein berühmter Künstler bin, wird sie mich auf keinen Fall mehr verlassen.«

Unser Gespräch wird von einer sehr betrunkenen Promi Z unterbrochen, die am Eingang erscheint, von zwei furchteinflößenden Türstehern begleitet.

»Entschuldigt mich«, sagt Rochester.

»Ich muss mich mal darum kümmern, sonst werden die Kolumnisten arbeitslos.« Und damit steuert er auf Promi Z zu, sein Gang verheißt nichts Gutes.

Am nächsten Abend mache ich mich für die Dinnerparty der Geschiedenen schick, überlege, welche Schuhe ich zu meinem Jackett von Ozwald Boateng tragen soll. Ich bin irgendwie aufgeregt. Wenn ich sonst zu einem Haus fahre, das eine Million Pfund wert ist, geht es normalerweise um mehr als um ein Essen. Als richtiger Gast eingeladen zu sein, ohne weitere Bedingungen, ist schon ein merkwürdiges Gefühl. Unsere »Partner« wurden auch mit eingeladen, was Rochester zum Kichern brachte, weshalb ich ihm unter dem Tisch einen Tritt versetzt habe. Wieder ist Charlotte die erste Person, an die ich dabei denke. Die Vorstellung, dass wir alle wie normale Pärchen an einem Tisch sitzen und zu Abend essen werden, gibt mir irgendwie ein Gefühl der Zufriedenheit. Aber sobald die Realität die Oberhand über die Fantasie gewinnt, sehe ich natürlich ein, dass das unmöglich ist. Es ist einfach undenkbar, dass sie Smalltalk mit Rochester macht, dem leicht mal eine skandalöse Anekdote rausrutscht. Das würde nicht funktionieren. Wie sollte ich denn auch den anderen meine Beziehung zu Charlotte erklären? Sie würden es nicht verstehen. Also rufe ich stattdessen Daddys Liebling an. Ein Dinner im Haus einer reichen Geschiedenen ist genau ihr Fall. Sie wird sich perfekt einfügen, besonders, da sie jetzt ihr neues Leben als Karrierefrau beginnt, wodurch sie erwachsener und selbstbewusster geworden zu sein scheint.

Daddys Liebling holt mich mit ihrem Auto ab, und wir fahren durch die reiche Gegend von Nordlondon, bis wir vor einem beeindruckenden Stadthaus halten. Die Geschiedene begrüßt uns an der Tür und versteht sich sofort gut mit Daddys Liebling, als diese die Herkunft einer antiken Anrichte im Flur erkennt.

Die hohen Decken rufen eine grandiose Wirkung hervor, die durch den verschnörkelten weißen Stuck und die eleganten Kronleuchter noch verstärkt wird, die in jedem Raum ein funkelndes Licht verbreiten. Beim Gang durch den Flur ins Esszimmer bin ich erstaunt über die Anzahl der Räume, in die ich einen Blick werfen kann: eine Bibliothek mit einem beeindruckenden Schreibtisch und einem Lesesessel aus Leder; ein Empfangszimmer voller schöner Antiquitäten und alter Gemälde; ein Wintergarten mit Glastüren vom Boden bis zur Decke, hinter denen sich ein wilder Garten verbirgt – ein beruhigendes Grün mit einem Schuss Rot der Herbstblätter.

Das Esszimmer wird von einem gedimmten Kronleuchter und drei großen Kandelabern beleuchtet, die auf einen wuchtigen Esstisch aus Eichenholz strahlen, an dem locker zwanzig Personen Platz hätten. Daddys Liebling und ich sind die Letzten, und die Party scheint bereits in vollem Gange zu sein. Rochester hat immer noch einen Kater und ist bemüht, diesen mit viel Champagner zu bekämpfen. An so ein Leben könnte er sich auch gewöhnen, das kann man gut erkennen. Zuerst muss er allerdings noch eine reiche Geschiedene zum Altar führen.

Wir begrüßen alle Anwesenden und setzen uns. »Erzähl uns von der großen Flucht«, sagt Rochester, als sich die Geschiedene auch wieder niedergelassen hat.

»Okay, Rochester wollte wissen, wie ich es geschafft habe, meinen Mann zu verlassen«, sagt sie unseretwegen und fährt mit ihrer Geschichte fort. »Zwei Dinge haben mich dazu gebracht, mich von ihm scheiden zu lassen. Erstens hatte ich beschlossen, Theaterwissenschaften zu studieren, und er lehnte das kurzerhand ab, obwohl er damals ständig auf Geschäftsreise und ich meistens allein zu Hause war. Zweitens fing er an, über Kinder zu reden. Für ihn war das nur etwas zum Abhaken, aber für mich war sofort klar, dass ich ihn nicht als Vater meines Kindes wollte. Der Gedanke daran brachte das Fass zum Überlaufen! Deswegen entschloss ich mich, ihn zu verlassen. Ich verkaufte meinen Schmuck – unter anderem auch Cartier-Uhren, die jede 50.000 Pfund wert waren –, um Geld für meine Flucht zu haben. Eines

Tages, als er nicht zu Hause war, packte ich meine Taschen und zog in ein Hotel, in eins, in dem er mich nie vermutet hätte.«

»Hast du ihm eine Nachricht mit einer Erklärung hinterlassen?«, frage ich und stelle mir vor, wie es mir zumute wäre, wenn ich in der Haut des Verlassenen steckte.

»Warum sollte ich mir die Mühe machen? Er hätte sie ja doch nur seinen Anwälten gegeben, um sie gegen mich zu verwenden«, erklärt die Geschiedene lachend. »Stattdessen schrieb ich nur ›Ich verlasse dich. Wir sehen uns vor dem Scheidungsgericht‹ mit Lippenstift auf den Spiegel im Wohnzimmer. Zu mehr hat mein Lippenstift nicht gereicht! Selbstverständlich ist er ausgeflippt, hat alle meine Kreditkarten sperren lassen und versucht, mich ins Armenhaus zu treiben. Er wollte mich erpressen, damit ich zu ihm zurückkomme. Aber ich fühlte mich so frei und glücklich, dass ich lieber über Glasscherben gekrochen wäre, als in mein altes Leben zurückzukehren.«

»Aber am Ende wurde alles gut«, kommentiert Rochester und weist mit seinem Champagnerglas aus Wiener Kristall auf die opulente Umgebung.

»Ich habe mein Happy End bekommen«, sagt sie lächelnd, legt einen Arm um Johan und küsst ihn auf die Wange. »Der Scheidungsrichter war gut zu mir, sagen wir es mal so. Aber das Beste war, dass ich Johan kennengelernt habe. Er macht mich glücklicher als alles, was man sich für Geld kaufen kann.« Sie errötet, und Johan umarmt sie fest.

Ich bin gerührt von ihrer Geschichte, und ein Anflug von Traurigkeit breitet sich in mir aus.

Ein paar Stunden später neigt sich die Party dem Ende zu. Daddys Liebling muss nach Hause und sich ausschlafen, weil sie am nächsten Morgen ein wichtiges Meeting hat. Ich habe keine Lust, nach Hause zu gehen und mich in mein leeres Bett in meiner engen kleinen Wohnung zu legen, aber Rochester hat wieder eine

Verabredung mit Promi Z, und die anderen haben auch alle noch etwas vor. Einsamkeit ist ein übles Gefühl für einen Gigolo, und heute Nacht verzehrt sie mich. Ich fühle mich wie das Waisenkind, das durchs Fenster eine glückliche Familie beobachtet und selbst zur Einsamkeit verdammt ist.

Wie durch einen glücklichen Zufall bekomme ich eine Nachricht. Sie ist von Miss Stripperin. »Wir veranstalten eine Privatparty im Club. Komm doch vorbei – ich würde dich gern sehen. x.« Meine Laune hebt sich sofort, ich bestelle mir ein Taxi und winke Johan und der Geschiedenen zum Abschied zu. Als perfekte Gastgeber haben sie mich bis zur Türschwelle begleitet. Durch die Rückscheibe des Taxis sehe ich, wie sie wieder hineingehen. Bestimmt werten sie jetzt den Abend aus und reden über uns alle. Sie verkörpern das perfekte häusliche Glück. Doch im Moment kann ich mich bei diesem Traum nicht länger aufhalten.

Was mich in Miss Stripperins Club erwartet, ist meilenweit von dem entfernt, was ich gerade hinter mir gelassen habe. Die Stripperinnen veranstalten eine Party mit ein paar ausgesuchten Kunden und Freunden. Als ich eintrete, sehe ich, dass sie Tequila und Champagner trinken, auf der Bühne ein Gelage feiern, improvisierte Vorstellungen geben und einfach nur laut und ausgelassen sind. Im Vergleich zu ihrem einstudierten Sexappeal, den sie üblicherweise anbieten, ist es ziemlich aufschlussreich, sie so rumalbern zu sehen.

Miss Stripperin springt auf und umarmt mich. »Warum so niedergeschlagen?«, fragt sie sofort, und ich bin erstaunt über ihre Wahrnehmung, gebe ich mir doch extra Mühe, fröhlich zu wirken.

»Mir geht's gut. Wie geht's dir, meine Schöne?«, antworte ich. Ich möchte sie nicht mit meinen Sorgen belasten, das ist sicher nicht Teil unserer Abmachung.

»Ich sehe, dass du deine Maske vor mir nicht fallen lassen willst, aber wie du weißt, verstehe ich dich trotzdem. Ich frage dich als *Freundin*: Ist wirklich alles in Ordnung?«

Ihr Ton ist so herzlich, dass ich beschließe, mich ihr zu öffnen. Ich erzähle ihr von meinem Dilemma mit Charlotte, dem häuslichen Glück, das ich gerade verlassen habe, und dass ich nicht weiß, ob ich das auch einmal haben werde – oder ob ich das überhaupt haben will.

»Ich weiß genau, wie du dich fühlst«, sagt Miss Stripperin ernst. »Aber es ist doch nie zu spät, sich zu ändern. Wenn für dich der Augenblick dazu gekommen ist, wirst du es wissen, und alles wird sich wie von allein ergeben. Bis dahin hab Spaß, mach das Beste aus deinem wunderbaren Leben und mach dir keine Sorgen um die Zukunft. In unserer Branche ist es ein Muss, für den Moment zu leben.«

»Du hast recht«, sage ich, plötzlich entschlossen, nicht länger bei meinen trüben Gedanken zu verweilen. »Mein Leben ist toll, und ich sollte es einfach genießen.« Als ich meinen Satz beendet habe, klettern zwei Mädchen auf die Bühne und verlangen nach einer dritten Person, um einen Can-Can-Strip hinzulegen.

Bevor jemand anderes auch nur auf die Idee kommt zu antworten, springe ich auf die Bühne und schenke Miss Stripperin ein breites Grinsen. Sie winkt und lacht sich krank, als die Musik einsetzt und ich beginne, seltsam aufreizend zu strippen. Die beiden Mädchen machen sofort als meine »glamourösen Assistentinnen« mit, und alle anderen pfeifen, heulen und applaudieren wie wild. Anscheinend mögen die Stripperinnen auch gern mal selbst von ihrem Publikum unterhalten werden.

Ich ziehe mich bis auf die Unterhose aus und befürchte allmählich, dass die Bühne gestürmt werden könnte. Als ich die Szene verlasse, um noch ein wenig Würde zu behalten, versperrt mir eine Schar Mädchen den Weg. Das Publikum johlt und beginnt mit rhythmischem Klatschen »Ausziehen, ausziehen!« zu rufen. Miss Stripperin krümmt sich vor Lachen in der ersten Reihe. Sie hat es ja schon einmal erlebt, dass ich alle Hüllen fallen gelassen habe, und jetzt scheint sie ihren Kolleginnen dieses Vergnügen nicht nehmen zu wollen. Ich gehe wieder zur Mitte der Bühne zurück und gebe den Damen, was sie verlangen. Was bleibt einem Gigolo schließlich anderes übrig?

Kapitel 14

Paris und die schönen Frauen

Um Abwechslung in mein Leben zu bringen, scheint es nur fair zu sein, dass meine nächste Aufgabe darin besteht, mich schick anzuziehen, nachdem ich mich als Starattraktion für die Stripperinnen ausgezogen hatte. Die Pariser Modewoche steht vor der Tür, und ich habe Lust, elegant gekleidet in der stilvollsten Hauptstadt der Welt umherzuspazieren, wie es sich für einen Dandy schickt, der sich irgendwie durchschlägt und über seine Verhältnisse lebt. Meine gute alte Freundin Daddys Liebling ist mein VIP-Pass zu einer Woche voller Spaß und Ausgelassenheit. Sie ruft mich an, um mir zu erzählen, dass sie von Monaco nach Paris fliegen wird und mich dort gern treffen würde. Ich hole meine Fahrkarte für den Eurostar ab und einen neuen maßgeschneiderten Anzug aus der Savile Row dazu.

Trotz meiner vielen Erste-Klasse-Flüge empfinde ich das Zugfahren – besonders mit dem Eurostar – als viel aufregender. Wenn ich auf dem Bahnsteig stehe, komme ich mir vor wie Cary Grand in einem alten Schwarz-weiß-Hollywoodklassiker. Ich trage einen eleganten Anzug, ein hellblaues Hemd von Miu Miu, schwarze spitze Schuhe, einen langen schwarzen Crombie Coat, eine Sonnenbrille von Marc Jacobs und Lederhandschuhe. In meinem Gucci-Koffer befinden sich mein neuer Anzug und all die anderen Utensilien, die ein moderner Dandy für eine dekadente Woche braucht.

Als ich in den Zug steige, sehe ich mich nach dem Meer von Pendlern um, die unter dem erbarmungslos grauen Himmel Londons umherschlurfen. Mir fällt eine Zeile aus einem Gedicht von T.S. Eliot ein: »I had not thought death had undone so many.« (Ich hätte nicht gedacht, dass der Tod so viele zugrunde gerichtet hat.) Ich setze mich, lege meinen Mantel sorgsam zusammen und spüre die freudige Erregung, die ein neues Abenteuer mit sich bringt. Eines Tages werde ich mich vielleicht der Flut dieser Menschen anschließen müssen, aber bis dahin genieße ich meine Champagner-Existenz – bevor die Perlen verschwinden und der große Kater von allein einsetzt.

Während die grüne Landschaft an mir vorbeirauscht und provinzielle englische Bäckereien von kontinentaleuropäischen Patisserien abgelöst werden, denke ich an Johan und die Geschiedene. Normalerweise erobert Johan die Pariser Laufstege während der Modewoche im Sturm. Sein engelsgleiches Gesicht wird endlos von den Blitzlichtern der Paparazzi und Modefotografen erhellt. Aber dieses Jahr hatte er keine Lust. »Nein, dafür bin ich jetzt zu alt«, erklärte er verächtlich, und das im zarten Alter von 22. Vielleicht führen Models ein superschnelles Leben, und zwanzig ist für sie wie dreißig für die meisten von uns. Ihre Jugend und Lebendigkeit lassen sie in ihren Teenagerjahren zurück, in denen sie unaufhörlich um die Welt reisen, wobei sie nicht nur Flugmeilen, sondern auch Lebensmeilen sammeln. Das Leben eines Gigolos ist ähnlich – übermäßige Exzesse sind der schnellste Weg zum Burnout. Letztendlich ist es unmöglich, vom ständigen Vergnügen nicht ausgepowert zu sein, weshalb sich ein erwachsener Mann noch intensiver ins Leben stürzen muss, um die gleichen Höhen noch einmal zu erleben. Ich habe das Gefühl, dass Paris, die Hure Europas, genau der richtige Ort ist, um die Grenzen des Genusses weiter hinauszuschieben. Sie garantiert einem Vergnügungsjunkie einen Schuss mit größerer Wirkung.

Am Gare du Nord steige ich aus dem Zug und gehe in ein kleines Café um die Ecke, um dort einen Kaffee zu trinken und auf ein Taxi zu warten. Ich halte es nicht aus, gemeinsam mit den Touristen am Bahnhofstaxistand Schlange zu stehen – ich weiß, es ist versnobt. Fünf Minuten später halte ich ein Taxi an und lasse mich zu dem kleinen Luxushotel in der Nähe der Champs-Elysées fahren, in das Daddys Liebling eingecheckt hat.

Ein Lächeln breitet sich auf meinem Gesicht aus, als wir vor dem Gebäude halten – das Hotel ist durch und durch französisch, ein kleines, aber perfekt gestaltetes Etablissement, das in der Vergangenheit stecken geblieben zu sein scheint. Auf der hölzernen Wendeltreppe zur Suite von Daddys Liebling habe ich das Gefühl, dass der Geist von Baudelaire mir folgt.

Das Zimmer kann man nur mit den Worten »exzentrischer Luxus« beschreiben. Das Badezimmer ist wunderschön gestaltet, mit weißen Fliesen und einer verschnörkelten goldenen Zierleiste. Unter einem alten Fenster, durch das man den hellblauen Pariser Himmel sieht, befindet sich eine große Wanne, die natürlich immer überläuft. Die anderen Zimmer sind mit einer eklektischen Mischung aus den Zwanzigern, Vierzigern und Fünfzigern charmant eingerichtet. Es herrscht eine Atmosphäre eleganten Chaos' – als ob ein unkonventioneller Designer die Gestaltung vorgenommen hätte, nachdem er in der Pigalle Absinth getrunken hatte. Ich gehe zu den weißen französischen Fensterläden und öffne sie. Von dem kleinen Balkon mit dem gusseisernen Gitter aus hat man einen Blick auf die quirlige Straße. Ich sehe Menschen, die ihren Geschäften nachgehen. Ohne Frage ist ihr Leben genauso eintönig wie das der Londoner, aber wenn man in einer fremden Stadt ist, bekommt alles einen romantischen Touch. Ich stelle mir vor, dass alle die Leute auf dem Weg zu einer heimlichen Verabredung mit einem Liebhaber sind und nicht auf dem Weg von der Arbeit zurück. Ich finde, dass Paris trotz seines schlechten Rufes eigentlich eine Stadt ist, in der man sich verliebt, anstatt nur zu vögeln.

Die Schlafzimmertür ist geschlossen, und ich frage mich, ob Daddys Liebling wohl gerade ein Nachmittagsschläfchen hält. Ich weiß, dass sie gestern Abend angekommen und dann auf ein paar Modepartys gegangen ist – was ich dank meiner Beziehungen für sie arrangiert habe. Auch wenn ich nicht zugegen bin, tue ich mein Bestes, um die Frauen zufriedenzustellen.

In der Absicht, sie nicht zu wecken, öffne ich leise die Tür. Der Anblick, der sich mir dann bietet, ist allerdings alles andere als verschlafen. Daddys Liebling ist nur mit schwarzen Strümpfen, Strapsen und sehr hohen Lacklederschuhen bekleidet. Sie sitzt auf einem schlanken Jungen, der atemberaubend schön ist, strahlend blaue Augen und hohe Wangenknochen hat. Ich kann kaum unterscheiden, ob sie Sex haben oder an einem Fotoshooting mit Nick Knight teilnehmen, so elegant und schön sehen sie zusammen aus. Einige Sekunden bleibe ich wie hypnotisiert in der Tür stehen.

Daddys Liebling schaut mich an wie ein schelmisches Schulmädchen, das ertappt wurde, und sagt unartig: »Ups, ich vernasche wohl schon wieder ein Dior-Model.«

Als ich sie in London aus taktischen Gründen mit einem jungen Model verkuppelt hatte, ist sie offensichtlich auf den Geschmack gekommen. Dagegen ist nichts einzuwenden. Ihre Augen funkeln vor Aufregung: Sie wurde von Daddy erwischt. Für sie könnte es keine heißere Situation geben.

»Ich warte im Wohnzimmer, bis du fertig bist«, sage ich streng – aber natürlich auch liebevoll. Es macht mir nicht im Geringsten etwas aus, und ich weiß, dass sie den überwältigendsten Orgasmus ihres Lebens haben wird, auf einem Dior-Model reitend und wissend, dass Daddy missbilligend vor der Tür wartet. Und tatsächlich, nur wenige Minuten nachdem ich mir einen Drink eingeschenkt und meinen Blick über die Stadt schweifen lassen habe, höre ich ihren obszön lauten Höhepunkt.

Fünf Minuten später kommt das Model aus dem Schlafzimmer geschlurft und informiert mich, dass Daddys Liebling unter die Dusche gesprungen sei. Ich biete ihm ein Bier an, und seine Augen leuchten auf. »Danke, Kumpel«, sagt er auf Englisch mit dem internationalen Akzent, den die meisten dieser Models haben. Wir trinken schweigend unser Bier, eine seltsame Kameradschaft verbindet uns und das stille Wissen, dass wir nur Stunt-Schwänze in dieser fürchterlich femininen Welt sind.

»Golden«, ruft Daddys Liebling aus dem Bad.

»Mein Typ wird verlangt«, sage ich vielsagend zu dem Model und reiche ihm mein Bier. »Es ist wahrscheinlich das Beste, du bist weg, wenn ich fertig bin.«

»Sicher, Kumpel«, antwortet er. Er macht das Rock'n'Roll-Zeichen und lächelt resigniert.

Ich knöpfe mein Hemd auf, während ich die Badezimmertür öffne, und sehe Daddys Liebling nackt unter der Dusche stehen. »Du warst sehr ungezogen«, sage ich ohne Ironie, aber strafend.

Sie kichert kokett und beginnt, sich selbst zu streicheln, während ich mich ausziehe. Ich lasse sie sich über die Wanne beugen und bin überrascht, wie schnell sie noch einmal kommt. Ohne Frage wird sie diese Situation noch lange in ihrem Kopf nachspielen. Ich vermute, dass sie die Sache wahrscheinlich mit Absicht eingefädelt hat. Ich liebe ihren Stil. Sie mag es zwar, dominiert zu werden, aber eigentlich behält Daddys Liebling selbst die Zügel in der Hand. Trotz ihrer komplizierten Fantasien ist sie der Boss.

Danach gehen wir in die Rue de Pontière, um etwas zu essen. Die Straßenlampen durchbrechen den Nebel der Dämmerung, und ich fühle mich ganz und gar überwältigt von Paris: der Hauch von Geschichte, der in jeder Kopfsteinpflasterstraße zu spüren ist; die Eckcafés, in denen die Geister von Sartre und de Beauvoir bei billigem Rotwein philosophieren; die bewusste Arroganz der Stadt, die weiß, dass sie etwas Besseres ist als der Rest der Welt.

Die Zeit scheint an diesem Ort stehen geblieben zu sein. Dies ist das geistige Zuhause der Dandys, der Nachkommen mittelloser Poeten und Prinzen, die darauf hoffen, ihr Glück in den Salons der schönsten und liederlichsten Ladys der Gesellschaft zu finden.

Wir setzen uns und bestellen das Chateaubriand für zwei Personen mit Kartoffelgratin und eine Flasche 82er Margaux. Dass ich sie mit einem jungen Model erwischt habe, ist kein Thema. Sie wird das Geschehene als perfektes Szenario in Erinnerung behalten, und Worte würden das nur kaputt machen. Ihr Telefon klingelt, und ihr Gesicht verfinstert sich, als sie rangeht und der Person am anderen Ende der Leitung kurz angebunden zustimmt. Offensichtlich ist sie unzufrieden mit dem, was von ihr verlangt wird.

»Verdammt«, sagt sie und knallt das Telefon auf den Tisch. »Einen Job zu haben ist ganz schöner Mist.«

»Warum, was ist passiert?«, frage ich und greife nach ihrer Hand, um sie zu beruhigen.

»Das war Daddy. Ich muss morgen zurückfliegen. Es gibt ein Problem, und er ist der Meinung, dass man es nicht löst, indem man in Paris herumgondelt.«

Wie es scheint, zerplatzt ihr Traum in dem Moment, wenn der Oberbefehlshaber anruft. Wie man die Sache auch betrachtet, es gibt immer einen Zahlmeister – sei es die reiche Frau, die einen aushält, ein wohlhabender Vater oder Ehemann oder ein Chef. Wer von uns ist denn wirklich frei? So gesehen ist mein Gefängnis zumindest ziemlich gemütlich.

Am nächsten Abend sitze ich allein im Hotel und beobachte, wie der Himmel von Lila über Dunkelblau in Schwarz übergeht. Daddys Liebling ist fort, hat aber freundlicherweise die Hotelrechung trotzdem für eine Woche bezahlt. Mein Abend ist bereits verplant, und in einer Stunde werde ich mich auf den besten Partys der Modewoche amüsieren. Ich habe noch etwas Zeit, und darum schenke ich mir ein Glas Wein ein und genieße die herrliche Stille. Dieses Hotelzimmer und diese Stadt haben etwas Beruhigendes. In New York spürt man regelrecht den Reichtum, aber hier bin ich einfach froh, in Paris zu sein – mit oder ohne eine Gönnerin, die mich beschäftigt. Hier weht die Luft der Freiheit. Anders als in Amerika, wo Geld die Welt regiert, basiert das Leben in Paris auf Kultur und Intellekt, und man ist nicht nur so viel wert wie sein Kontostand. Es ist leicht zu verstehen, warum die Stadt über die Jahrhunderte Künstler angezogen hat. Irgendwie frage ich mich, ob dies nicht auch ein guter Ort wäre, um noch mal ganz von vorn anzufangen – vielleicht mit Charlotte. Ich könnte Klavier in Bistros spielen, um über die Runden zu kommen, und an meinen Kompositionen arbeiten. Das romantische Bild eines verarmten Künstlers, denke ich, während ich eine teure Flasche Wein in einem eleganten Hotel trinke. Vielleicht regiert Geld *immer* die Welt – nur dass es hier in Frankreich irgendwie keine Untertanen hat.

Eine Stunde später laufe ich die Kopfsteinpflasterstraßen entlang, um meinen Freund Mr. Paris zu treffen, einen Nachtclubbesitzer, der die heißeste Party der Stadt veranstaltet. Er begrüßt mich an der Tür und trägt einen weinroten, leicht schimmernden Anzug, ein schwarzes Hemd, einen Filzhut und einen dünnen, pechschwarzen Schnurrbart. Er verkörpert alles, was man von einem Pariser Impresario erwartet, und mehr. Diese wahnsinnig langen Schlangen, wie man sie aus London oder New York kennt, wo die Eingänge von machtbesessenen Türstehern überwacht werden, gibt es hier nicht. Der Eingangsbereich ist viel unauffälliger. Die Leute lehnen an der Wand, rauchen schwarze, selbstgedrehte Zigaretten, und einige zottelige Jugendliche sitzen auf dem Bürgersteig, spielen Gitarre und singen in ihrer wunderschön sehnsüchtigen französischen Sprache.

Mr. Paris führt mich die Treppe hinunter, die gesäumt ist von Champagner trinkenden Models, die ihre langen Beine sortieren, rauchen und sich darüber austauschen, was sie im Laufe des Tages auf den Laufstegen erlebt haben. Teure Kleider hängen an knochigen Schultern, und die jungen, schönen Mädchen strahlen einen unaufdringlichen Glamour, aber auch eine gewisse Abgebrühtheit aus. Ich kenne ein paar der Mädchen aus London. Sie winken mir lustlos zu und formen mit den Lippen ein lautloses »Hi«, als ich an ihnen vorbeigehe. Dann drehen sie ihre blassen, müden Gesichter wieder ihren Gesprächspartnern zu. Der Unterschied zwischen der wilden Energie und dem begierigen Enthusiasmus der Glamour-Models aus Miami und der einstudierten Langeweile der europäischen Laufstegmädchen fällt mir sofort auf – es ist fast, als würden sie die Gegensätzlichkeit zwischen der neuen und der alten Welt symbolisieren. Der eine Kontinent trägt immer noch seinen Push-up-BH, um zu beeindrucken, ist optimistisch, dass alles gut wird, und der andere ist von den Exzessen der Vergangenheit satt und voller Zynismus, der Welt überdrüssig.

Der Club, der passenderweise Paris Paris heißt, ist in erotischem Rot und leuchtendem Pink ausgestaltet. Eine bizarre, 1,80 Meter große Mickey-Mouse-Figur mit einem riesigen Ständer wacht über das Geschehen. Auf Neonschildern leuchtet ebenfalls in Rot und Pink das Wort »Paris«, falls der eine oder andere der Gäste zu viel Champagner trinken und vergessen sollte, welcher Stadt er seinen Rausch zu verdanken hat.

Als ich mich zur Bar durchschlage, fällt mir eine schöne Französin auf, die an einem der Tische auf der linken Seite sitzt und liest. Sie erinnert mich an die Heldin aus einem alternativen französischen Film – glänzende schwarze Haare mit schwerem Pony, der aus der Stirn gestrichen ist, eine zierliche Nase, volle Lippen und wilde, intelligente Augen. Sie trägt einen schwarzen Hut im Stil der Vierziger und einen schwarzen Bleistiftrock. Ich bin sofort fasziniert von ihr – sie sieht aus, als wäre sie dem Gemälde eines Parisers Künstlers entstiegen. In all den Jahren habe ich, glaube ich, noch nie ein hübsches Mädchen gesehen, das in einem belebten Club allein dasitzt und liest. So etwas gibt es nur in Paris!

Mein Freund bemerkt, dass ich in ihre Richtung schaue, und lacht leise und vielsagend. »Sie ist wunderschön, nicht wahr?«, fragt er mich – eine rhetorische Frage. »Und sehr reich – Erbin einer berühmten französischen Familie. Soll ich dich vorstellen?«

Ich nicke, also macht er eine Kehrtwende, und wir gehen auf sie zu. Eine Erbin! Es scheint, als habe dieser Dandy seine Pariser Gönnerin schließlich doch noch gefunden. Als wir ihren Tisch erreichen, und bevor einer von uns etwas sagen kann, sieht sie mich mit ihren großen, dunklen, glasigen Augen an und fordert mich in breitem Französisch auf: »Such dir eine Seite aus.«

Ich frage nicht nach, nehme ihr das Buch aus der Hand und wähle eine Seite aus. Als ich es ihr zurückgebe, erkenne ich, dass es sich dabei um eine Sammlung von Shakespeares Sonetten handelt, und nicht um ein Werk von Rimbaud oder Mallarmé.

Sie öffnet das Buch und liest mit ihrer rauen Stimme ein Stück des Sonetts 116 vor: »Lieb' ist nicht Liebe, / Die, in der Zeiten Wechsel wechselvoll, / Unwandelbar nicht stets im Wandel bliebe. / Ein Zeichen ist sie fest und unverrückt, / Das unbewegt auf Sturm und Wellen schaut.« Sie lacht, sieht mir in die Augen und sagt mit einer überschwänglichen Geste: »Das ist dein Sonett.«

Die Ironie des Sonetts ist mir nicht entgangen – »Lieb' ist nicht Liebe, / Die, in der Zeiten Wechsel wechselvoll, / Unwandelbar nicht stets im Wandel bliebe«. Wunderschöne Worte, die auf einen Gigolo leider nicht zutreffen, der feststellt, dass sich das Begehren stundenweise ändert, besonders, wenn er Veränderungen findet, die er nicht mag. Es ist, als würde ein Gedicht durch eine Laune des Schicksals, durch Zufall oder was auch immer meine innere Zerrissenheit wegen meines Berufs und meiner Gefühle für Charlotte zusammenfassen.

»Und jetzt unterschreib dein Sonett«, befiehlt Miss Erbin und reißt mich mit ihrer schönen Stimme aus meinen Gedanken. Sie gibt mir einen Federkiel, den sie von irgendwo hervorgezaubert hat, und reicht mir das Buch, damit ich die Seite, die ich ausgesucht habe, signieren kann.

Meine frühere Begeisterung für antike Füller und Kalligrafie zahlt sich endlich aus, als ich meinen Namen in perfekt geschwungenen Buchstaben hinschreibe, die auch in einem Liebesbrief aus dem achtzehnten Jahrhundert nicht fehl am Platze wären. Wer hätte gedacht, dass das exzentrische Hobby eines Teenagers von der Isle of Wight einmal in einem Pariser Nachtclub und in Gegenwart einer glamourösen Erbin Früchte tragen würde?

Sie lächelt anerkennend und neigt den Kopf leicht zur Seite, um mich aufmerksam zu mustern. Dann senkt sie langsam ihre Wimpern, wie um zu zeigen, dass ich den Test bestanden habe. Ich setzte mich neben sie und frage, ob sie allein hier sei.

»Nein nein, meine Freunde sind hier irgendwo.« Sie gestikuliert gedankenlos, als sei es ihr egal, ob sie nun allein oder in deren Gesellschaft ist. In den nächsten Stunden trinken wir Champagner und reden halbverständlichen Unsinn über Kunst, Literatur und Musik, während wir uns gegenseitig schöne Augen machen und uns ab und zu flüchtig berühren. Gelegentlich fällt ihr nach einem leidenschaftlichen Monolog der Pony über die Augen, und ich streiche ihn dann sanft zur Seite. Ich entdecke, dass sie sich schnell ablenken lässt und in ihren Gedanken sprunghaft ist, wie jemand, der nie in seinem Leben einen Gedanken genau definieren oder sich wirklich erklären musste. Ihr Leben scheint aus schönen Launen und unbekümmerten Schwärmereien zu bestehen.

Als es Mitternacht wird und die lethargischen Models anfangen, sich ausschweifenden Orgien hinzugeben, steht Miss Erbin plötzlich auf und bereitet sich auf einen dramatischen Abgang vor. »Lass uns gehen«, sagt sie verträumt zu mir.

Ich folge ihr, als sie die Treppe hochstolziert, ihre Hand wedelt dabei in der Luft, als würde sie sich achtlos von Freunden verabschieden, die sie vermeintlich zurücklässt.

»Lass uns zu mir fahren«, sagt sie und stoppt ein Taxi. Mit ihrer geisterhaft weißen Hand hält sie ihren Hut fest, damit er nicht im Wind davonfliegt.

Ich will etwas sagen, aber sie dreht sich zu mir um und küsst mich, mit der einen Hand hält sie den Hut fest, mit der anderen zieht sie mich eng an sich. Ich erwidere ihren Kuss mit leidenschaftlicher Hingabe und wäre nicht überrascht, wenn der Arthouse-Regisseur »Cut!« rufen würde. Stattdessen murmelt der Taxifahrer übellaunig etwas auf Französisch, und Miss Erbin lacht laut auf, während sie sich aus meiner Umarmung löst und ins Auto steigt.

Die verlassenen Straßen von Paris scheinen endlos zu sein, als wir durch das Herz der Stadt fahren und uns dem reichen Arrondissement nähern, in dem sie wohnt. Wir sitzen Seite an Seite, nur unsere Fingerspitzen berühren sich. Die Stille verstärkt das wachsende Begehren zwischen uns.

Ich halte sie an der Hand, als wir die dunkle, gewundene Treppe zu ihrem Appartement hinaufsteigen, das sich ganz oben unter dem Dach eines historischen Pariser Hauses befindet. In ihrer Wohnung stehen lauter unvollendete Leinwände auf hölzernen Staffeleien. Die Bilder sind eine Mischung aus moderner, abstrakter und struktureller Gestaltung – stumpfe Gesichter gucken aus zufälligen Formen heraus, sind zuerst kaum zu erkennen, rücken aber nach näherer Betrachtung unheilvoll ins Blickfeld.

Riesige Glastüren führen auf eine großartige Terrasse, von der aus man einen wunderschönen Blick über Paris hat. Die eckigen Formen der unsymmetrischen Dächer sind wie ein abstraktes

Gemälde vor einem impressionistischen Himmel mit leuchtenden Sternen, die auf ein dunkles Mitternachtsblau gemalt wurden. Ich atme tief durch, bin von der romantischen Atmosphäre bezaubert und nicht ein bisschen vom Champagner berauscht.

Ich drehe der Pariser Nacht den Rücken zu und sehe, wie Miss Erbin ihren Bleistiftrock ablegt. Sie tanzt dabei anmutig, und die Silhouette ihres geschmeidigen Körpers zeichnet sich in dem gedimmten orangefarbenen Licht an der Wand ab. Einem alten Grammophon entsteigen die himmlischen Klänge von Puccini.

»Ich steh auf Puccini, du nicht auch?«, fragt sie, schließt die Augen und wiegt sich im Takt der Musik.

Ich antworte nicht. Stattdessen trete ich ein und ziehe mein Jackett aus. Langsam und mit ihrer Hilfe ziehe auch ich mich aus. Wir tanzen, nackt, zu Puccini. Nach einer Weile hören wir damit auf, unsere Körper sind ineinander verschlungen. Still legt sie ihre Arme um meinen Hals, und ich hebe sie hoch, ihre Beine schlingen sich um meine Taille. Ich küsse sie sanft, während sie beginnt, ihre Hüften vor und zurück zu bewegen. Die Bewegung wird immer schneller, aber nie hektisch. Sogar ihr Orgasmus ist elegant, von einer anmutigen Finesse.

Danach, als ich immer noch dastehe und sie ihren Körper immer noch um meinen geschlungen hat, flüstert sie mir in ihrem wunderbaren Fransösisch ins Ohr: »Die Sterne haben über uns gewacht.«

Genauso wenig wie ihre stumpfen Bilder verstehe ich, was sie jetzt meint, aber manchmal ist es romantischer, wenn man nicht alles erklärt bekommt. Es klang schließlich wunderschön – warum sollte man die Illusion mit etwas so Banalem wie Sinn zerstören?

Als ich später in ihren Armen einschlafe, kann ich kaum glauben, dass eine solche Welt wirklich existiert. Sie ist so weit von der Realität entfernt. Selbst jemand wie Daddys Liebling scheint zumindest eine gewisse Art von Alltag zu haben. Miss Erbin ist dagegen so reich, dass sie der Realität völlig entrückt zu sein scheint, wenn diese nicht einem romantischen Roman entstammen könnte. Ich liebe diese Erfahrung, aber sie ist ein wenig seltsam – ich vermisse normale Frauen, die einen auf den Boden der Tatsachen zurückholen.

Am nächsten Morgen beschließt Miss Erbin, dass wir den Tag gemeinsam verbringen und uns amüsieren sollten. Wir spazieren die Kopfsteinpflasterstraße entlang, in der sie lebt, und gehen zu einem Restaurant, das ihrer Aussage nach eines der besten von Paris ist. Es hat geschlossen, und sie sieht traurig, aber auch ein wenig gereizt aus. Der Besitzer, den sie offensichtlich kennt, entschuldigt sich über alle Maßen und gestikuliert wild mit den Händen, während er ihr die Situation erklärt. Schließlich lächelt sie und fragt ihn irgendwas, das ich nicht verstehen kann, da sie zu schnell für mich sprechen. Er lächelt liebenswürdig, und ein paar Minuten später überreicht er uns eine teure Flasche Champagner. Kein Geld wechselt den Besitzer, aber ich schätze, es ist kein Geschenk – sicher hat sie es auf die Rechnung setzen lassen, die ihre reiche Familie regelmäßig für sie bezahlt. Es ist, als ob Geld in ihrer kleinen Welt nicht existierte.

»Wir sollten bei mir essen«, sagt sie charmant lächelnd. »Ein Picknick zu Hause.«

Sie trägt ein rosafarbenes Kleid und einen großen Hut mit riesiger Krempe und einem pinkfarbenen Band und sieht wunderschön aus. Ich lächle zurück und küsse sie auf den Mund.

Wir halten uns an den Händen, spazieren die engen Gassen entlang und gehen in verschiedene Feinkostgeschäfte und Patisserien. Wir kaufen Delikatessen wie Wachteleier und wirken wie zwei Frischverliebte, die total vernarrt ineinander sind.

Auf dem Rückweg erzählt sie mir, dass »wir« heute Abend Gäste erwarten, einen Maler und seine Frau. Ich weiß nicht, wie sie diese Verabredung getroffen hat, denn ich habe sie nicht einmal mit einem Handy in der Hand gesehen. Es ist, als hätte die Moderne für sie nie begonnen.

Zurück in ihrer Wohnung wirbelt Miss Erbin umher, legt klassische Musik auf und zieht sich um, während ich unser Festmahl vorbereite. Ich schnappe sie mir und küsse sie leidenschaftlich, aber sie scheint von etwas weniger Elementarem als Sex getrieben zu werden. Offenbar genießt sie es, das junge, verliebte Pärchen zu spielen, und hat nicht das Verlangen, meine Gigolo-Talente auszunutzen. Ich habe fast das Gefühl, dass sie durch und durch Ästhetin ist, sodass sogar der Sex Teil eines perfekt inszenierten Augenblicks sein muss und kein schweißtreibendes, primitives Verlangen sein darf. Letzte Nacht war der Himmel sternenübersät, Puccini erklang, und ich hatte ein Sonett von Shakespeare signiert – alle Voraussetzungen waren damit erfüllt. Nichts wäre langweiliger für sie als ein Nachmittagsquicki, während die Wachteleier kochen. Mir ist beides recht. Schmutziger Sex oder anspruchsvolle Fantasien – beides hat seine schönen Seiten und ist Teil meines Lebens.

Als die Gäste eintreffen, ist Miss Erbin ziemlich aufgeregt, dass sie einen gut aussehenden, jungen Dandy an ihrer Seite hat, um das Bild von ihrem Leben in der Boheme zu komplettieren. Ich bin gerührt, wie viel Wert sie auf Details gelegt hat, als sie sich diese ideale Existenz ausgedacht hat. Wir sitzen auf der Terrasse, der Maler raucht filterlose Zigaretten und philosophiert über die Rolle der Kunst bei der persönlichen Erlösung. Miss Erbin macht uns unterdessen Drinks. Als sie mit den fertigen Wodka Tonics heraustritt, in denen kleine Trinkhalme stecken und Eiswürfel in Form von Seepferdchen schwimmen, zaubert ihr Einfallsreichtum ein Lächeln auf mein Gesicht. Rochester behauptet, noch nie

Wodka aus einem Glas getrunken zu haben, weil er ihn immer gleich aus der Flasche trinkt, und ich sitze nun hier wie der kleine Lord Fauntleroy und lutsche Seepferdchen-Eiswürfel, die nach erstklassigem Wodka schmecken.

Wir vier genießen den Abend auf der Dachterrasse, essen Käse und Brot und lassen die Atmosphäre der Stadt auf uns wirken. Als sich die Dunkelheit über den Horizont legt, gehen in der Ferne die Lichter des Eiffelturms an. Miss Erbin kommt zu mir, setzt sich auf meinen Schoß, und wir küssen uns, halten Händchen und schauen in die Nacht.

Nachdem der Maler und seine Frau gegangen sind, sitzen wir noch ein Weilchen länger auf der Terrasse, aber ich spüre, dass unsere kleine Romanze sich dem Ende nähert. Der Tisch, auf dem unser Picknick wunderschön angerichtet war, ist jetzt ein Chaos aus Essensresten und leeren Gläsern – auf ihrem Gesicht liegt ein Blick der Verachtung. Ihr gefiel die Vorstellung, ein Pärchen zu spielen, das ein exquisites Mahl zubereitet, aber sie mag nicht, dass man danach zusammen aufräumen muss: Das passt nicht zu ihrem Traumbild. Schließlich ruft sie mir von einem klobigen, alten, schwarzen Telefon im Flur aus, dessen Kabel sich wie eine Ringelnatter auf dem Boden schlängelt, ein Taxi. Ich küsse sie zärtlich und sage nichts. Sie lächelt dankbar, weil ich ihr kleines Spiel bis zum Ende mitspiele. Ein Gigolo stellt schließlich niemals Fragen.

Als ich zurück zu meinem Hotel fahre, habe ich das Gefühl, aus einem romantischen Zwischenspiel aufzuwachen, aus einem Tagtraum der Unwirklichkeit. Ich kann ehrlich sagen, dass ich bisher noch nie jemanden wie Miss Erbin kennengelernt habe. Sie musste sich offenbar niemals in ihrem Leben um irgendetwas Sorgen machen und versteht überhaupt nichts von Geld. Der wirklichen Welt ist sie derartig entrückt, dass sie nicht einmal versteht, wie man Geld benutzen kann, um andere zu manipulieren.

Die meisten wohlhabenden Leute sind sich sehr wohl der Macht bewusst, die ihnen Geld über andere verleiht, aber Miss Erbin lebt in ihrer kleinen Fantasiewelt. Sie kann nicht mit der Realität umgehen; das würde sie umbringen. Ich schätze, sie wird einen großartigen reichen Mann heiraten, vielleicht einen Avantgarde-Künstler, wahrscheinlich einen Maler, der mit ihr in ihre Fantasiewelt abtaucht – sie werden die Fesseln des Alltags nie spüren, und nicht den Druck, Geld verdienen und ihren Lebensunterhalt bestreiten zu müssen.

Der Einblick in diese Welt macht mir klar, wie sehr ich mich doch von diesen Menschen unterscheide. Obwohl ich als Pianist, der zu einem Gigolo wurde, ein unkonventionelles Leben führe, könnte ich nie Teil dieser Welt werden, selbst wenn ich viel Geld hätte. Ich würde immer der Junge aus der Arbeiterklasse bleiben, nur eben einer, der sein Glück gemacht hat. Ich kann nicht anders und muss mir bei allem den Preis vor Augen halten. Vielleicht fühle ich mich deshalb so stark zu Charlotte hingezogen – bei ihr habe ich das Gefühl der Zusammengehörigkeit.

Aus irgendeinem Grund muss ich an Rochester denken, einen anderen Helden der Arbeiterklasse, der sich mit den Schönen und Reichen umgibt. In gewisser Weise spiegelt sein Leben meines wider und umgekehrt, deshalb sind wir auch so gegensätzlich – ich, der exklusive Dandy, und er, die Rock'n'Roll-Bestie. Im Inneren sind wir gleiche Personen. Wir haben uns nur verschiedene Fassaden zugelegt, um über die Runden zu kommen – wir beide leben in dem Bewusstsein, dass niemand den Menschen hinter dem Partylöwen kennenlernen möchte. Wir sind in dem Netz gefangen, das wir selbst gesponnen haben.

Ich denke an eine Unterhaltung, die wir vor ein paar Monaten geführt haben. Sie scheint unsere Unterschiede zusammenzufassen, aber betont auch unsere Gemeinsamkeiten. Ein paar Tage vor unserem Gespräch hatte ich ein Konzert eines überaus talentierten Pianisten besucht, der sein Leben der Musik verschrieben hat, so wie ich es nie geschafft habe. Nach einer langen, leidenschaftlichen Rede über die Nutzlosigkeit des Gigolo-Daseins – immer in den gleichen Clubs abhängen, mit zahllosen Frauen schlafen, die einen dann abservieren – wandte ich mich an Rochester und bat ihn um seine Meinung. Ich erwartete, dass wir uns aufgrund unserer gemeinsamen traurigen Lage verbrüdern würden. Stattdessen schenkte er uns noch ein Glas Champagner ein, zuckte mit den Schultern und sagte: »Ach, es könnte schlimmer sein. Wenigstens müssen wir nicht für unsere Drinks bezahlen.«

Das ist das Entscheidende, das, was uns verbindet. Ich versuche, mein Leben wie ein Märchen aussehen zu lassen, so wie Miss Erbin, aber Rochester hat keine Angst davor, auch die Schattenseiten zur Kenntnis zu nehmen und zuzugeben, dass es für einen Gigolo doch nur darum geht, dass er die Rechnung nicht bezahlen muss. So einfach ist das.

Am Tag nach meiner Rückkehr in London beschließe ich, meine Eltern zu besuchen. Nach meinem Abenteuer in Paris habe ich das Gefühl, dass mir etwas Bodenständigkeit guttun würde – und Mums Hausmannskost.

Ich stehe schon früh auf, damit ich rechtzeitig in Portsmouth ankomme, um eine Fähre zur Isle of Wight zu erwischen, die noch vor dem Mittag ankommt. Es ist einer dieser trostlosen Tage – nicht einmal ein romantischer Regenschauer ist in Sicht. Die Fähre hat keine Verspätung, und obwohl ich niemanden erkenne, kommen mir all die Gesichter vertraut vor. Während ich so dasitze, aufs Meer schaue und Tee trinke, habe ich wirklich das Gefühl, zurück in meine Kindheit zu fahren. Paris scheint Lichtjahre entfernt zu sein, wie die Erinnerung an ein wirklich gutes Buch, das ich gelesen habe. An Orten wie der Isle of Wight gehen die Uhren anders: Die Menschen interessieren sich nicht dafür, was irgendeine Erbin aus Paris anstellt; sie kümmern sich nur darum, was in ihrer Nachbarschaft passiert. Ich finde das seltsam beruhigend. Wie wenn man die Lokalzeitung liest und der Aufmacher auf der Titelseite beschäftigt sich damit, dass irgendwelche Vandalen eine Mauer eingerissen haben.

Das Witzige ist, dass ich kein großes Geheimnis aus meinem Leben machen muss, wenn ich nach Hause fahre. Als ich ankomme, fragt Mum mich, was ich in letzter Zeit so getrieben habe, und als ich antworte: »Ich war in Paris«, nickt sie enthusiastisch. Aber bevor ich ins Detail gehen muss, braucht sie wichtigere Informationen, zum Beispiel, was ich gern zum Mittag essen möchte. Einige Dinge ändern sich nie. Und jeder – sogar ein Gigolo – braucht eine Konstante in seinem Leben.

Mir wird klar, dass das Leben eines Gigolos gar kein so einsames ist, wie ich es manchmal empfinde, wenn man nur eine Familie hat, auf die man sich verlassen kann.

Kapitel 15

Eine Touristenattraktion

Ich liebe die Isle of Wight. Aber nach ein paar Tagen Aufenthalt an einem Ort, an dem wirklich rein gar nichts passiert, fällt mir wieder ein, dass ich in London, in der Unterwelt der Dandys, ja eigentlich ein privilegiertes Leben führe. Es ist leicht, unseren Geheimbund der sexuellen Abenteurer als selbstverständlich zu betrachten, aber wenn wir Gäste in unserem kleinen Sündenkreis begrüßen, merke ich immer wieder, wie weit wir vom Mainstream entfernt sind. Ich denke, es ist gut, dass es Menschen gibt, die sich, was Sex angeht, nicht der Norm unterwerfen. Ich übe aber auch keine Kritik an den Menschen, die sich verlieben und monogam leben, denn Gott weiß, dass ich mir manchmal wünschte, einer von ihnen zu sein – besonders, wenn es um Charlotte geht –, aber tief drinnen bin ich doch stolz darauf, am Unzucht treibenden Rande der Gesellschaft zu stehen, wo Frauen ihre Hüllen fallen lassen können, ohne auch gleichzeitig ihre Moral fallen lassen zu müssen.

Als Gigolo spüre ich den uralten Atem der tadelnden Gesellschaft im Nacken, obwohl ich ein Mann bin und sexuelle Ausschweifungen fast von mir erwartet werden. Wie muss es dann erst für eine Frau sein, die auf eine sexuelle Entdeckungsreise gehen möchte, ohne gleich die Moralapostel hinter sich zu haben?

Ich weiß, dass das sehr schwierig sein kann. Und darum stellt unsere dekadente Dandy-Welt eine willkommene Abwechslung zum unbarmherzigen Urteil einer grimmigen Gesellschaft dar, die schon an einem Blowjob ersticken könnte. Wer gern einen flotten Dreier oder einen One-Night-Stand mit Arschversohlen erleben möchte, ist bei einem Gigolo genau an der richtigen Adresse. Es gibt keine gegenseitigen Beschuldigungen am Morgen danach, und man wird nicht von der Jungfrau zur Hure.

Natürlich weiß ich auch, dass alles seine Zeit und seinen Platz hat (obwohl Doppelmoral nie angebracht sein sollte), und wir können nicht das ganze Leben lang nur dem sexuellen Vergnügen nachjagen – das erwartet nicht einmal ein Gigolo. Aber wir sollten es alle wenigstens einmal im Leben tun – Urlaub von der sexuellen Unterdrückung, wenn man so will.

Nachdem ich mich eine Woche lang auf der Isle of Wight erholt habe, erfrischt und ausgeruht bin, beschließe ich, mein Leben zu akzeptieren. Ich möchte Rochesters Beispiel folgen und die Dinge so sehen, wie sie sind, und glücklich damit sein.

Heute Abend, während ich in die funkelnden, verschmitzten Augen von Miss Schweden schaue, wird mir klar, dass wir Dandys eigentlich neben der Polizei, der Feuerwehr und dem Arzt der vierte Notdienst sind. Ein Notdienst, der gerufen wird, um eine extreme sexuelle Befreiung zu erfahren. Und ja, sogar die Schweden benötigen auf diesem Gebiet manchmal ein bisschen Hilfe. Wir Briten brauchen sie, weiß Gott, oft genug.

Rochesters Party für Dandys und Lebemänner findet dank beispielloser Nachfrage jetzt jede Woche statt. Trotz der großen Beliebtheit sind diese Partys immer noch ein Geheimtipp, der durch Mund-zu-Mund-Propagande weitergegeben wird. Deshalb überrascht es mich auch, dass Miss Schweden und ihre Freundinnen auf diesen Ort aufmerksam geworden sind. Abgesehen davon sind Schweden wirklich gut darin, Insidertipps ausfindig zu machen und sich hemmungslos ins Vergnügen zu stürzen. Miss Schweden ist fasziniert von der dekadenten und anrüchigen Atmosphäre – und möchte eindeutig auch ein Stück davon abhaben, und zwar schnell.

»Ich kann gar nicht glauben, dass es so etwas gibt«, flüstert sie mir ins Ohr, sich mit großen Augen umschauend. »Wo ich herkomme, gibt es das nicht.« Ihre Augen wandern umher, nehmen alles auf: die wunderschön gekleideten Frauen in ihren Korsetts, mit verschleierten Hüten, engen Bleistiftröcken und megahohen Schuhen und gut aussehende Männer, die wie verdorbene Adlige aus einer längst vergangenen Zeit gekleidet sind. Sie alle flirten, küssen sich und benehmen sich unanständig.

»Warum bist du hier?«, frage ich, während ich mit dem Finger unter ihren weichen blonden Haaren ihre Wirbelsäule entlanggleite.

»Urlaub. Ganz einfach.« Miss Schweden lächelt. »Uns war langweilig in Stockholm, und wir haben gehört, dass es in London gute Partys geben soll. Anscheinend stimmt das.«

»Was für eine Party schwebte euch denn da so vor?«, frage ich, obwohl ich bereits einen Verdacht habe.

»So, wie wir sie in Schweden nicht feiern könnten«, sagt sie geheimnisvoll lächelnd. Sie schnappt sich meine Hand und drückt sie, während sie gleichzeitig eine Augenbraue verführerisch nach oben zieht. »Hast du meine Freundinnen schon kennengelernt?«, fragt sie und wechselt damit das Thema, oder besser gesagt, sie bereitet die nächtlichen Aktivitäten vor.

Sie hat vier Freundinnen dabei. Eine ist groß und brünett, hat eine Stupsnase und volle Lippen. Das Mädchen neben ihr ist kleiner, sie hat große Brüste, einen schwarzen Bob und blaue Augen. Hinter den beiden versteckt sich eine kleine schüchterne Brünette, die etwas unbeholfen aussieht und über die Umgebung staunt. Die vierte Freundin hat einen blonden Pferdeschwanz und steht gerade an der Bar. Miss Schweden sieht typisch nordisch aus, sie hat blonde Haare, eine süße Nase und eine perfekte Pfirsichhaut – sie ist kaum geschminkt und von natürlicher Schönheit. Obwohl sie an das unschuldige Mädchen von nebenan erinnert, hat ihre Stimme einen überraschend heiseren, unanständigen Tonfall. Wir alle unterhalten uns, und der blonde Zopf von der Bar gesellt sich zu uns. Sie bringt ein Tablett voller Tequila-Gläser mit, und die Brünette, die sehr laut und extrovertiert ist, quietscht vor Vergnügen und kippt ihren Tequila hinunter, bevor wir anderen überhaupt ein Glas in der Hand haben.

Während wir alle einander vorgestellt werden, habe ich das Gefühl, dass wir viel Spaß miteinander haben werden. Sie hängen an meinen Lippen und bleiben immer in meiner Nähe. Sobald die Drinks alle sind, geht eine von ihnen an die Bar und besorgt eine neue Runde.

Ich erblicke Rochester durch die Menge, seine Krawatte sitzt locker, und sein Hemd ist fast bis zur Taille geöffnet. Er tanzt wie wild auf der Bar. »Wann wird diese Party je zu Ende gehen?«, denke ich, als ich mich an Miss Stripperins Rat erinnere, das Beste daraus zu machen.

»Es ist ein schönes Gefühl, anonym zu sein«, sagt Miss Schweden, kippt sich noch einen Tequila hinter, tanzt aufreizend und zieht ihr Oberteil so zurecht, dass ein wenig mehr von ihrem durchtrainierten Bauch zu sehen ist.

»Wie ist das denn in Schweden?«, frage ich und überlege, wie es dort wohl zugehen mag.

»Es ist ganz anders«, antwortet sie grinsend und schmiegt sich eng an mich. »Stockholm ist vielleicht im Vergleich zu anderen Orten in Schweden eine kosmopolitische Stadt, aber es besitzt immer noch diese Kleinstadtmentalität. Jeder kümmert sich darum, was die anderen machen. Wenn man sich mal daneben benimmt, reden die Leute noch sechs Monate später darüber.«

Wenn ich mir ihr Outfit so ansehe – ein typisch gutbürgerlicher Aufzug aus hellen Schlagjeans, spitzen Schuhen und Kaschmirpullover –, ist es offensichtlich, dass die Mädchen reiche, gepflegte Prinzessinnen aus den Vororten sind. Wahrscheinlich sind sie hier, um auf den Putz zu hauen und ein paar Wochen gegen ihre schwedischen Wurzeln zu rebellieren, bevor sie nach Hause fahren und ihr ruhiges Leben wieder aufnehmen. Ich bin sehr gern ihr vorübergehender Reisebegleiter und zeige ihnen all die nicht jugendfreien Sehenswürdigkeiten.

»Ich will ja nicht mit der Tür ins Haus fallen«, sagt Miss Schweden plötzlich, »aber warum fahren wir nicht alle in unser Hotel? Es war lustig, zu trinken und zu tanzen, aber ich denke, jetzt brauchen wir ein bisschen Spaß, für den man in der Öffentlichkeit verhaftet werden würde.«

»Sei so direkt, wie du willst«, sage ich lachend. »Ich mag Direktheit – das ist meine Spezialität. Ich finde, das ist eine brillante Idee – verlegen wir die Party und verschärfen wir sie etwas. Sind die anderen Mädels auch dafür?«, frage ich, denn ich weiß nicht, ob Miss Schweden die Planung der Nacht übernommen hat, ohne es mit den anderen vorher abzuklären.

»Wir haben darüber schon Wochen vor dem Urlaub gesprochen«, gibt sie zu. »Wir wollen die Sau rauslassen und *alles* machen, was wir noch nie probiert haben. Das ist eine einmalige Gelegenheit für uns, und wir wollen das Beste daraus machen.«

»Okay, dann los«, sage ich und nehme die Brünette an die Hand.

Sie sieht mich anzüglich an und fragt Miss Schweden: »Es ist also alles arrangiert?«

Die Einzige, die ein wenig zögerlich wirkt, ist die kleine Brünette, die, wie sich herausstellt, nüchtern ist, weil sie fahren muss. Ich lächle sie freundlich an, und sie lächelt schüchtern zurück, schaut dann aber weg und errötet.

Wir steigen ins Auto, ein Audi-Cabrio, und Miss Schweden bittet die kleine Brünette, das Verdeck zu öffnen. Die kühle Londoner Luft strömt in den Wagen, und am wolkenlosen Himmel leuchten die Sterne – ein seltener Anblick in der Hauptstadt Englands. Trotz des Temperaturabfalls scheinen die Mädels immer heißer zu werden. Die große Brünette, die auf dem Beifahrersitz Platz genommen hat, schaltet das Radio ein. Housemusic tönt aus den Lautsprechern. Plötzlich beginnen die Mädchen, sich gegenseitig anzüglich über die Haare und die Haut zu streichen. Sie machen sich gegenseitig Komplimente, wie weich sie sich anfühlen, und dann wenden sie sich mir zu. Ich sitze zwischen zwei Mädels und habe eine Dritte auf dem Schoß. Sie küssen mich abwechselnd leidenschaftlich und geben einander provokative Zungenküsse, bis wir alle in einen flotten Vierer verwickelt sind.

»Ich will auch mitmachen«, sagt die Brünette auf dem Beifahrersitz verdrießlich, und das Mädchen auf meinem Schoß beugt sich nach vorn, um ihr einen Zungenkuss zu geben. Dann zieht sie mich heran, damit ich mitmache. Die kleine Brünette ist von all dem dermaßen schockiert, dass sie sich immer wieder nach hinten umdreht, bis wir auf der falschen Spur an eine Ampel heranfahren.

»Pass auf, wo du hinfährst!«, schreien die Mädchen lachend. Dann machen sie mit ihrem Marathonpetting weiter.

Der Fahrer in dem Auto neben uns hupt, und ich hebe meine Arme gespielt hilflos und forme ein »Sorry« mit den Lippen. Er schüttelt den Kopf und lacht. Ich kann von seinen Lippen ablesen, dass er »Glückspilz« murmelt, dann fährt er davon.

Wir kommen an dem vornehmen, aber gesichtslosen Hotel in der Nähe der Themse an und steigen in den Lift. Wir lachen, halten uns an den Händen oder legen die Arme umeinander. Es ist einer dieser großen, anonymen Kästen, in denen es niemanden kümmert, was die Gäste so treiben. Müde osteuropäische Angestellte gehen ihren eigenen Geschäften nach und schauen zu Boden, als ob ihnen der Ruf ihres Arbeitgebers egal ist, solange sie ihr Geld und keinen Ärger bekommen. Ein Ort wie dieser ist perfekt für ein sexuelles Abenteuer – nicht schäbig, aber auch nicht so vornehm, dass die Leidenschaft gezügelt werden muss, weil man Angst hat, das Ansehen zu beschmutzen.

Wir begeben uns in Miss Schwedens Zimmer, das sie sich mit der großen Brünetten teilt. Sie sind offensichtlich die Anführerinnen. Die Blondine mit dem Pferdeschwanz stellt im Radio den gleichen Sender ein, den wir auch im Auto gehört haben, während Miss Schweden die Minibar ausräumt.

Die Atmosphäre ist laut, chaotisch und ungezwungen. Wir tanzen, trinken Wein und Wodka aus der Flasche, bis ich mich aufs Bett fallen lasse. Ich vermute, dass diese Mädchen noch nie Gruppensex hatten – schließlich arbeitet die Blondine mit dem Pferdeschwanz in einer Bank!

Sie wissen wahrscheinlich nichts von der besonderen Dynamik, die sich bei so einem Unternehmen entwickelt. Sex mit einer Person oder auch ein flotter Dreier sind etwas ganz anderes, als mit vier oder mehr Menschen zu schlafen. Es gibt dabei so viel mehr Persönlichkeiten, um die man sich kümmern muss, und in unserem Fall – ein Mann und fünf Frauen – so viel mehr Körperöffnungen, die versorgt werden wollen. Der Trick besteht darin, mit allen zur Verfügung stehenden Körperteilen kreativ umzugehen, sodass immerzu jeder beschäftigt ist. Sobald jemand nicht mehr am Geschehen beteiligt ist, und sei es auch nur für ein paar Minuten, macht sich Unsicherheit breit. Eine solche Orgie ist fast wie ein Tanz und erfordert eine fachkundige Choreografie und Koordination.

»Soll ich der Mannschaftskapitän sein?«, frage ich, um die Sache ins Rollen zu bringen und den sich entfaltenden Ereignissen eine Richtung zu geben. Für mich ist eine Orgie fast wie das

Komponieren eines Musikstücks. Ich achte darauf, dass alles zusammenpasst und die Harmonie stimmt.

»Ja!«, rufen sie alle gleichzeitig, begeistert, dass ich das Heft in die Hand nehme.

Ich merke, dass die schüchterne kleine Brünette im Hintergrund bleibt und aussieht, als würde sie sich unwohl fühlen. Ich möchte nicht, dass sie etwas tut, was ihr unangenehm ist. Auf dem Schreibtisch liegt eine Videokamera, also sage ich zu ihr: »Wir brauchen jemanden, der uns filmt. Schließlich bringt es doch nichts, Abenteuer im Urlaub zu erleben, wenn man diese nicht für die Nachwelt festhält. Würde es dir etwas ausmachen, heute mal die Kamerafrau zu spielen?«

»Nein, überhaupt nicht«, antwortet sie und strahlt plötzlich übers ganze Gesicht.

Wie ich vermutet habe, möchte sie gern zusehen und auch irgendwie etwas dazu beitragen, aber sie ist noch nicht so weit, wirklich mitzumachen. Auf diese Weise kann sie ihren Spaß haben, zusehen und filmen, ohne etwas tun zu müssen, das ihr zu weit geht.

»Und jetzt zu euch. Ich möchte, dass ihr euch gegenseitig auszieht«, leite ich die anderen an, während ich mich zurücklehne und meinen Wein trinke.

Sie fangen sofort damit an, als ob sie Weihnachtsgeschenke auspacken würden.

»Jetzt küsse sie und streichle sie gleichzeitig«, sage ich zu Miss Schweden und deute auf die große Brünette.

Sie fangen an, sich zu küssen, ihre Hände wandern zuerst zu den Brüsten der jeweils anderen, bevor sie tiefer gehen, sich gegenseitig befingern, im Rhythmus der Schläge ihrer Zungen. Während sie das tun, wende ich mich dem Mädchen mit dem schwarzen Bob zu und küsse und streichle sie. Nach einer Weile lasse ich sie die Plätze tauschen, sodass ich jetzt Miss Schweden befummle und die große Brünette mit dem schwarzhaarigen Mädchen intim wird. Als ich glaube, dass alle genug aufgeheizt sind, bitte ich Miss Schweden, die bis auf ihre hochhackigen Stiefel völlig nackt ist, auf alle viere zu gehen. Dann sage ich der großen Brünetten, sie soll sich unter ihre Freundin legen, und zeige ihr, wie sie am besten an Miss Schwedens Klitoris kommt. Der Blondine mit dem Pferdeschwanz schlage ich vor, sich vor die große Brünette zu knien, um sie oral zu befriedigen, während diese sich wiederum an Miss Schweden zu schaffen macht. Als alle an ihrem Platz sind, wie in einer perversen Runde Twister, nehme ich meine Position ein, um von hinten in Miss Schweden einzudringen. Ich bitte das schwarzhaarige Mädchen, an meine Seite zu kommen, sodass wir uns küssen und ich sie mit meinen Händen befriedigen und ihre unglaublichen Brüste streicheln kann, die sie von dem schwarzen Spitzen-BH befreit hat. Nach zehn Minuten überraschender Synchronität – normalerweise dauert es eine Weile, bis Neulinge den Dreh raushaben – bewegen wir uns alle gemeinsam, eine sich windende Masse aus Gestöhne, Seufzern und atemlosem Flehen. Ich sehe mich um und zwinkere der schüchternen, kleinen Brünetten zu, die jede unserer Bewegungen filmt. Ihre Wangen sind gerötet, und ihre Bluse ist aufgeknöpft.

Jetzt flüstere ich den Mädchen zu, dass es an der Zeit ist, die Positionen zu wechseln. Die Schwarzhaarige geht auf alle viere, Miss Schweden kommt für ein bisschen Petting an meine Seite, und die große Brünette und die Blondine mit dem Pferdeschwanz nehmen ihre Plätze als Botschafterinnen des Oralsex ein. Als ich anfange, in das schwarzhaarige Mädchen zu stoßen, streifen ihre Nippel dank der Größe ihrer Brüste, die vor und zurück schwingen, sanft über die Hände der Blondine, die unter ihr liegt. Die Kombination von mir in ihr und der Zunge der Blondine an ihrer Klitoris sowie deren Hände an ihren Nippeln versetzt das schwarzhaarige Mädchen in Ekstase. Ihr Stöhnen wird obszön laut. All die anderen Mädchen fangen an, sie zu ermuntern, sagen ihren Namen und bitten sie, für die anderen zu kommen, wie in einer Schwesternschaft sexueller Hemmungslosigkeit. Als sie ihren Höhepunkt erreicht, ist sie so laut, dass sich ihr Stöhnen, gemischt mit den rasenden Beats der lauten Housemusic, fast wie ein indianisches Ritual anhört.

Danach brechen wir alle zusammen, machen eine wohlverdiente Pause, um uns zu erfrischen und auf die nächste Runde vorzubereiten.

»Hast du alles auf Video?«, fragt Miss Schweden die kleine Brünette aufgeregt, während sie eine Flasche Wein öffnet und uns allen ein Glas einschenkt. Orgien machen durstig, das ist mal sicher.

Sie nickt schüchtern, beißt sich auf die Unterlippe, um ihre sexuelle Anspannung zu unterdrücken, und greift mit großen, sehnsüchtigen Augen nach einem Glas Wein. Ich lächle sie herzlich an, um ihr zu zeigen, dass sie hier sicher ist und so weit gehen kann, wie sie gern möchte.

Zehn Minuten später, nachdem wir noch mehr Alkohol getrunken haben, ist die Atmosphäre wieder sexuell aufgeladen. Miss Schweden küsst das schwarzhaarige Mädchen spontan und spielt mit deren Brüsten, während sie sich umarmen.

»Versuchen wir einen Treibhausorgasmus«, schlage ich vor. Ich setze mich in die Mitte des Bettes, und die kleine Brünette nimmt ihre Kameraposition auf dem dunkelroten Sessel gegenüber ein.

»Was ist das?«, fragt die große Brünette begierig.

»Okay, ihr werdet abwechselnd im Mittelpunkt stehen, und alle anderen konzentrieren sich auf euch. Du kannst die Erste sein«, sage ich. Ich führe sie in die Mitte des Bettes und positioniere die anderen um sie herum.

Gemeinsam fangen wir an, die verschiedenen Bereiche ihres Körpers zu streicheln, wobei wir uns besonders um die wichtigsten Körperteile kümmern. Ich flüstere ihr schmutzige Worte ins Ohr, während ich ihre Brüste streichle, und die anderen drei Mädels berühren sie abwechselnd. Innerhalb weniger Minuten ist sie von ihrer Lust überwältigt. Auf dem Höhepunkt spreizen zwei der Mädchen ihre Beine, und ich wende meine spezielle Oraltechnik an. Als sie kommt, schmeicheln ihr die anderen, entschlossen, ihr den intensivsten Orgasmus ihres Lebens zu bereiten. Sie sagen ihr, wie sexy sie sei und dass sie sich völlig fallen lassen solle. Als sie fertig ist, tauscht sie mit einer anderen den Platz, sodass die nächste Teilnehmerin sich verwöhnen lassen kann.

Für unser Finale liege ich auf dem Rücken auf dem Bett, und Miss Schweden reitet mich, während ich zwei andere mit den Händen befriedige. Dann nimmt die große Brünette den Platz auf mir ein. Als das schwarzhaarige Mädchen dran ist, ist sie dermaßen erregt, dass sie nach ihrem Höhepunkt, als ich mir schließlich auch erlaubt habe zu kommen, immer noch mehr will – offensichtlich ist sie multiorgasmisch. Sie lächelt mich verschmitzt an, steigt von mir runter und gleitet mein Bein entlang nach unten, wobei sie mir weiter anzüglich in die Augen schaut. Ich weiß nicht, was sie vorhat, aber ich lächle zurück. Und dann schiebt sie meinen großen Zeh in sich. Sie schließt die Augen und beginnt, sich auf und ab zu bewegen, sie berührt ihre Klitoris und stöhnt erregt. Ich höre, dass die anderen Mädchen geschockt nach Luft schnappen und dann anfangen zu kichern. Sie ist ganz selbstvergessen, konzentriert sich darauf, meinen großen Zeh wie ein kompaktes Sexspielzeug zu reiten. Als sie kommt, jubeln die anderen und umarmen sie, sagen ihr, wie unanständig sie war. Sie lächelt zufrieden und zuckt mit den Schultern. Ich lache und gebe ihr einen dicken Kuss, während ich sage, dass das mal etwas anderes war.

Wir strecken uns alle auf dem Bett aus, sind erfüllt und erschöpft. Die Minibar ist fast leer, und die kleine Brünette, die immer noch errötet ist, schlägt vor, Nachschub aus ihrem Zimmer zu holen. Dann fragt sie zögerlich, ob ich sie begleiten würde. Natürlich komme ich ihrer Bitte nach.

Wir unterhalten uns, während wir den Flur entlanggehen, aber ich verstehe kaum, was sie sagt, weil sie schüchtern auf den Boden schaut. Sobald wir in ihrem Zimmer sind und die Tür hinter uns geschlossen haben, wirft sie sich auf mich wie eine Besessene. Ich versuche, sie zu beruhigen, während ich sie ausziehe. Sie ist bereits unheimlich erregt, und es scheint, als wären die Geschehnisse des Abends ein einziges großes Vorspiel für sie gewesen.

»Tut mir leid, dass ich nicht bei den anderen mitmachen konnte – ich bin einfach zu schüchtern«, sagt sie zwischen zwei aufgeregten Küssen. Ihre Hände greifen ungestüm nach mir.

»Du musst nichts erklären und brauchst dich nicht zu entschuldigen«, versichere ich ihr und schiebe sie rückwärts zum Bett. »Du hast eine Privatnummer verdient für die harte Arbeit als Kamerafrau.«

Sie ist bereits dermaßen erregt, dass sie innerhalb weniger Minuten heftig kommt, nachdem ich in sie eingedrungen bin. Als sie sich langsam davon erholt, befriedige ich sie sanfter mit dem Mund, sodass sie in ihrer Lust verweilen und sie ordentlich genießen kann. Kurz vor ihrem zweiten Orgasmus dreht sie sich um. Sie liegt jetzt auf dem Bauch, sieht über ihre Schulter und sagt, dass sie gern Analsex hätte. Stille Wasser sind tief, denke ich bei mir.

Als wir wieder das andere Hotelzimmer betreten, ihre Kleider unordentlich, ein paar Flaschen Wein in den Händen, quietschen die anderen Mädchen und umarmen sie, während sie breit grinst. »Ich bin ein bisschen schüchtern, aber am Ende habe ich es geschafft«, sagt sie lachend.

Ich lächle geheimnisvoll, denn ich musste ihr versprechen, unser unanständiges Finale für mich zu behalten.

Eine Stunde später sind wir alle Arm in Arm auf dem Bett eingeschlafen.

Am nächsten Morgen sind alle k.o., aber guter Laune – und ein wenig verlegen wegen der vergangenen Nacht.

»Ich kann nicht glauben, was wir getan haben«, sagt Miss Schweden schockiert, aber auch ein wenig stolz. »Davon können wir zu Hause *nie* jemandem etwas erzählen«, sagt die große Brünette und lacht.

»Was auf Tour passiert, bleibt auf Tour«, scherze ich und rufe den Zimmerservice an, damit er uns Frühstück und eine Flasche Champagner bringt. »Wir müssen feiern – und unseren Schweigepakt besiegeln.«

Die Mädchen haben nur Unterwäsche an, und ich bin immer noch nackt, habe nur ein weißes Laken um mich gewickelt. Das Sonnenlicht dringt langsam durch die Lamellen der Jalousien. Irgendwie habe ich das Gefühl, dass wir am Ende einer Reise ankommen, aber noch nicht ganz bereit sind, wieder in die wahre Welt zu treten.

»Ich würde nicht im Traum daran denken, so was mit meinem Freund zu machen«, sagt Miss Schweden und sieht mich nachdenklich an.

Alle anderen nicken zustimmend.

»Warum?«, frage ich, schüttle mein Kissen auf und lehne mich zurück.

»Er ist ein netter Junge aus gutem Hause, und er denkt, ich sei ein nettes Mädchen aus gutem Hause – was ich auch bin. Nur manchmal bin ich davon gelangweilt, ein ›nettes‹ Mädchen zu sein, und will etwas Wildes machen. Er würde das nicht verstehen. Und ich würde auch nicht *wollen*, dass er es versteht. Das würde unsere Beziehung irgendwie kaputt machen. Schließlich könnte ich keine Beziehung mit einem Gigolo wie dir führen, der sexuell so erfahren ist.«

»Oh, ich verstehe«, sage ich neckend. »Er ist der nette Junge, den du heiraten wirst, und ich bin die Schlampe, mit der du verrückten Sex haben kannst.«

»Ja«, stimmt sie mir mit einem breiten Grinsen zu. »Einen Gigolo hat man zum Vergnügen, nicht zum Freund!«

»Ich will versuchen, mich jetzt nicht zu benutzt zu fühlen«, scherze ich. »Ich gebe zu, dass ich nicht gerade der Typ zum Heiraten bin, obwohl eine gute Hochzeitsnacht garantiert wäre.«

Die Mädchen lachen, fallen dann über mich her und kitzeln und kneifen mich.

Schließlich ziehe ich mich an und verabschiede mich. Sie bedanken sich bei mir für eine Nacht, die sie so schnell nicht vergessen werden. »Das Vergnügen war ganz auf meiner Seite«, sage ich und küsse jede Einzelne, bevor ich verschwinde.

Ich verlasse das Hotel und trete in den klaren Tag hinaus. Mein Kater zerrt an meinen Nerven, und ich denke an Miss Schwedens Aussage, dass ich als Freund nicht geeignet sei. Ich weiß, dass sie recht hat, aber seltsamerweise ärgert mich das. Ich kann nicht anders und frage mich, wie es wohl wäre, ein Mann zu sein, mit dem Frauen ihr Leben verbringen wollen, statt der Gigolo, mit dem sie ihre Fantasien ausleben. Dann kommt es mir plötzlich in den Sinn: Bei Charlotte könnte ich dieser Mann sein.

Na ja, Voraussetzung wäre, dass ich meine gesamte Vergangenheit »löschen« würde.

Die Geschiedene schmeißt nächste Woche eine Party, um ihre Verlobung mit Johan zu feiern, und wir sind alle eingeladen – wieder »mit Partner«. Vielleicht sollte ich Charlotte mitnehmen. Bevor ich meine Meinung ändern kann oder mir Tausende Gründe einfallen, warum das nicht funktionieren würde, wähle ich mit meinem Handy ihre Nummer.

»Hey, wie geht's?«, sagt sie am Telefon. Sie klingt ein wenig überrascht.

»Wirklich gut«, antworte ich. Ausnahmsweise einmal bin ich ratlos, was ich sagen soll. Also mache ich stumpfsinnigen Small Talk, der mein Gigolo-Alter-Ego beschämen würde. »Was ist bei dir so los?«, frage ich, während ich versuche, allen Mut zusammenzunehmen, um sie zur Verlobungsfeier einzuladen.

»Nicht viel. Ich arbeite meistens im Café«, erzählt sie mir, und dann fügt sie hinzu: »Gestern Abend war ich in der Jazzbar. War richtig toll.«

Ohne nachzudenken, frage ich, mit wem sie dort war. Ich schätze, mit irgendeinem Jazzmusiker.

»Ach, mit diesem Typen, mit dem ich seit Kurzem ausgehe«, antwortet sie, fast schüchtern. »Ich habe ihn im Café kennengelernt, und wir haben uns ein paarmal getroffen ...« Sie verstummt. Ich bin fassungslos und weiß nicht, was ich sagen soll. Ich war ein typisch egoistischer Mann und habe die ganze Zeit nur über mein eigenes Dilemma nachgedacht, und nie bin ich auf die Idee gekommen, dass sie inzwischen jemand anderen kennenlernen könnte.

»Das ist toll«, sage ich gezwungen enthusiastisch. »Wirklich toll. Schön, dass er auch Jazz mag.« Ich merke, dass ich unwürdig herumstammel. Wenn ich doch nur in meine Gigolo-Persönlichkeit schlüpfen könnte, dann wäre alles okay. Dann könnte ich alles hinter einer Maske verstecken. Aber unter diesen Umständen kann ich das nicht, und ich quäle mich. »Okay, ich wollte nur mal hallo sagen. Wir sehen uns dann irgendwann im Café«, sage ich und fühle mich wieder wie ein sprachloser, verklemmter Teenager – so habe ich mich seit Jahren nicht gefühlt.

»Ja, bis dann ... irgendwann«, antwortet sie. Offensichtlich hat sie mein Anruf etwas verwirrt.

Als ich auflege, denke ich, dass man erst merkt, wie sehr man jemanden begehrt, wenn man ihn nicht mehr haben kann. Ich befürchte langsam, dass ich mein Leben für immer in einem goldenen

Käfig verbringen werde – in dem kein Platz für zwei ist. Was okay wäre, wenn ich keine Gefühle für Charlotte hätte. Aber was kann ich schon tun, jetzt, da sie jemand anderen kennengelernt hat?

Daddys Liebling ist auf einer Geschäftsreise, also rufe ich stattdessen Miss Stripperin an und lade sie zur Verlobungsfeier ein. Schließlich müssen wir Profis doch zusammenhalten.

Kapitel 16

Wo Gigolos hingehen, um zu sterben

Das ist wieder mal einer dieser Tage. Zuerst habe ich keine Lust aufzustehen. Und als ich es endlich geschafft habe, mich aus dem Bett zu erheben, lasse ich mich aufs Sofa fallen. Ich habe keinen Antrieb, das Haus zu verlassen. Das Geschäft läuft zwar nicht schleppend, aber ich sende momentan nicht diese speziellen Gigolo-Signale aus, für die Klientinnen empfänglich sind. In gewisser Weise sind Berufe wie meiner der verlängerte Arm des Showbusiness – alles ist Schall und Rauch. Wir alle sind Künstler, die ein Image verkörpern, die ein sexuelles Ideal an Menschen verkaufen, die wahrscheinlich unter einer Überdosis Realität leiden. Aber was passiert, wenn die Realität einmal auch für *uns* eine Nachricht hat, die wir nicht ignorieren können? Auch wenn wir das gern wollten ...

Niemand wünscht sich einen deprimierten Gigolo. Das ist fast noch schlimmer als ein weinender Clown. Keiner möchte Tränen über deine Wangen rollen sehen, denn alle sind doch nur an dem interessiert, was in deiner Hose steckt. »The Show must go on« heißt es im Showbiz, also macht man weiter und überspielt Probleme mit einem Lächeln. Und ich denke, genau das ist mein Problem: Ich kann nicht mehr unterscheiden, was echt ist und was nicht. Die einzigen Konstanten in meinem verrückten Leben sind die Musik und Charlotte. Doch eigentlich ist es nur die Musik. Denn Charlotte ist für mich real, aber ich fühle mich vor ihr wie ein Hochstapler, und wenn sie die Wahrheit über mich wüsste, würde sie vielleicht nie wieder mit mir reden.

In dieser Branche lässt sich schwer eindeutig feststellen, was gespielt ist – *richtig* gespielt. Heute Morgen in meinem Bett, auf dem Nachttisch neben mir ein starker schwarzer Kaffee, dessen Dampf sich in der kalten Luft meines Schlafzimmers verbreitete, versuchte ich, die Frauen zu zählen, mit denen ich bisher geschlafen habe. Bei einhundert habe ich aufgehört, mich an die Namen zu erinnern. Bei fünfhundert habe ich dann ganz aufgehört zu zählen. Ich schäme mich nicht wegen dieser großen Zahl. Aber sie brachte mich dazu, über das Wesen dieser zahlreichen sexuellen Erfahrungen nachzudenken. Ich bin immer auf die Traumvorstellungen der Frauen eingegangen und war ihnen stets ein galanter, charmanter, aufmerksamer, attraktiver Partner. Aber kann es einen solchen Mann in der Realität überhaupt geben, außerhalb dieser Gigolo-Welt? Wahrscheinlich nicht. Ich habe keiner Frau, mit der ich je zusammen war, etwas vorgespielt. Ich habe ihre Gesellschaft *aufrichtig* genossen, ich hatte gern Sex mit ihnen, meine charmante Art war echt, und meine Komplimente kamen von Herzen. Aber könnte ich all das in einer langfristigen Beziehung aufrechterhalten? Höchstwahrscheinlich nicht. Auf gewisse Weise ist es also doch nicht echt – oder vermutlich einfach nicht die ganze Wahrheit.

Beziehungen sind wahrscheinlich nur dann perfekt, wenn sie auf kurze Zeit begrenzt sind. Aber vielleicht sehnt sich das menschliche Herz *eigentlich* sogar nach Unvollkommenheit: nach einem launischen, unsicheren, bedürftigen Menschen, den man langfristig bei sich hat, trotz aller Fehler und Mängel. Meine kunstvoll entwickelte Gigolo-Persönlichkeit ähnelt liebestollen Flitterwochen, aber eigentlich kommt es doch auf die Ehe danach an. Wie Miss Schweden mir erklärt hat, bin ich für diese Art Beziehungen nicht einmal im Rennen. Wenn ich es wäre, dann wäre ich kein Gigolo. Natürlich wäre ich immer noch ich, aber nicht der Mann, der ich momentan bin, sondern ein neuer Golden.

Ich schaue mir Johan an, dessen Wiedergeburt vor meinen Augen vor sich geht. Äußerlich ist er immer noch der Supermodel-Playboy, dem die Frauen zu Füßen lagen, die viel dafür bezahlt hätten, nur ein Stück seiner perfekten DNA zu bekommen, aber trotzdem ist er jetzt ein ganz neuer Mann. Er ist Heimwerker. Er geht in den Supermarkt einkaufen. Er bleibt zu Hause und genießt das sogar. Es ist, als hätte er eine Pappfigur seines früheren Ichs zusammengefaltet und weggepackt und sich entschlossen, sein wahres Ich zu zeigen. Sein gutes Aussehen wird zwangsläufig vergehen, und dann ist seine Persönlichkeit alles, was übrig bleibt. Liebt ihn seine zukünftige Frau wirklich so, wie er ist? Das wird sich noch zeigen, aber immerhin ist es ein guter Anfang. Sie hätte ihn abschleppen, mit ihm spielen und ihn wieder abschieben können, wenn er ihr lästig geworden wäre, aber sie hat sich anders entschieden. Sie wohnen und leben zusammen. Sie sind keine isolierten Individuen mehr, die die ihnen bestimmte Rolle spielen – sie sind zusammen und haben jetzt das große Ganze im Blick. Ich dagegen habe immer noch das Gefühl, ein Schnappschuss zu sein, ein kurzes Zwischenspiel, das man genießt und dann hinter sich zurücklässt.

Ich möchte mich ganz und gar nicht als Opfer hinstellen. Dazu habe ich zu viel Spaß, ich führe ein Luxusleben, das ich mir allein nicht leisten könnte, und habe unkomplizierten Sex mit wunderschönen Frauen. Ich habe mir dieses Leben ausgesucht, und meistens finde ich es toll. Ich bereue nichts, aber immer öfter frage ich mich, wie es wohl weitergeht.

Ich werde mir noch eine Tasse starken Kaffee kochen und hoffe, dass dieser mich aus meiner missmutigen Selbstreflexion reißt. Auf dem Weg zur Küche erhasche ich im Flur einen Blick auf mein Spiegelbild: Ich sehe *älter* aus. Natürlich bin ich nicht alt – ich bin noch keine dreißig, aber die Spuren der Zeit – für andere noch nicht sichtbar – kann ich bereits in meinem Gesicht erkennen, und ich befürchte, eines Tages werden das alle wahrnehmen. Dieselben Zeichen kann ich in all unseren Gesichtern feststellen: bei Rochester, Johan, Valentino, Byron. Als ob bei uns allen die Seifenblase, in der momentan die Zeit stillzustehen scheint, eines Tages zerplatzen wird und wir alle auf den Boden der Tatsachen fallen werden. Draußen scheint eine grelle Sonne, sie strahlt die verblassenden grünen Blätter an, die sich noch an die Äste der Bäume klammern, während andere, verwelkt und braun, sich bereits dem Herbst ergeben und sanft nach unten fallen, im Wind vor und zurück segeln, bis sie schließlich auf der Erde landen, auf dem Teppich aus verwelkten Blättern, die bereits zertrampelt am Boden liegen.

Ich lehne mich gegen die Anrichte und starre aus dem Fenster, fasziniert vom Spiel der Natur. Inspiriert setze ich mich an mein schäbiges Piano und fange an zu spielen. Ich improvisiere, gebe mich meiner Stimmung hin, ich übertrage meine Verwirrung und das Gefühl, dass sich mein Leben im Kreis dreht und ich keinen Einfluss darauf habe, auf die Musik. Sie gibt allem einen Sinn, aber nur, solange ich spiele. Und ich kann wohl kaum auf meinem Klavierhocker in den Sonnenuntergang reiten, als ob dieser ein musikalischer Triumphwagen wäre. Oder vielleicht doch?

Das piepende Handy unterbricht meinen Gedankengang. Es ist Miss Stripperin. Ihr Timing ist perfekt, sie fragt, ob ich mit ihr Mittag essen gehen würde. Die Beschäftigung mit ihrer spirituellen Seite scheint sich auszuzahlen – sie scheint mein Bedürfnis nach Gesellschaft gespürt zu haben. Mir fällt ein, dass ich Miss Stripperin noch nie bei Tageslicht gesehen habe, geschweige denn bei einem gemütlichen Mittagessen am Stadtrand. Genau das spiegelt meine Gedanken wider. Ich habe Angst, unsere sorgfältig aufgebaute Beziehung würde auseinanderbrechen, wenn das Tageslicht das wahre Leben zum Vorschein bringt.

»Perfekt. Bis in einer Stunde«, schreibe ich zurück. Ich schnappe mir ein Handtuch und will unter die Dusche springen. Wenigstens muss ich ja glaubwürdig aussehen. Niemand kann mit *so viel* Realität umgehen.

Eine Stunde später laufe ich durch die Straßen eines gutbürgerlichen Vorortes. Alte Damen wirtschaften in verwilderten Gärten herum, Handwerker renovieren neuerworbene Familienhäuser, und in den Gärten entdecke ich grüngelbe Schilder mit den Aufschriften »Verkauft« oder »Zu verkaufen« – das einzige Zeichen, dass es auch hier Veränderungen gibt. Der Himmel ist strahlend blau, die Luft dünn und schneidend. Ich atme tief durch und gehe an einer jungen Mutter vorbei, die sich an der Haustür mit ihrem Kinderwagen abmüht, ihre mattbraunen Haare verbergen ihr Gesicht.

»Kann ich Ihnen helfen?«, frage ich wie ein barmherziger Samariter und lächle sie freundlich an.

»Das wäre toll, danke«, antwortet sie und streicht sich erschöpft den Pony aus dem Gesicht.

Während wir gemeinsam den Kinderwagen die Treppe runtertragen, denke ich, dass ein unbeteiligter Beobachter uns für eine ganz normale Familie halten müsste. Wer würde ahnen, dass ich eigentlich ein Eindringling bin, ein Gigolo mit einem hedonistischen und luxuriösen Leben? Wieder geht es nur um den äußeren Schein. Die Dinge sind nie so, wie sie scheinen.

Ich komme pünktlich zur verabredeten Zeit im Restaurant an – ein Gigolo darf niemals unpünktlich sein und eine Lady warten lassen (außer natürlich, wenn sie das so möchte). Im Restaurant ist es auf gemütliche Weise dämmrig, und ich schaue mich nach Miss Stripperin um. Ich entdecke sie nicht und nehme an, dass sie noch nicht hier ist. Dann fällt mir ein, dass ich sie ohne ihren funkelnden Tanga vielleicht gar nicht erkenne. Im hinteren Teil sitzt eine Frau allein an einem Tisch. Ich sehe nur ihre weinrote Strickjacke und ihren blonden Hinterkopf. Sie gleicht den schicken Müttern, die hier sitzen, ihre Kinder mit Plastiklöffeln füttern und sich bei einer Tasse Tee unterhalten. Könnte das Miss Stripperin sein? Gerade als ich den Gedanken verwerfe, dreht sie sich um, lächelt mich an und winkt mir zu – *sie ist es*. Irgendwie sieht sie jünger aus und frischer, so ohne Make-up und ihr winziges, glitzerndes Kostüm. Natürlich ist sie nicht so offen sexy und auffallend, aber *echter* – als hätte ich bisher nur ihren Schatten kennengelernt.

Sie steht auf und begrüßt mich, indem sie mich ganz fest umarmt. »Ich weiß nicht, warum, aber ich hatte das Gefühl, dass ich dich heute sehen muss«, sagt sie zu mir. Dann fügt sie hinzu: »Und ich folge immer meinem Bauchgefühl.«

»Ich bin froh, dass du das getan hast«, antworte ich, während ich meinen Mantel ablege und mich setze. Ich bestelle einen Tee und fühle mich seltsam gerührt, dass Miss Stripperin sich die Zeit genommen hat, sich mit mir zu treffen. Offensichtlich geht es ihr nicht ums Geschäft. Ihre übergroße Strickjacke weist darauf hin, dass es diesmal nicht um Sex geht – und das freut mich. Es ist schön, sich als Freunde zu treffen und nicht als Sexpartner.

»Du siehst ein bisschen bedrückt aus«, erkennt sie sofort, obwohl ich mein Bestes gebe, aufgeweckt und fröhlich zu wirken. »Mir kannst du mit deiner ›Gigolo-Maske‹ nichts vormachen«, sagt sie lachend. »Ich weiß, dass etwas nicht stimmt.«

Mir kommt der Gedanke, dass sie und Shiva perfekt zusammenpassen würden, falls sie sich jemals zur Ruhe setzen will. In beiden schlägt trotz ihrer sexuellen Persönlichkeit und ihrer Vergangenheit das Herz eines spirituellen, wertvollen Menschens.

Ich fühle mich immer noch seltsam dabei, Miss Stripperin von meinen Problemen zu erzählen. Es ist, als ob eine Gehirnwäsche mich dazu zwingt, immer nur einseitige Beziehungen einzugehen, in denen meine Gefühle keine Rolle spielen.

Himmel, vielleicht muss ich wirklich erst umprogrammiert werden! Gigolo zu werden ist fast das Gleiche, wie einer Sekte beizutreten.

»Mir kannst du alles erzählen«, sagt Miss Stripperin sanft, als könnte sie meine Gedanken lesen. »Keine Sorge, ich fühle mich auch oft so. Ich weiß, es ist schwer, die Maske fallen zu lassen. Was denkst du, wie es mir gehen wird, wenn ich eines Tages jemanden kennenlernen und meinen Tanga von Coco de Mer endgültig gegen billige Höschen aus dem Kaufhaus eintauschen sollte!«

Ich lache und rühre mit einem Löffel in meinem English-Breakfast-Tee. »Ich habe viel darüber nachgedacht, was du mir gesagt hast: dass ich es genießen und das Beste daraus machen soll, solange es dauert. Aber was ist, wenn die Party plötzlich vorbei ist und ich zu berauscht von sexuellen Höhepunkten bin, um es überhaupt zu merken? Ich stelle mir vor, dass die Lichter gelöscht und alle anderen nach Hause in ihr normales Leben gegangen sind, und ich bin immer noch da, der Partytyp, der nirgendwo hingehört.« Ich starre auf das Clash-Poster an der Wand – nihilistische Verachtung spiegelt sich auf dem Gesicht des Sängers. Auf Bildern steht die Zeit still, aber was ist mit den Menschen, deren Leben weitergehen muss?

»Woher kommt das denn alles?«, fragt Miss Stripperin mitfühlend. »Das klingt nach mehr als nach bloßen Zukunftsängsten.«

Ich seufze lauter, als ich eigentlich wollte, und dann lache ich über meinen theatralischen Kummer. »Sieh mich an«, sage ich lächelnd. »Weißt du was, ich befürchte, ich leide an Herzschmerz wie als Schüler – kannst du das glauben, ein Gigolo wie ich?«

»Auch Gigolos haben ein Herz«, antwortet sie, drückt meine Hand und fügt hinzu: »Genauso wie Stripperinnen. Egal, was in deinem Leben passiert ist, es bewahrt dich nicht davor, dich zu verlieben. Die Liebe ist kein Recht, das wir mit einer speziellen Klausel im Vertrag des Lebens abgetreten haben. Was ist denn nun los?«

»Es geht um Charlotte. Na ja, und um Johan und die Geschiedene«, erkläre ich etwas konfus. »Es hat mit Johan angefangen. Er hat sich in die Geschiedene verliebt, und jetzt sind sie verlobt – das scheint das einzig Wahre für sie zu sein. Wir waren neulich bei ihnen zum Essen eingeladen, und alles fühlte sich so warm und echt an. Ein Teil von mir wünscht sich auch ein solches Leben, aber der größere Teil möchte auf dieses andere Leben, wie ich es führe, nicht verzichten. Ich war gerade in Miami und hatte dort eine Menge Spaß. Wie kann ich all das aufgeben? Und was würde aus mir werden, wenn ich es tun würde? Mein Lebenslauf liest sich wie ein Erotikroman ... Ich kann mich damit wohl kaum auf dem Arbeitsamt sehen lassen. Und sich als Musiker durchzuschlagen ist unheimlich schwer. Aber was mich wirklich bedrückt, ist, dass Charlotte jemanden kennengelernt hat. Die Mitteilung am Telefon war furchtbar. Ich wusste nicht, was ich sagen sollte ... Ich war am Boden zerstört.«

»Ah, das erklärt, warum du mich zu dieser Verlobungsfeier eingeladen hast«, sagt Miss Stripperin und lächelt. »Ich habe mich schon gewundert.«

»Oh nein, so ist das nicht«, antworte ich schnell. Ich fürchte, sie könnte sich für eine zweite Wahl halten, auch wenn das so ziemlich der Wahrheit entspricht. So was passiert, wenn man den Gigolo auch nur für einen Moment außer Augen lässt: Es wird kompliziert, und man sagt Dinge, die falsch verstanden werden oder Leute beleidigen. »Bitte, denk nicht, dass ich dich ausnutzen will, so ist das nicht – ich möchte wirklich, dass du mitkommst. Wir werden viel Spaß haben, und du wirst dich prima mit der Geschiedenen verstehen. Sie ist dir sehr ähnlich – sie hat ihr Leben im Griff.«

»Keine Sorge, du musst mir nichts erklären. Ich bin froh, dass du das Gefühl hattest, du könntest dich an mich wenden.« Sie lächelt mich wieder freundlich an, und ich begreife, was für eine großartige Person sie doch ist. Sie hat weder Egoprobleme noch Komplexe. Es ist traurig, dass die meisten Menschen sie wahrscheinlich negativ bewerten und in eine entsprechende Schublade stecken würden, nur weil sie Stripperin ist.

»Eigentlich ist es echt schmeichelhaft, dass du mit mir über diese Dinge redest, denn ...« Sie macht eine Pause, sieht mich zögerlich an und lässt dann die Bombe platzen: »Ich werde meinen Tanga an den Nagel hängen und eine Ausbildung zur Psychotherapeutin machen. Schon seit Jahren spare ich dafür, und jetzt denke ich, dass die Zeit gekommen ist. In ein paar Wochen beginnt mein Kurs.« Sie nippt an ihrem Tee und sieht mich über den Rand ihrer Tasse erwartungsvoll an.

»Das ist fantastisch«, rufe ich aus und umarme sie über den Tisch hinweg, um ihr zu gratulieren. »Du wirst eine tolle Therapeutin werden, das weiß ich. Wow! Ich bin sprachlos – das sind gute Neuigkeiten.«

Sie dankt mir für meine Unterstützung. Ihr Gesicht strahlt eine Gelassenheit und ein Selbstbewusstsein aus, die mir vorher an ihr nicht aufgefallen sind. Es ist, als hätte ich sie noch nie *wirklich gesehen* – und sie mich wahrscheinlich auch nicht. Vermutlich hätte sie nie damit gerechnet, den Mann, der seine Zunge wie eine Massenverführungswaffe einsetzen kann, einmal Trübsal blasen zu sehen – so wie ein liebeskranker Teenager, der noch überlegt, was er werden soll, wenn er groß ist. Das ist nicht besonders anziehend, aber es ist ehrlich, und genau danach sucht auch Miss Stripperin – nach Ehrlichkeit. Als angehende Therapeutin wird sie in Zukunft nicht mehr ihre Hüllen, sondern die Illusionen und Schutzschichten fallen lassen, die wir aufbauen, um uns vor der Wahrheit zu schützen.

»Erzähl mir von Charlotte«, bittet sie mich. Sie lehnt sich leicht nach vorn, um mir zu zeigen, dass ich ihre volle Aufmerksamkeit besitze.

Ich habe fast das Gefühl, bereits auf ihrer Couch zu liegen. Abwesend spiele ich mit meiner Serviette und fange an, ihr alles zu erzählen. Meine Geschichte wird häufig von ihrem »Wie fühlst du dich dabei?« unterbrochen.

»Ich schätze, ich wollte Charlotte in einen Karton setzen und sie für die Zukunft aufheben, für einen unbestimmten Zeitpunkt, an dem ich bereit sein würde, sesshaft zu werden«, gebe ich zu. »Es ist mir nie in den Sinn gekommen, dass sie in der Zwischenzeit einen Mann kennenlernen könnte. Ich weiß, dass es selbstsüchtig klingt, aber ich bin einfach davon ausgegangen, dass sie immer da sein und im Literary Café auf mich warten wird.«

»Okay, was hält dich eigentlich davon ab, diese Zukunft jetzt beginnen zu lassen?«, fragt mich Miss Stripperin ganz offen.

»Oh Gott, das klingt so altmodisch, aber ich habe das Gefühl, dass ich erst mal mich unter Kontrolle bringen muss, bevor ich für sie sorgen kann. Hört sich das nicht dämlich an? Ich bin ein Gigolo, die Frauen ernähren mich – wie soll ich das denn umkehren? Wenn ich eine ernsthafte Beziehung führe, kann ich mich nicht mehr mit anderen Frauen austoben. Was soll ich also mit meinem Leben anfangen? Wie kann ich für mich sorgen, geschweige denn für andere Menschen, falls ich je heiraten und Kinder haben sollte?«

»Bist du da nicht ein bisschen voreilig? Du hast das Mädel doch noch nicht einmal geküsst«, sagt Miss Stripperin lachend. Sie winkt den Kellner heran und bestellt noch eine Kanne Tee.

Nach all dem Gerede über das Sesshaftwerden bin ich durstig und bestelle mir eine Pina Colada, um den Geschmack von Miami an den verschlafenen Stadtrand zu holen. Als der Kellner unsere Bestellung serviert, bringt mich der Anblick des grellen Schirmchens in dem erbsengrünen Getränk zum Lächeln. Fernab der sonnigen Party wirkt der Cocktail irgendwie lächerlich. Es ist ein Gute-Laune-Getränk, und wie ich passt er nicht so richtig zu all den anständigen Leuten hier.

Während ich meinen Cocktail trinke, die Schlampe unter den Getränken, fühle ich mich wieder mehr wie ich selbst. »So ist das, wenn man ein Gigolo ist«, erkläre ich Miss Stripperin. »Ich kann mich nicht in ein normales Leben hineinschleichen – ich muss einen verrückten Kamikazesprung von den Klippen machen, um dort zu landen. Seit ich bei meinen Eltern ausgezogen bin, habe ich kein normales Leben geführt – ich weiß nicht einmal, ob mir das überhaupt liegt.«

»Ich finde, du machst dir alles zu kompliziert«, sagt Miss Stripperin mit einem Funkeln in den Augen, als würde sie meine Bedenken liebenswert finden. »Gehen wir ganz einfach an die Sache heran. Wenn du die Zukunft mal außen vor lässt, was hält dich dann davon ab, heute ins Literary Café zu gehen und Charlotte zu sagen, was du für sie empfindest?«

»Ihr neuer Mann vielleicht?«, frage ich und versuche, dabei nicht eifersüchtig zu klingen. »Ich weiß nicht ...« Ich verstumme, denke darüber nach, was mich wirklich davon abhält, es zu tun. In meinem Kopf herrscht ein Durcheinander aus Ängsten und Zweifeln – und ich sehne mich danach, diesem mithilfe oberflächlicher Vergnügen zu entfliehen. »Ich schätze, die größte Hürde ist die Tatsache, dass ich sie all die Zeit angelogen habe – na ja, nicht wirklich angelogen, vielmehr habe ich die Wahrheit verschwiegen. Ich habe ihr nicht gesagt, was ich mache ... Und jetzt habe ich Angst, dass sie nichts mehr mit mir zu tun haben will, wenn sie es weiß.« Den letzten Satz spreche ich leise. Ich trinke meinen Cocktail aus, rupfe das Schirmchen abwesend auseinander und verteile die Fetzen auf dem Tisch.

»Okay, jetzt kommen wir der Sache näher«, sagt Miss Stripperin und seufzt zufrieden. Sie trinkt ihren Tee und sieht mich mit strahlenden Augen an. »Du hast ihr nicht die Wahrheit gesagt, aber du hast auch nicht explizit gelogen. Und sieh mal, du hast nicht mit ihr geschlafen, sie noch nicht einmal geküsst, also geht es sie bisher auch nichts an, was du mit anderen Frauen hattest. Du hast ihr nichts versprochen, also hast du sie auch nicht betrogen. Jetzt musst du dir allerdings überlegen, ob sie der Typ Frau ist, der damit klarkommen würde, dass du ein Gigolo bist. Das ist schwierig. Ich will ehrlich sein, manche Leute können mit unseren Berufen nicht umgehen. Nimm mich zum Beispiel, ich bin Stripperin – ich ziehe mich für Geld aus, *ganz und gar*. Manche Männer kommen damit nicht zurecht. Es interessiert sie nicht, dass ich die *Bhagavad Gita* so gut wie auswendig kenne oder dass ich das Geld, das ich beim Strippen verdient habe, dazu benutzt habe, mich zu bilden, weil dieser Luxus mir als Kind verwehrt geblieben ist. Sie kommen nicht darüber hinweg, dass ich meinen Lebensunterhalt damit verdiene, dass ich mein Höschen ausziehe. Ich kann ihre Meinung nicht ändern. Aber ich sage dir, das ist mir egal, denn diese bornierten Menschen, die gern über andere urteilen und sie in Schubladen stecken, interessieren mich nicht die Bohne. Ich interessiere mich nicht für sie, geschweige denn für ihre Meinung über mich oder meinen Beruf. Deine Sache läuft also darauf hinaus: Was für ein Mensch ist Charlotte? Und falls sie jemand ist, der andere verurteilt, und alles, was sie an dir mag, ignoriert, nur weil ein Aspekt deines Lebens ihr nicht passt, dann solltest du dir überlegen, ob du dann *wirklich* mit ihr zusammen sein willst.«

Es dauert eine Weile, bis ihre Worte in mein Bewusstsein sinken, aber dann ergeben sie einen Sinn. Selbst wenn ich mein Gigolo-Dasein aufgeben sollte, werde ich nie *bereuen*, dieses Leben geführt zu haben. Ich halte es nicht für moralisch verwerflich, und ich bin ein Verfechter sexueller Freiheit – für Männer und für Frauen. Falls Charlotte ein kleinkarierter Mensch sein sollte und mich deswegen verurteilen würde, könnte ich dann mit ihr glücklich werden? Wahrscheinlich nicht.

»Du hast recht«, antworte ich Miss Stripperin in dem Bewusstsein, gerade eine Offenbarung zu erleben. »Ich sollte es ihr sagen und reinen Tisch machen – was auch passiert. So weiß ich dann wenigstens Bescheid.«

»Genau«, stimmt sie mir zu. »Wenn sie kein Problem damit hat und ihr eine Beziehung eingeht, dann kannst du dir immer noch Gedanken um deine Zukunft als Gigolo machen. Falls du herausfindest, dass sie es nicht akzeptieren kann, dann weißt du, dass es für euch nie eine Chance gab, und du kannst weiterhin deinen Spaß als Gigolo haben.«

Mir wird plötzlich klar, dass man Probleme am besten löst, wenn man einen Schritt nach dem anderen macht, anstatt sich von der Last des Kummers erdrücken zu lassen.

»Was soll ich tun?«, frage ich, obwohl ich die Antwort bereits kenne, aber ich möchte ihre Bestätigung hören.

Das Restaurant hat sich geleert, und die Angestellten räumen die Tische ab und unterhalten sich. Es liegt etwas in der Luft – ein Chaos muss beseitigt werden.

»Du weißt, was du zu tun hast«, sagt Miss Stripperin liebevoll. »Du musst sofort ins Literary Café gehen und alles gestehen – deine Gefühle und deinen Beruf. Wenn ihr füreinander bestimmt seid, ist es nie zu spät. Wahrscheinlich geht sie nur mit diesem Typen aus, um sich die Zeit zu vertreiben, weil sie denkt, dass du kein Interesse an ihr hast. Geh jetzt«, drängt sie mich und gibt dem Kellner ihre Karte, um zu bezahlen.

»Sollten wir nicht halbe-halbe machen?«, frage ich, denn schließlich habe ich ihr dieses Mal nichts für ihr Geld geboten – stattdessen habe ich eigentlich eine kostenlose Therapiestunde bekommen.

»Du hast dich als Gigolo noch nicht zur Ruhe gesetzt«, sagt sie lachend. »Außerdem bist du wie ein Versuchskaninchen für mich, ich übe meinen neuen Beruf an dir.«

»Schön, dass ich etwas für dich tun konnte«, erwidere ich ebenfalls lachend. »Also …«

»Nicht reden – geh einfach«, weist sie mich an. »Und wenn ich dich zu dieser verdammten Verlobungsfeier begleiten muss, werde ich sehr enttäuscht sein«, sagt sie, während ich mir meinen Mantel schnappe und in die kühle Luft draußen trete. Der Nachmittag neigt sich dem Ende.

Ich stehe am Straßenrand und halte ein Taxi an – Miss Stripperin hat mir freundlicherweise auch noch das Fahrgeld spendiert. Bei einer Mission wie dieser kann man sich nicht auf den öffentlichen Nahverkehr verlassen.

Meine Hand liegt auf der Türklinke des Literary Café. Ich halte kurz inne. Unzählige Male bin ich schon hier hineingegangen, aber dieses Mal stehe ich an der Schwelle zu etwas völlig Neuem. Ich hole tief Luft und trete ein. Zum Trost kommt mir alles vertraut vor: das schummrige Licht, die schäbigen Möbel und Charlotte – mit zurückgebundenen Haaren steht sie hinterm Tresen. Noch ist alles wie immer, aber in ein paar Augenblicken könnte alles anders sein – für immer. Wenn es schiefgeht, kann ich nie wieder hierherkommen. Mein Magen krampft sich bei dem Gedanken zusammen, dass ich nie wieder an diesem Klavier sitzen oder ein Glas Wein trinken werde, während ich die Passanten beobachte und mich mit Charlotte unterhalte.

»Hey, was machst du denn hier?«, fragt Charlotte überrascht, als ich auf sie zugehe.

»Oh, ich war gerade in der Nähe und dachte, ich schau mal rein«, lüge ich. Ich muss mir ein Herz fassen und das Gespräch beginnen. Wie schwer kann das schon sein? Schwerer, als ich es mir vorgestellt habe, das ist sicher. Ihr fragendes Gesicht bringt mich fast dazu, wie ein Feigling umzudrehen und wieder zu gehen, aber ich nehme meinen ganzen Gigolo-Mut zusammen – den Teil von mir, der daran gewöhnt ist, alles unter Kontrolle zu haben.

»Das Übliche?«, fragt Charlotte, nimmt eine Flasche Bordeaux in die Hand und lächelt mich an, wodurch sich ihre Augenbrauen heben, was ihr so gut steht.

»Warum nicht?«, antworte ich und setze mich auf einen Barhocker. Ein Tropfen Wahrheitsserum kann sicher nicht schaden.

Wir plaudern über Musik und anderen Unsinn, und ich vermeide es sorgsam, ihren neuen Mann zu erwähnen. Schon allein diese Unterlassung sollte ihr meine Gefühle klarmachen, aber ich befürchte, ihre Gedanken gehen nicht in diese Richtung.

Nachdem der Wein mein Inneres erwärmt und meine Nerven beruhigt hat, schlage ich vor, dass wir Klavier spielen. Irgendwie hoffe ich, dass die Nähe mir den nötigen Antrieb verleihen wird. Wir sitzen nebeneinander. Ich rieche ihr Parfüm und spüre die Nähe ihres Körpers. Sie beginnt zu spielen, aber ich bin so abgelenkt, dass ich Schwierigkeiten habe, den Noten zu folgen. Sie lacht und scherzt, dass der Wein mich wohl zu einem unfähigen Pianisten gemacht hätte.

»Eigentlich liegt das nicht am Wein«, sage ich plötzlich, höre auf zu spielen und drehe mich zu ihr. »Ich wollte mit dir reden.« Jetzt sehe ich nur noch ihr Gesicht und ihre wunderschönen Konturen. Es ist, als wäre der Rest des Cafés schwarz.

Sie wirkt erstaunt, verwirrt und ein wenig unsicher, als ob sie schlechte Nachrichten befürchte.

»Ich wollte über uns reden«, spreche ich weiter, entschlossen, die Bombe einfach platzen zu lassen und dann abzuwarten, was nach der Explosion geschieht. »Ich glaube, ich verliebe mich gerade in dich. Ich denke das schon eine Weile, aber es schien nichts zu passieren … und dann hast du jemanden kennengelernt.«

Sie sieht mich an und versucht, sich nach dem Schock, der mein Geständnis für sie ist, wieder unter Kontrolle zu kriegen.

Da sie schweigt, rede ich weiter – schütte ihr mein Herz aus, wie man so schön sagt. »Ich muss immerzu an dich denken, und ich frage mich, wie es wohl wäre, wenn wir zusammen wären ... Ich weiß nicht, was für Gefühle du für diesen anderen Typen hast, aber ich dachte, du solltest wissen, wie ich für dich empfinde, bevor du irgendeine Entscheidung triffst.«

Sie schweigt immer noch und sieht mich unentwegt an, versucht, sich zu sammeln. Ich habe nichts mehr zu sagen, also sitze ich einfach nur da, starre das Klavier an und warte auf ihre Antwort.

»Ich weiß nicht, was ich sagen soll«, meldet sie sich schließlich zu Wort.

Das ist nicht die Antwort, die ich hören will, und ich spüre, wie die Atmosphäre um mich herum schwerer wird, als ob sie mich hinunterzerren will.

»Das ist einfach ein Schock – ich wusste nicht, dass du so fühlst«, sagt sie und schaut mich an, sie versucht, Augenkontakt aufzunehmen, aber ich schaue weg. Ich erwarte das Schlimmste und tröste mich damit, dass ich es wenigstens versucht habe. »Sorry, dass ich so, ich weiß nicht, durcheinander bin ... Ich dachte nur, dass du eine Freundin hättest ...« Sie verstummt, und diesmal schaut sie auf das Klavier, um die Gefühle zu verbergen, die sich auf ihrem Gesicht abzeichnen.

»Was?«, frage ich und sehe sie an. »Warum hast du das denn gedacht?«

Sie sieht auf, und zum ersten Mal seit meinem Geständnis treffen sich unsere Blicke. Ich fühle mich entspannt und irgendwie erleichtert.

»Du warst immer so geheimnistuerisch. Manchmal haben wir Zeit miteinander verbracht, und ich dachte, wir würden uns näherkommen, und dann hast du dich wieder zurückgezogen, als ob du etwas zu verstecken hättest. Letzten Endes habe ich aufgegeben. Ich dachte, du musst eine Freundin haben und spielst nur mit mir. Flirten und dann einen Rückzug machen, wenn du befürchten musstest, es könnte etwas passieren.«

Ich möchte sie küssen, aber ich weiß, dass das nicht in Ordnung wäre, bevor ich nicht auch den zweiten Teil meiner Beichte losgeworden bin. Wie Miss Stripperin gesagt hat: Bisher spricht es für mich, dass ich sie nicht wirklich betrogen habe – das kann ich jetzt nicht durch eine überenthusiastische Umarmung kaputt machen.

»Ich muss dir noch etwas beichten«, sage ich langsam und stehe auf, um die Weinflasche zu holen. Ein Drink wird uns sicher guttun. Ich schenke uns beiden ein Glas ein und setze mich ihr gegenüber. »Es ist nicht einfach, das zu sagen«, beginne ich. Ich suche nach den richtigen Worten, um auszudrücken, was ich sagen möchte. Statt der eleganten Erklärungen, nach denen ich suche, kommt mir plötzlich eine einfache Aussage über die Lippen: »Ich bin ein Gigolo. Darum war ich so geheimniskrämerisch. Ich dachte, du würdest mich hassen, wenn du es wüsstest. Ich hätte aber nie gedacht, dass du daraus schließen könntest, dass ich eine Freundin habe. Das ist mir nie in den Sinn gekommen.«

Ich sehe sie an, warte ängstlich auf ihre Reaktion und drücke meine Hände, um dic Spannung loszuwerden. Irgendwie erwarte ich, dass sie mir eine kleben und davonstürmen wird. Aber stattdessen wirft sie den Kopf in den Nacken und lacht laut los, bevor sie sich aufs Klavier fallen lässt. Ihre Schultern zucken. Ich sitze da, bin verblüfft. Sie sieht mich an, Lachtränen laufen ihr die Wangen hinab. Sie presst eine Entschuldigung heraus und lacht dann aber weiter. Immer wenn sie versucht, etwas zu sagen, bekommt sie einen erneuten Lachanfall.

»Ich dachte, du bist geschockt«, bemerke ich unsicher und kippe mir den Rest meines Weins hinter. Ich habe mir vorher viele Reaktionen ausgemalt, aber diese bestimmt nicht.

Schließlich hört sie auf zu lachen und küsst mich. Ihre Hände liegen zärtlich an meinen Wangen. Diese Reaktion verblüfft mich genauso wie das unkontrollierte Lachen. Selbst mich als absoluten Kenner überraschen die Frauen immer wieder.

»Tut mir leid«, sagt sie endlich. »Ich kann einfach nicht glauben, dass es das war. Ich habe nicht eine Minute gedacht, du könntest ein Gigolo sein – sind die nicht ausgestorben, als Richard Gere graue Harre bekommen und den Buddhismus entdeckt hat?«, fragt sie immer noch lachend und sieht überrascht aus.

»Sehr witzig.« Ich lächle und bin sehr froh, dass sie zumindest ihren Sinn für Humor nicht verloren hat.

»Okay, ich will nicht naiv klingen, aber was genau macht ein Gigolo eigentlich? Ach nein, vergiss es – ich weiß, was er tut, aber wie genau funktioniert das?«, fragt sie. Plötzlich sieht sie ernst aus. »Ich bin so was wie ein Gastgeber«, erkläre ich ihr vorsichtig. »Ich unterhalte Frauen in Clubs, in Hotels, bei ihnen zu Hause ... Ich verbringe schöne Stunden mit ihnen, gebe ihnen, was sie wollen – Zuneigung, Aufmerksamkeit, interessante Unterhaltungen und«, ich zögere, »*andere Dienste*, und im Gegenzug führe ich ein aufregendes Leben, trinke Champagner, komme in die besten Läden und reise erster Klasse.«

»Du bist also so was wie eine männliche Nutte?«, fragt sie und schaut mich dabei eindringlich an.

»Keineswegs«, antworte ich, mit den Fingern auf dem Klavier trommelnd. Ich versuche, nicht beleidigt zu sein. »Ich schätze, was der Sache wohl am nächsten kommt, ist die Trophäenfrau, aber mit einer direkteren Abwicklung – jedoch nicht so direkt, dass ich Hotelzimmer stundenweise mieten würde.«

»Ich schätze, viele Singlemänner schlafen sich durch die Betten«, sagt sie, während sie versucht, sich ein Bild zu machen. »Nur dass du so gefragt bist, dass die Frauen dich mit Gefälligkeiten umwerben müssen.«

»Genauso ist es.« Ich lächle, greife nach ihrer Hand und fühle mich ermutigt, als sie mich nicht daran hindert. »Es ist heute ganz anders als zu der Zeit, in der unsere Eltern aufwuchsen. Frauen haben jetzt Geld – sie sind an der Reihe, ein bisschen Spaß auf dem Spesenkonto zu haben. Bisher hatte ich keinen Grund, ihren Wünschen nicht nachzukommen.«

»Ich will ehrlich zu dir sein«, sagt Charlotte plötzlich, als ob sie aus einer Trance erwachen würde, als ob der Schock nun endlich verflogen wäre. »Ich dachte eigentlich, du seist ein mittelloser Musiker, der für seine Kunst leidet, und kein freizügiger Partygänger, der sich von reichen Frauen aushalten lässt.« Sie zieht ihre Hand zurück, und mir rutscht das Herz in die Hose. Ich wusste ja, dass so was passieren würde. »Aber was ich wirklich hasse, sind Lügen. Die sind unverzeihlich«, fährt sie fort und trinkt einen Schluck Wein. Ich habe es vermasselt. Ich hätte wissen sollen, dass ein Gigolo sich nicht ändern kann.

»Für mich ist es der größte Verrat, wenn Männer ihre Frauen betrügen. Ich dachte, du hättest eine Beziehung und würdest deine Freundin hintergehen, weil du mit mir flirtest, und mir etwas vormachen. Letztendlich habe ich dich dafür gehasst. Darum habe ich mich auch auf den anderen Typen eingelassen. Natürlich bin ich nicht außer mir vor Freude, dass du ein Gigolo bist – das ist sicher nicht die Karriere, die ich mir für meinen Freund wünsche –, aber zumindest hast du niemanden betrogen. Ich kann dir verzeihen, dass du ein Gigolo bist, aber ich hätte dir nicht verzeihen können, wenn du eine Freundin gehabt hättest. Ein dekadentes Leben ist besser als ein betrügerisches.«

Und dann sieht sie mich an, ihre großen Augen leuchten im Kerzenlicht. Ich lehne mich vor und küsse sie. Ein Kuss voller sanfter Anmut, so zärtlich, wie eine Gigolo-Umarmung nie sein könnte – denn in der Liebe gibt es keine Gewissheit, sondern nur Möglichkeiten, anders als bei gekauftem Sex.

Eine Woche später stehe ich vor dem großartigen Stadthaus der Geschiedenen, Arm in Arm mit Charlotte, bereit für die Verlobungsfeier. »Hallo, ihr beiden«, begrüßt uns die Geschiedene herzlich, als sie die Tür öffnet. Sie küsst uns beide und nimmt uns unsere Jacken ab. »Ihr seid ein schönes Paar«, flüstert die Geschiedene mir zu, während wir den Flur entlanglaufen, um Johan, Rochester und den Rest der Dandy-Bande zu begrüßen.

»Danke«, antworte ich. Endlich wird mir klar, dass ich jemanden gefunden habe, der mich nicht verlassen wird, wenn der Spaß zu Ende ist und die Zukunft beginnt.

Die Türen schließen sich hinter uns, und ich denke, dass es diesmal für Außenstehende so aussehen muss, als würde ich auf eine normale Dinnerparty gehen, zusammen mit anderen normalen Paaren, als sei ich glücklich und verliebt.

Ich hoffe, dass der Schein ausnahmsweise einmal nicht trügt.

SCHWARZKOPF & SCHWARZKOPF

SCHLECHTER SEX

DER SPIEGEL-BESTSELLER VON MIA MING! 33 FRAUEN BERICHTEN ÜBER IHRE LUSTIGSTEN, PEINLICHSTEN & ABSURDESTEN ERLEBNISSE

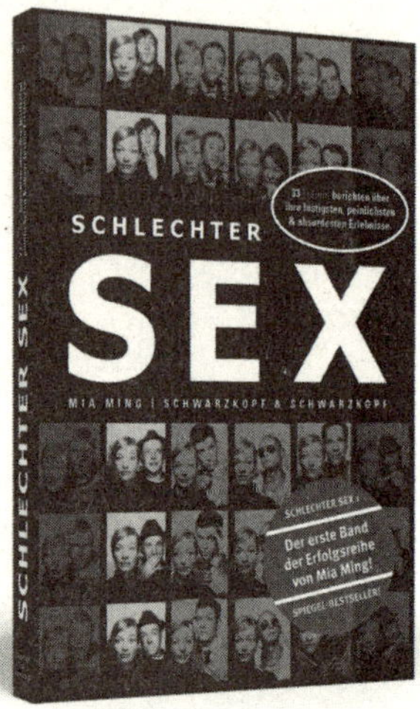

MIA MING: SCHLECHTER SEX
33 FRAUEN BERICHTEN ÜBER IHRE LUSTIGSTEN, PEINLICHSTEN & ABSURDESTEN ERLEBNISSE
200 Seiten, Taschenbuch
ISBN 978-3-89602-814-3 | Preis 9,90 €

»Die Berliner Autorin Mia Ming hat mit ihrem Erzählband ›Schlechter Sex‹, in dem Frauen mit schlechten Liebhabern abrechnen, einen Bestseller gelandet.« — *Focus*

»Das sind sie, die kleinen und großen Dramen des Liebeslebens. Es ist gut zu wissen, dass andere ähnlich groteske Erfahrungen gemacht haben und dass man die ruhig mit Humor nehmen darf. Schlechter Sex ist wirklich keine Seltenheit. Und da in Mia Mings These von den ›schuldigen‹ Männern vielleicht sogar ein Körnchen Wahrheit steckt, sollten diese auch einen Blick in das Buch werfen.« — *freundin.de*

»Die Autorin Mia Ming hat 33 unvergessliche Bett-Katastrophen versammelt – Geschichten von Inkompetenz bis Unfähigkeit.« — *Hamburger Abendblatt*

WWW.SCHWARZKOPF-SCHWARZKOPF.DE

SCHWARZKOPF & SCHWARZKOPF

BESTER SEX

33 LUSTVOLLE UND ANREGENDE ANTWORTEN AUF
MIA MINGS BESTSELLER-REIHE »SCHLECHTER SEX«

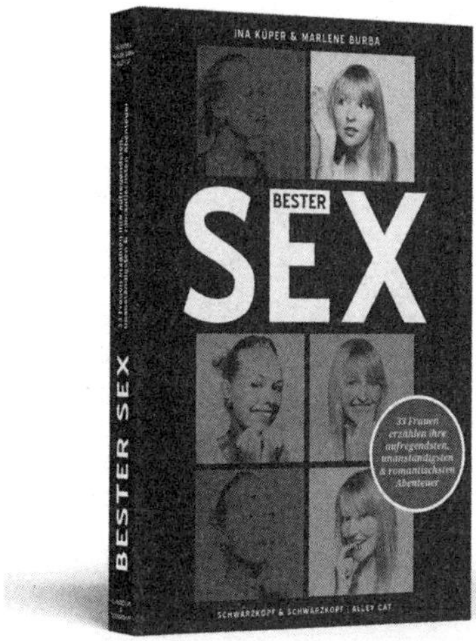

BESTER SEX
33 FRAUEN ERZÄHLEN IHRE AUFREGENDSTEN,
UNANSTÄNDIGSTEN UND ROMANTISCHSTEN ABENTEUER
Von Ina Küper und Marlene Burba
256 Seiten, Taschenbuch
ISBN 978-3-89602-925-6 | Preis 9,90 €

»Ina Küper und Marlene Burba, die Macherinnen des Erotik-Magazins ›Alley Cat‹, lieben Sex und schrieben ein Buch über die schönste Nebensache der Welt. Dazu entlockten sie 33 Freundinnen ihre schärfsten Geschichten.« — *BILD.de*

»Real, romantisch, aber nicht kitschig. ›Bester Sex‹ erzählt 33 authentische Bettgeschichten.« — *Freundin.de*

»Wie Sex wirklich sein muss, um zum besten des Lebens zu werden, haben Ina Küper und Marlene Burba herausgefunden.« — *Glamour.de*

»Geschichten, die allen Klischees trotzen, von herzerwärmend über animalisch bis humorvoll und ungewöhnlich.« — *Coolibri*

»Buch des Monats« — *FHM*

WWW.SCHWARZKOPF-SCHWARZKOPF.DE

SCHWARZKOPF & SCHWARZKOPF

111 GRÜNDE, MÄNNER ZU LIEBEN

EINE HUMORVOLLE LIEBESERKLÄRUNG AN DAS STARKE GESCHLECHT – 111 GRÜNDE, WARUM MÄNNER VIEL BESSER SIND ALS IHR RUF

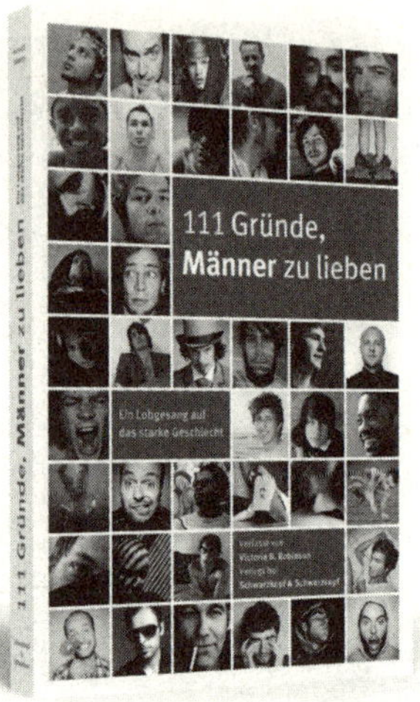

111 GRÜNDE, MÄNNER ZU LIEBEN
EIN LOBGESANG AUF DAS STARKE GESCHLECHT
Von Victoria B. Robinson
256 Seiten, Taschenbuch
ISBN 978-3-89602-888-4 | Preis 9,90 €

Eine leidenschaftliche und humorvolle Hommage auf die Männer – 111 Gründe, warum das starke Geschlecht viel besser ist als sein Ruf. In 111 Geschichten zeigt die Autorin, was Männer zu Lovern, Vätern, Warmduschern oder Anpackern macht – und präsentiert den Mann mal als ungeschickt und unfreiwillig komisch, mal als aufregend und ungemein verführerisch. Kurz und gut: ein Buch, das Frauen Hoffnung macht!

»Die meisten Frauen, denen ich von meinem Buch erzählt habe, waren total begeistert. Ich glaube, dass viele Frauen insgeheim wissen, dass Männer lange nicht so schrecklich sind, wie wir in schwierigen Zeiten manchmal denken. Für manch einen wird es eine Offenbarung sein, wenn er oder sie die wunderschönen Dinge liest, die Männer ausmachen und die ich hier ganz kompakt festgehalten habe.« *Victoria B. Robinson*

WWW.SCHWARZKOPF-SCHWARZKOPF.DE

SCHWARZKOPF & SCHWARZKOPF

HERZMIST

SPIEGEL-BESTSELLER! FÜNF JUNGE FRAUEN: 33 MÄDCHENGESPRÄCHE
ÜBER LIEBE, LEID UND LEIDENSCHAFT

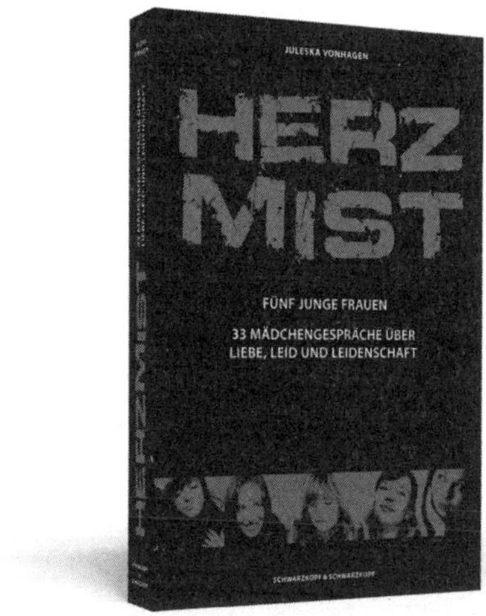

HERZMIST
FÜNF JUNGE FRAUEN: 33 MÄDCHENGESPRÄCHE ÜBER
LIEBE, LEID UND LEIDENSCHAFT
Von Juleska Vonhagen.
304 Seiten, Taschenbuch
ISBN 978-3-89602-876-1 | Preis 9,90 €

»Worüber reden Frauen eigentlich ständig? Juleska Vonhagen hat die Antwort. Für ihr erstes Buch ›Herzmist‹ dokumentierte sie die Gespräche ihrer Mädelsrunde und löst damit bei ihren Leserinnen heftiges Kopfnicken aus. Es geht um Liebe, Leid und natürlich die Männer.« Glam.de

»Wenn die beste Freundin gerade weit weg ist, ist dieses Buch der perfekte Ersatz. Jungs können endlich mal Mäuschen spielen bei Mädchengesprächen.« rbb Fritz

»Auch wenn es mitunter hoch hergeht: Die Gespräche bleiben bodenständig und angenehm unglamourös.« Kölnische Rundschau

»Fünf Frauen zwischen 22 und 23 Jahren, Single oder vergeben, erzählen über ihr persönliches Männerchaos.« Unicum

WWW.SCHWARZKOPF-SCHWARZKOPF.DE

Danksagung

Dieses Buch wäre ohne die Hilfe der wundervollen Amanda Astill nicht geschrieben worden. Ich bin ihr, meiner Agentin Susan Smith und allen bei Hodder sehr dankbar. Aber am meisten danke ich all meinen Freunden, den Musikern, Künstlern und Bohemiens, die mir über die Jahre hinweg geholfen, mich unterstützt und ermutigt haben, nie den gefürchteten Achtstundenjob anzunehmen!!

Golden | Mit Amanda Astill
DAS LEBEN EINES GIGOLOS
Die Geheimnisse eines Mannes,
der Frauen glücklich macht

Genehmigte Lizenzausgabe
© der deutschen Ausgabe, 2010
Schwarzkopf & Schwarzkopf Verlag GmbH, Berlin
ISBN 978-3-89602-939-3

Übersetzung: Madeleine Lampe | Titelbild: © Nico Klein-Allermann, www.klein-allermann.de | Alle Rechte vorbehalten. Dieses Werk ist urheberrechtlich geschützt. Jede Verwendung, die über den Rahmen des Zitatrechtes bei korrekter und vollständiger Quellenangabe hinausgeht, ist honorarpflichtig und bedarf der schriftlichen Genehmigung des Verlages.

Erstmals in englischer Sprache veröffentlicht unter dem Titel: »Gigolo: His business is your pleasure…«. Copyright © 2008 by Greg Foat. Published by arrangement with Greg Foat. First published in Great Britain by Hodder, an imprint of Hodder & Stoughton. All rights reserved. Dieses Werk wurde durch die Literarische Agentur Thomas Schlück GmbH, 30827 Garbsen, vermittelt.

Katalog

Wir senden Ihnen gern kostenlos unseren Katalog.
Schwarzkopf & Schwarzkopf Verlag GmbH / Abt. Service
Kastanienallee 32, 10435 Berlin
Telefon: 030 – 44 33 63 00
Fax: 030 – 44 33 63 044

Internet / E-Mail

www.schwarzkopf-schwarzkopf.de
info@schwarzkopf-schwarzkopf.de